运动系统疾病
临床解剖学 第2版

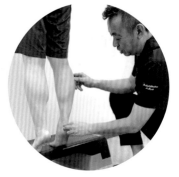

主编　（日）工藤慎太郎

主审　董宝强

主译　张庆忠　赵　耀　叶冬梅

U0198695

北方联合出版传媒（集团）股份有限公司

辽宁科学技术出版社

Authorized translation from the Japanese Journal, entitled
運動器疾患の「なぜ？」がわかる臨床解剖学　第2版　徒手療法がわかるWeb動画付
ISBN 978-4-260-05438-6
編集：工藤慎太郎
Published by IGAKU-SHOIN LTD., TOKYO Copyright© 2024

版权所有·翻印必究

图书在版编目（CIP）数据

运动系统疾病临床解剖学 / （日）工藤慎太郎主编；张庆忠，赵耀，叶冬梅主译. -- 2版. -- 沈阳：辽宁科学技术出版社，2024. 8. -- ISBN 978-7-5591-3739-5

Ⅰ．R68

中国国家版本馆 CIP 数据核字第 202497CB97 号

出版发行：辽宁科学技术出版社
　　　　　（地址：沈阳市和平区十一纬路25号　邮编：110003）
印　刷　者：辽宁新华印务有限公司
经　销　者：各地新华书店
幅面尺寸：185mm×260mm
印　　　张：15
字　　　数：300千字
出版时间：2024年8月第1版
印刷时间：2024年8月第1次印刷
责任编辑：凌　敏　赫　昊
封面设计：袁　舒
版式设计：袁　舒
责任校对：闻　洋

书　　　号：ISBN 978-7-5591-3739-5
定　　　价：198.00元

投稿热线：024-23284363
邮购热线：024-23284502
E-mail:lnkj_hehao@163.com
http://www.lnkj.com.cn

编者名单

主　编

工藤慎太郎　森之宫医疗大学包容性医学研究所（教授）

编　者（按编写顺序排序）

工藤慎太郎　森之宫医疗大学包容性医学研究所（教授）

川村　和之　国际医学技术专门学校物理治疗系（系主任）

飒田　季央　合同会社TRY&TRI

森田　龙治　大角骨科医院康复科

河西　谦吾　加纳综合医院康复科（科主任）

摄　影

中村美沙岐

山本　巡

●●● 审译者名单 ●●●

主 审

董宝强　辽宁中医药大学针灸推拿学院

主 译

张庆忠　大连大学中山临床学院

赵　耀　大连市第二人民医院

叶冬梅　大连大学附属中山医院

译 者

尹雅蕾　大连大学附属中山医院

王燕妮　大连大学附属中山医院

张忠妍　大连市经济合作服务中心

主审简介

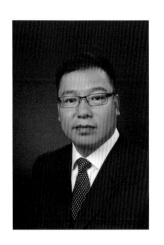

董宝强

　　二级教授，医学博士，现任辽宁中医药大学针灸推拿学院/养生康复学院院长，辽宁省中医药科学院中医外治法研究所所长，中医康复学科带头人，中医康复专业负责人，博士研究生导师，博士后合作导师，享受国务院政府特殊津贴，辽宁特聘教授，辽宁省"兴辽英才计划"科技创新领军人才，沈阳市高层次人才（领军人才）。兼任国家自然基金委评审专家。全国针灸标准化技术委员会委员，中国民间中医医药研究开发协会软组织诊疗专业委员会会长，中国针灸学会经筋诊治专业委员会副主任委员，中国民族医药学会疑难病分会副会长，中国民间中医医药研究开发协会宣蛰人银质针疗法专业委员会副会长，中国针灸学会针刀产学研创新联盟理事会副理事长，中国中医药研究促进会针刀医学专业委员会副主任委员，辽宁省中医药学会针刀专业委员会主任委员，辽宁省针灸学会中医微创与经筋诊疗专业委员会主任委员，辽宁省针灸学会平衡贴专业委员会副主任委员，中华中医药学会针刀医学分会常务委员。

●●·· 主译简介 ··●●

张庆忠

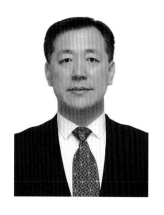

医学学士，认知心理学硕士，现任大连大学中山临床学院党委书记。毕业于辽宁中医药大学针灸推拿学院日语强化班。曾长期留学日本，分别在早稻田大学和国立千叶大学学习健康心理学和认知心理学。曾工作于日本汉方治疗机构、医疗器具公司以及政府部门等多个领域。长期从事康复医学、医药学日语和生命科学领域"政产学研用金"生态体系构筑的研究工作，主笔起草4个市级和5个区级政府层面发布的生命科学领域产学研国际合作方案。

赵 耀

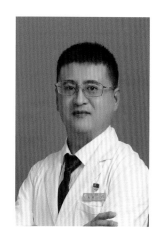

医学硕士，主任中医师，现任大连市中西医结合医院康复科主任医师，大连大学硕士研究生院外导师。从事中西医结合骨科康复治疗20年。发表国家级、核心期刊论文多篇，主持大连市卫健委科研课题1项。获国家专利1项。擅长运用筋针等中医传统疗法治疗肌骨疼痛类疾病、运动损伤、围手术期康复等疾病。兼任中国康复医学会针灸技术与康复专业委员会委员，辽宁省养生康复医学会社区康复专业委员会理事，辽宁省针灸学会筋针专业委员会常委，大连市中医药学会康复及推拿专业委员会副主任委员等职。

叶冬梅

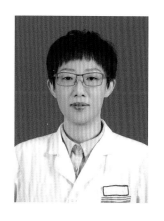

医学博士，主任医师，硕士研究生导师，毕业于上海交通大学物理医学与康复专业，现任大连大学附属中山医院康复科主任，任中国医师协会运动医学医师分会运动康复专业学组委员，大连市医学会物理医学与康复专科分会副主任委员，大连市康复医学专业质量控制中心主任等。长期从事运动系统疾病康复的临床及基础研究。主持国家级课题1项，市级课题3项，参与省市级课题多项，以第一作者或通讯作者发表专业论文20余篇，获得省级科技奖励2项。

主审序

12年前，我有幸初识《运动系统疾病临床解剖学》的原书首版，自此该书成为我学术旅途中的璀璨灯塔，伴随我在教育和临床领域留下坚实的足迹。在那宝贵的时光里，我们共同经历了物理治疗技术的迅猛发展、治疗方法的日新月异，以及个性化治疗方案的不断优化。本书围绕常见的病患损伤，深入剖析运动系统疾病的结构与功能成因，细致梳理了从颈椎病到蹈外翻等多种疾病的发生机制与治疗路径。各章节均由业内翘楚倾力撰写，内容涵盖疾病的成因、症状、机制以及康复策略与建议。

近年来，我国中医康复领域取得了令人瞩目的成果，针灸、推拿、手法等在处理肌肉骨骼疾病、慢性疼痛及神经系统疾病等方面展现出卓越疗效，但"他山之石，可以攻玉"，专业书籍的译本关键在于语言的专业性与临床的实用性。我坚信，临床实证研究是最具说服力的路径，本书的再次出版必将对运动系统物理治疗实践产生深远影响。

《运动系统疾病临床解剖学（第2版）》由我的学生张庆忠和赵耀等专业人士翻译，我倍感欣慰，欣然作序。我认真研读，深切体会到了知识的力量和治疗的艺术。每一次病例查阅，每一次与患者深入对话，都更加坚定了我的信念：我们的工作带给人们的不仅仅是希望，更是改变。我期望本书能够为运动系统疾病患者提供更多支持，为康复相关专业人士带来新的洞见与指导。愿这本书成为连接患者、治疗师与知识的桥梁，推动康复领域的持续进步。愿它不仅传递知识，更实现心与心的交流，成为康复与希望的传递者。让我们以这本书为新的出发点，共同迈向更加健康和充满活力的未来。

董宝强

2024年8月

●●● 译者序 ●●●

在翻译日文专业书籍《运动系统疾病临床解剖学（第2版）》之际，我心中充满了感慨与期待。这不仅是我个人学术生涯中的一次重要尝试，更是我们团队共同努力、携手合作的结晶。

我一直将推动中日医学交流视为我的夙愿和使命，结合实际工作，尝试从产学研国际合作等多个角度进行推动。本书的作者工藤慎太郎先生是日本运动系统领域的知名专家，他于2012年出版了本书的第1版。随着超声影像学为运动系统物理治疗带来的重大利好，工藤慎太郎先生通过不断的学习和临床实践，积累了丰富的经验。他从运动系统的结构和功能出发，对颈椎病、肩袖损伤、肩周炎、棒球肘、半月板损伤等19种常见病进行了全新的病理基础上物理治疗的解读。面对这样一本专业性和实践性兼具的书籍，我迅速组建了一支专家翻译团队。我们在每一个专业术语上都力求做到精益求精，准确传达原著的精髓，同时注重语言的流畅与易读。经过不断的打磨与尝试，最终我们顺利完成了交稿。

在出版之际，我要衷心感谢团队的辛勤付出，以及领导和同事们的默默支持。同时，我也要感谢辽宁科学技术出版社的帮助。正是大家的共同努力与全力配合，才使这本书得以顺利问世。对于读者的支持与厚爱，我深表感谢，希望这本书能够为您带来实用的知识与启示。同时，也诚恳地邀请广大读者提出宝贵意见。

展望未来，我们团队将以此为契机，继续在医学日语领域深耕细作，推出更多优秀的医学翻译作品，以回馈广大读者的厚爱。

张庆远

2024年8月

●●· 第2版序 ·●●

本书第1版于2012年出版，至今已有12年。虽然运动系统解剖学本身并没有什么进步空间，但在过去的12年间物理治疗的临床实践取得了很大的进展。物理治疗师所需要的"人体地图"也必须随之发展。

在过去的12年间，运动系统物理治疗的主要发展之一就是"超声影像学"的应用。物理治疗一直局限于可以从身体表面触摸到的结构，但现在也可以通过超声影像观察到更深层的结构。此外，在临床实践中，肌肉骨骼动态的实时可视化技术也方便了医生的动态观察。在此背景下，我们的临床实践也在不断发展，以前不清楚的病理问题也得到了解答，以前我们随意进行的手法治疗，现在也有了明确的答案。我们如何才能将这些进步融入第2版中呢？修订工作可谓煞费苦心。

本书每章以一个常见病例为切入点，从运动系统结构和功能的角度对基于病理的物理治疗进行解读。在创建情景的过程中，通过回忆我在过去12年间所负责的病例，整理出了必要的信息。在这一过程中，结构的重要性得以再次确认，治疗也往往取得了成功。

但是，作为一名物理治疗师，在过去的20年间，对患者疗效的优劣而感到或喜或悲的紧张感从未改变。从事教师工作后，临床工作的时间减少了，但我"喜欢物理治疗"的这一想法却比12年前更加强烈和鲜明。

本书的新颖性是通过学习和研究成果使患者变好的成功体验和喜欢物理治疗的想法的不断积累而形成的。因此，我们以通俗易懂的方式整理了运动系统物理治疗临床实践所需的知识，并在不改变此风格的前提下，努力将患者物理治疗所需的新知识和研究成果融入其中，并以视频的形式积极介绍具体的手法操作。

我们殷切地希望第2版能对运动系统疾病患者的物理治疗师有所帮助。

在过去的12年间，我周围的环境发生了巨大的变化。我从名古屋搬到了大阪，成了家，我的实验室不断发展壮大，参与其中的临床医生人数也逐年增加。我非常感谢这么多人对我们的支持。特别是，川村和之先生和森田龙治先生给了我很大的支持。我想借此机会感谢包括医学书院的金井真由子在内的3位专家。

最后，我要感谢我的妻子美知、长子圭一郎和次子苍士，感谢他们允许我经常离家在外。

工藤慎太郎

2024年1月

●●● 第1版序 ●●●

当我进入物理治疗师培训学校时，尽管面对浩如烟海的教科书，我不知所措，但是我打开的第一本书是解剖学书，捧着这本厚得从未拿过的解剖学书，我感受到了自己选择的终身职业责任重大。以学生时代体育活动中的受伤为契机，立志成为物理治疗师的我，最初对自己受伤的膝关节结构产生了兴趣。此后，每周1次的讲座让我兴奋不已，因为通过记忆全身肌肉的起止点以及韧带的名称和功能，在脑海中似乎构成了"人体地图"。

物理治疗师无法实际观察身体内部，也无法拍摄图像。因此，他们只能依靠自己脑海中的"人体地图"来寻找患者身体某处存在的问题。换句话说，我还记得我当时的感觉是，用这张详细的"人体地图"最快地找到患者的问题所在。作为物理治疗师并经历了临床磨炼之后，我有幸能够再次学习解剖学。于是我发现，在解剖学书中学到的"人体地图"只是一个常见的样本，临床中需要改写自己脑海中的"人体地图"。而且，通过从临床的角度重新审视解剖学，至少可以绘制出我们临床工作所需的"人体地图"。带着这些想法，我开始着迷于用肉眼进行解剖。

近年来，物理治疗相关科学领域取得了显著发展。此外，物理治疗师培训学校的教育方法也发生了重大变化，从传统的以知识为导向的教育转变为培养解决问题能力的教育。解剖学在物理治疗中的重要性没有改变，但学生需要学习的远不止解剖学。因此，学生和教师都希望能高效、深入地学习物理治疗中的这部分必要内容。然而，物理治疗培训学校中负责解剖学教育的教师往往来自医学院的解剖学系，并非物理治疗方面的专家。因此，解剖学教师无从得知在物理治疗的临床情况中哪些结构和功能是重要的。如果了解这些问题的物理治疗师自己不深入研究交流，确立物理治疗师所需的解剖学，那么就很难实施高效且深入的解剖学教育。

从这样的视角出发，本书介绍了我们经常实施运动疗法的运动系统疾病，从解剖学角度来探究常见的综合征和疾病，并以通俗易懂的方式详细描述了我们运用运动疗法所诊治的肌肉、骨骼等组织细致的结构、功能及其变异情况。希望您翻开的每一页都能改写您的"人体地图"，并让您对运动疗法更有信心。

最后，我要感谢医学书院医学书籍编辑部的金井真由子、制作部的和田学以及欣然同意为本书添加插图的熊谷明日美。也要感谢一直以来给予指导的恩师们和在我多次差点放弃时给予我支持的伙伴们。我还要感谢我的母亲和姐姐，是她们把我养育至今。

工藤慎太郎
2012年5月

目录

视频目录

本书中的 ▶ 视频代表视频标记

观看视频方法

本书附赠手法操作视频。要观看视频需要微信扫描下方二维码。此为一书一码，为避免错误扫描导致视频无法观看，此二维码提供两次扫描机会，扫描两次后，不再提供免费观看视频机会。购买本书的读者，一经扫描，即可始终免费观看本书视频。该视频受版权保护，如因操作不当引起视频不能观看，本出版社不负任何责任。切记，勿将二维码分享给别人，以免失去自己的免费观看视频机会。操作方法请参考视频使用说明。

视频使用说明

扫描二维码即可直接观看视频。视频下有目录，点击目录可以进入相关视频的播放页面直接观看。

253474

第1章 颈椎病

▎病例

52岁，男性。大约3个月前，由于公司内部调整，患者增加了伏案的工作量。以前患者肩部僵硬和疲倦时会偏头痛，但经过休息，症状都能得到缓解，就没有去医院就诊。两个星期前，颈部和肩胛骨 ☑1 内侧疼痛加剧，向右转或抬头时疼痛加剧，于是到笔者所在医院就诊。

患者被诊断为**退行性颈椎病**，并接受了物理治疗。1个月后，症状略有减轻。

X线片显示第5~7颈椎（C5~C7）退变，颈5神经根受到压迫，因此进行了颈5神经根阻滞术，从颈部到肩胛骨内侧的疼痛减轻了一半。此外，对肩胛背神经周围的疏松结缔组织进行了手法治疗后，疼痛再次减半。然而，患者仍然可感到NRS 3~4级的疼痛，于是医生为其进行了颈6~7椎间关节阻滞术，疼痛随之消失。

医生建议采用物理治疗来改善颈椎排列不齐的情况。通过放松枕下肌群（▶视频1）和训练 ☑3 半棘肌，改善了患者头部前移排列不齐的情况，降低了 ☑2 头痛发作的频率。

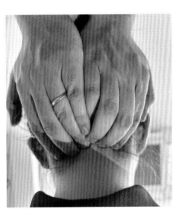
枕下肌群的放松

视频1
（扫描视频目录
下方二维码观看）

疾病说明

颈椎病
颈椎病是由于随着年龄的增长椎间盘和黄韧带发生退变引起的。当脊髓受到影响时就会发生脊髓型颈椎病，而当神经根受到影响时就会发生神经根型颈椎病。神经根型颈椎病会导致一侧肩胛周围和上肢疼痛，保守治疗通常可以缓解疼痛。

本病例的解剖学观点

☑1 为什么肩胛骨内侧会出现疼痛？

☑2 为什么治疗枕下肌群能改善头痛？

☑3 为什么训练半棘肌能有效改善颈椎排列不齐的情况？

◀专业词汇解说

NRS（numerical rating scale，数值评分量表）
完全不痛的状态定为"0"，不能忍受的疼痛定为"10"的一种将疼痛阈值数据化的评价表。

✅1 为什么肩胛骨内侧会出现疼痛？

颈椎病患者通常主诉**颈部后部、肩胛骨上角周围**或**肩胛骨内侧缘周围**钝痛。疼痛部位有肩胛提肌，大、小菱形肌。因此，单纯的这些肌肉的肌张力增强可能是导致钝痛的原因。但是，即使拉伸这些肌肉，有时也无法消除症状。在这种情况下，有必要重新考虑"为什么会出现钝痛？"

1）压迫颈5神经根

脊神经是由脊髓的前根和后根合成神经根通过椎间孔从椎骨穿出（图1–1），而后再分出前支和后支。前支向四肢和躯干前方延伸，**后支分布到背部**（图1–2）。从颈5神经到胸1神经的各前支反复分支并吻合，最终形成**臂丛神经**。在臂丛神经中，从上神经干分支出来的肩胛背神经沿着肩胛骨内侧缘分布。上神经干由颈5~6神经组成。颈椎退变会压迫颈5~6神经根（图1–3），从而引起肩胛骨内侧放射痛。

➜ **臂丛神经**
brachial plexus

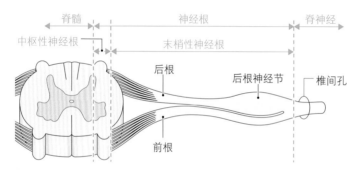

图1–1　脊神经的神经根

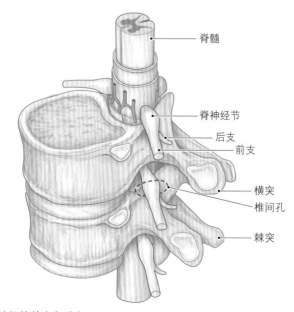

图1–2　脊神经的前支和后支

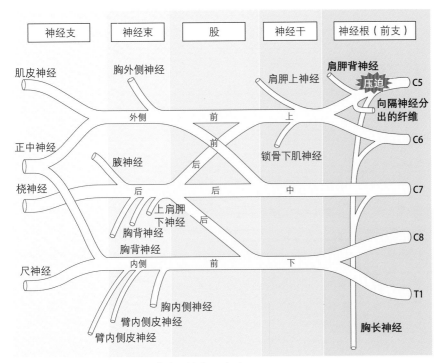

神经支	神经束	股	神经干	神经根（前支）

肌皮神经

胸外侧神经

肩胛上神经

肩胛背神经

压迫 C5

外侧 前 上

向隔神经分出的纤维

正中神经

腋神经

锁骨下肌神经

C6

后 前 后

桡神经

后 后 中 C7

上肩胛下神经

胸背神经

后

胸背神经

C8

尺神经

内侧 前 下

T1

胸内侧神经

臂内侧皮神经

臂内侧皮神经

胸长神经

图1-3 颈5～6神经根和肩胛背神经的位置关系

2）肩胛背神经走行

如果颈5神经根受到压迫，可以进行神经根阻滞治疗。这种方法是直接向神经根注射药物（麻醉药和抗炎药），如果疼痛是由神经根引起的，应用这种方法可以减轻疼痛。但是，如本节病例所示虽然疼痛减轻了，但临床上也常出现遗留症状。在这种情况下，要多考虑分布在症状出现区域内走行的肩胛背神经的问题。

肩胛背神经是构成臂丛神经上干的颈5神经的前支，离开椎间孔后立即向后穿过中斜角肌（**图1-4**），在后斜角肌和肩胛提肌之间穿过，同时向肩胛提肌发出支配神经。而后，在大、小菱形肌的深层沿肩胛骨内侧缘下行，向菱形肌发出支配神经的同时继续下行（**图1-5**）。因此，当椎间隙狭窄导致椎体活动范围减小或长期姿势不良所致头前引而引起的**中斜角肌肥大或增厚**时，肩胛背神经和伴行的动、静脉可能会受到压迫，从而引起肩胛区的钝痛。

→ 肩胛背神经
dorsal scapular nerve

→ 中斜角肌
middle scalene m.

3）颈6～7关节突关节牵扯痛

颈7神经从颈6～7颈椎之间分出，主要构成桡神经和腋神经，因此似乎与肩胛骨内侧疼痛没有太大关系。但是，构成臂丛神经的是脊神经的前支，而后支则朝向背部，分布在关节突关节、固有背肌和背部皮肤上。

Dwyer等对健康受试者的颈椎关节突关节进行关节内注射时的疼痛部位进行了研究，Fukui等对刺激颈椎关节突关节和分布于关节突关节的后内侧支出现疼痛的部位进行了研究，Windsor等还对健康受试者后内侧支电刺激时引起感觉的部位进行了研究。

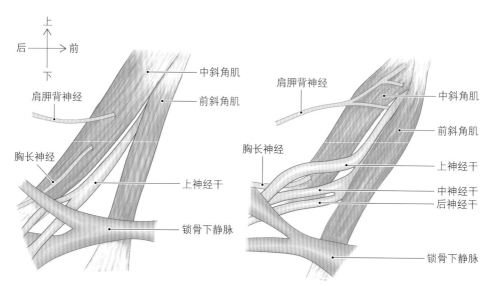

a 贯通中斜角肌的类型   b 通过中斜角肌前方的类型

图1-4 中斜角肌和肩胛背神经的走行
对于日本人，有60%是双侧贯通型，其余40%是双侧或左右其中一侧的前方通过型。

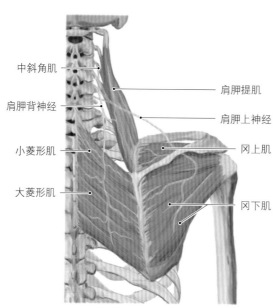

图1-5 背部的肩胛背神经的走行
（坂井建雄：標準解剖学. p.282，医学書院，2017 より））

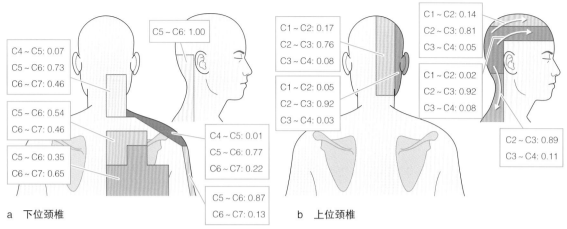

図1-6　按位置高低区分关节突关节的疼痛区域和疼痛来源的概率

〔Cooper G, et al：Cervical zygapophysial joint pain maps. Pain Med 8（4）：344-353, 2007 より〕

　　此外，2007年，Cooper等对主诉为颈部疼痛或头痛，通过诊断性神经阻滞注射确诊疼痛来源为关节突关节的患者，其神经阻滞注射中哪个部位的疼痛减轻进行了研究。研究报告显示，阻滞颈4～5关节突关节、颈5～6关节突关节可使后颈部至肩胛骨上部（尤其是上角）的疼痛减轻，阻滞颈6～7关节突关节可使肩胛骨内侧至后下部的疼痛减轻（图1-6a）。

　　也就是说，本病例中出现的**肩胛骨内侧疼痛**可能源于颈6～7关节突关节。这是因为当颈椎伸展并向同侧旋转时，关节突关节会受到压力，从而产生了肩胛骨内侧的疼痛。

☑2　为什么治疗枕下肌群能改善头痛?

1）枕下肌群和枕大神经走行

　　枕下肌群由以下4块肌肉组成：

> （1）**头后小直肌**：起于寰椎的后结节，止于枕骨下项线的内侧。
> （2）**头后大直肌**：起于枢椎的棘突，止于枕骨下项线的外侧。
> （3）**头下斜肌**：起于枢椎的棘突，止于寰椎的横突。
> （4）**头上斜肌**：起于寰椎的横突，止于枕骨上、下项线之间。

　　以上这些肌肉构成**枕部三角**，由枕下神经（颈1神经的后支）支配。**枕大神经**（颈2神经的后支）从头下斜肌的下缘到达枕部三角的浅层，在枕部内侧走行，支配头半棘肌和头夹肌。它进一步穿过头半棘肌，然后穿过斜方肌的起点腱膜进入皮下，作为感觉支分布，支配枕部的广泛区域（**图1-7**）。

➡头后小直肌
rectus capitis posterior minor m.

➡头后大直肌
rectus capitis posterior major m.

➡头下斜肌
obliquus capitis inferior m.

➡头上斜肌
obliquus capitis superior m.

➡枕部三角
occipital triangle

➡枕大神经
greater occipital nerve

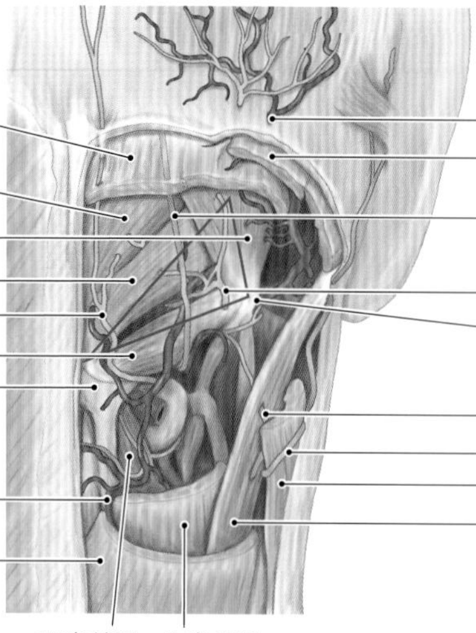
头半棘肌
头后小直肌
枕部三角
头上斜肌
头后大直肌
第3枕神经
头下斜肌
枢椎，棘突
颈深动脉
头夹肌
颈半棘肌
头半棘肌
枕动脉
头夹肌
枕大神经
枕下神经
寰椎，横突
枕小神经
耳大神经
胸锁乳突肌
头最长肌

图1-7　枕部三角和枕大神经的走行

所谓头前引的姿势不良就是指头部和上颈段伸展，下颈段前屈，这会增加枕骨下肌和头半棘肌、头夹肌的紧张，并压迫枕大神经，引起**紧张型头痛**。

2）颈2～3关节突关节和颈半棘肌

上述Cooper等还在上位颈椎验证了关节突关节神经阻滞的疗效。结果表明颈2～3关节突关节神经阻滞对侧头部（颞部）疼痛是有效的（图1-6b）。

第2颈椎（枢椎）的下关节面（与第3颈椎构成关节）朝向前下方，第3颈椎的上关节面朝向后上方。因此，当第2颈椎受到向前方平移的力时，关节面就会受到挤压。第2颈椎棘突附有**头后大直肌**、**头下斜肌**和**颈半棘肌**，侧向观察这3块肌肉的矢量，可以想象其产生的矢量使第2颈椎向前平移（图1-8）。

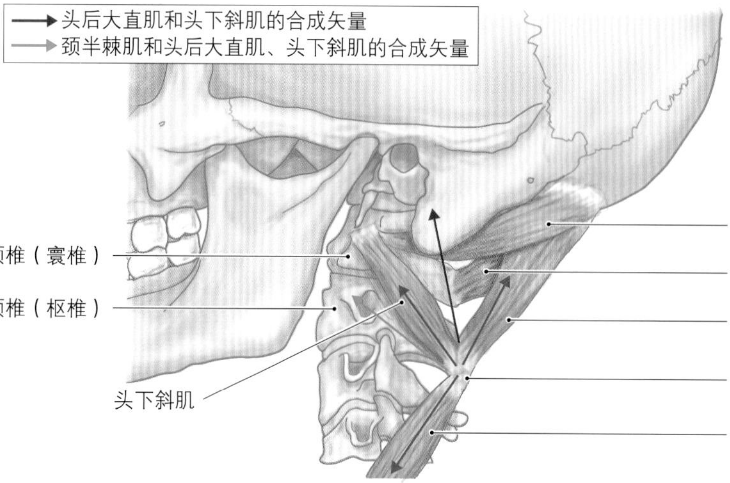
头后大直肌和头下斜肌的合成矢量
颈半棘肌和头后大直肌、头下斜肌的合成矢量
第1颈椎（寰椎）
第2颈椎（枢椎）
头下斜肌
头上斜肌
头后小直肌
头后大直肌
枢椎的棘突
颈半棘肌

图1-8　使枢椎向前平移的矢量

这意味着要维持颈2～3关节突关节的稳定性，枕骨下肌群的头后大直肌和头下斜肌以及颈半棘肌是很关键的。这些肌肉的张力异常增高也会导致颈2～3关节突关节承受过大的压力。此外，关节突关节的炎症可能会刺激神经的内侧支，导致这些肌肉痉挛（反作用）。因此，在物理治疗中控制枕下肌群和颈半棘肌的肌张力非常重要。

☑3 为什么训练半棘肌能有效改善颈椎排列不齐的情况?

1）颈椎的动态稳定性

颈椎需要支撑头部的重量（约占人体重量的10%），同时确保较大的活动范围，并保护脊神经和血管。虽然颈椎的动态稳定性很重要，但作为与稳定性有关的因素，韧带性支撑的参与度较低，**肌肉性支撑**的参与度较高。

要改善头前引的不良姿势，必须激活颈部伸肌。头颈半棘肌能产生约40%的颈部伸展扭矩，对其进行训练能有效提高疗效。

2）训练半棘肌必备的功能解剖学

属于背内侧固有肌群，沿着超过6个椎体一直向上延伸的肌肉，称为**半棘肌**。半棘肌的位置如**图1-9**所示。半棘肌由以下3块肌肉组成。

→ 半棘肌
semispinalis m.

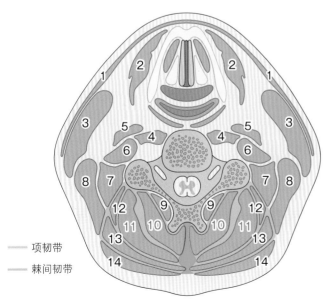

1	颈阔肌
2	舌骨下肌
3	胸锁乳突肌
4	颈长肌
5	前斜角肌
6	中斜角肌
7	颈最长肌
8	肩胛提肌
9	多裂肌
10	颈半棘肌
11	头半棘肌
12	颈夹肌
13	头夹肌
14	斜方肌

—— 项韧带
—— 棘间韧带

图1-9　半棘肌的位置关系

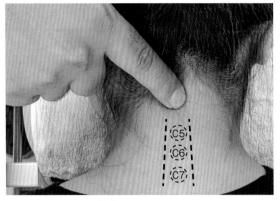

a　确认C4水平的项筋膜

让患者俯卧并收回下颌。收回下颌时会更容易触摸到项筋膜。施术者可触到C7的棘突，将手指推向远端，一直触摸到C4的棘突。在皮肤和棘突之间可触及项筋膜。

图1-10　经由项筋膜的半棘肌徒手治疗

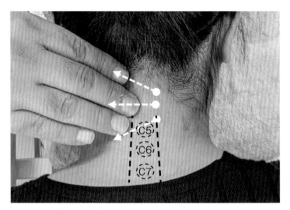

b　治疗侧在右边的情况

轻度加压于皮肤、皮下及项筋膜并沿着图中箭头的方向拉伸。拉伸的范围越过棘突为好，经过1~2min，要一边寻找皮肤、皮下移动性差的地方，一边决定拉伸方向。

（1）**胸半棘肌**：起始于第6~12胸椎的横突，止于第6颈椎~第4胸椎的棘突。

（2）**颈半棘肌**：起始于第1~6胸椎的横突，止于第2~7颈椎的棘突。

（3）**头半棘肌**：起始于第3颈椎~第6胸椎的横突，止于枕骨的上下项线之间。

　　头、颈半棘肌位于斜方肌、头夹肌的深层，同时被项筋膜完全包围（图1-9）。此外，枕部三角位于头半棘肌的深层，其表层包含许多与枕大神经伴行的血管。也就是说，头颈半棘肌对颈部的动态稳定性有很大贡献，同时维持包括肌肉在内的周围组织的灵活性也很重要。

　　但是，以肌肉放松为目的的横向按摩等徒手疗法效果较差，因为很难从体表直接接触到头颈半棘肌。此外，丰厚而致密的项韧带的阻隔也限制了其疗效。即使颈椎退行性病变的患者需要增大活动度，也应避免做头颈部拉伸运动，因为可能出现疼痛和麻木等神经症状。

　　头、颈半棘肌和周围组织的柔韧性是通过**项韧带**与颈后皮下组织项筋膜的连续性来提高的。也就是说，如果在按压颈后皮下组织的同时施加剪切力，那么剪切力会传递到项筋膜，从而拉伸了头颈半棘肌（图1-10）。由于项韧带止于枕后隆突，因此在头部屈曲（回收下颌）时进行手法效果更好。

➜ 项韧带
nuchal ligament

☑1 为什么肩胛骨内侧会出现疼痛？

　　肩胛骨内侧由肩胛背神经支配，该神经由颈5~6神经组成。因此，当颈5神经根受到压迫时，肩胛骨内侧就会出现放射性疼痛。位于颈6~7水平的脊神经后内侧支的牵扯痛也会引起钝痛。

☑2 为什么治疗枕下肌群能改善头痛?

压迫枕大神经会导致紧张型头痛。枕大神经穿行于枕三角肌群和颈半棘肌的表层以及头、颈夹肌和头半棘肌的深层,在此间隙中肌肉张力增高时容易受到压迫。因此,改善枕下肌群和周围组织的灵活性可缓解对枕大神经的压迫,减轻头痛。

☑3 为什么训练半棘肌能有效改善颈椎排列不齐的情况?

头前引的不良姿势会给头、颈半棘肌带来沉重的负担,并导致肌张力增高。特别是,颈半棘肌可稳定颈2~3的椎间关节,但肌张力的异常增高会给椎间关节增加过大的压力,导致对位不齐。因此,在适当控制半棘肌张力强度的同时激活肌肉活动非常重要。

【参考文献】

[1] Tetsu S, et al: Anatomical variants of dorsal scapular nerve in relation to the middle scalene muscle in Japanese population. Medicine (Baltimore) 97 (47), 2018.

[2] Nguyen VH, et al: A Cadaveric Investigation of the Dorsal Scapular Nerve. Anat Res Int 2016: 4106981, 2016.

[3] Muir B, et al: Dorsal scapular nerve neuropathy: a narrative review of the literature. J Can Chiropr Assoc 61: 128-144, 2017.

[4] Dwyer A, et al: Cervical zygapophysial joint pain patterns I: A study in normal volunteers. Spine 15: 453-457, 1990.

[5] Fukui S, et al: Referred pain distribution of the cervical zygapophyseal joints and cervical dorsal rami. Pain 68: 79-83, 1996.

[6] Windsor RE, et al: Electrical stimulation induced cervical medial branch referral patterns. Pain Physician 6: 411-418, 2003.

[7] Cooper G, et al: Cervical zygapophysial joint pain maps. Pain Med 8 (4): 344-353, 2007.

[8] Panjabi MM, et al: Critical load of the human cervical spine: an in vitro experimental study. Clin Biomech 13: 11-17, 1998.

[9] David C Ackland, et al: Moment Arms of the Human Neck Muscles in Flexion, Bending and Rotation. J Biomech 44: 475-486, 2011.

[10] Deborah Falla, et al: Effect of neck exercise on sitting posture in patients with chronic neck pain. Phys Ther 87: 408-417, 2007.

[11] Marloes Thoomes-de Graaf, et al: The effect of training the deep cervical flexors on neck pain, neck mobility, and dizziness in a patient with chronic nonspecific neck pain after prolonged bed rest: a case report. J Orthop Sports Phys Ther 42: 853-860, 2012.

[12] Johnson GM, et al: The fine connective tissue architecture of the human ligamentum nuchae. Spine 25: 5-9, 2000.

第2章 胸廓出口综合征

病例

21岁，女性。在一家加油站做兼职。年底，患者洗车的工作量多了起来，做完兼职后，她的右臂开始感觉钝痛和发凉。一两个月后，她在上学途中乘公共汽车握住吊环扶手时出现☑2钝痛和冷感，并且肩膀和上肢发沉，因此到A医院就诊。

患者被诊断为因☑1臂丛神经受压导致的☑4胸廓出口综合征（TOS），并开始进行康复治疗。

→ 胸廓出口综合征（TOS）
thoracic outlet syndrome

主诉是右上肢钝痛和前臂发凉，抬高右上肢时症状加剧。患者有**☑3溜肩症状**。

在对斜角肌进行手法治疗后（▶视频2），NRS下降到3。此外，当肩胛骨保持内收位时，整个上肢的沉重感也消失了。随后，治疗师对其斜方肌和菱形肌群进行了训练。

 视频2
（扫描视频目录
下方二维码观看）

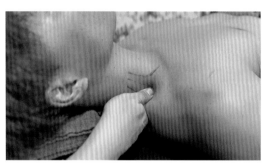

对斜角肌进行手法治疗

本病例的解剖学观点

☑1 臂丛神经在哪里受压？受压产生的条件是什么？

☑2 为什么会出现钝痛和冷感？

☑3 溜肩（姿势不良）与症状之间有什么关系？

☑4 如何以功能解剖学的观点来考虑胸廓出口综合征的康复方法？

疾病说明

胸廓出口综合征
是臂丛神经从颈部至上肢之间，在狭窄的间隙中发生的压迫性神经障碍。依据狭窄处所受到的压力不同，大致分为压迫型和牵拉型。

☑1 臂丛神经在哪里受压？受压产生的条件是什么？

臂丛神经是C5 ~ T1的神经根离开椎间孔后，在远端反复分支和吻合而形成的支配上肢运动和感觉的神经，向手部延伸。很多末梢神经会通过狭窄的几个"通道"，臂丛神经也一样会通过下述的3个通道。臂丛神经在这些通道中受压称为**胸廓出口综合征（TOS）**。

→ 臂丛神经
brachial plexus

1）斜角肌间隙：第1条通道

臂丛神经从颈部到达上肢，通过的第一条通道是**斜角肌间隙**。这条通道的前壁是**前斜角肌**、后壁是**中斜角肌**、底部是**第1肋骨**（图2-1）。臂丛神经穿过这两块肌肉并向外下方斜行。前、中斜角肌起于颈椎横突并附着在第1肋骨上，起到屈曲和旋转颈部的作用。当颈部固定时，它起到抬高第1肋骨的作用。

当颈部处于疲劳状态时，例如由于长期伏案工作，前斜角肌和中斜角肌的张力增高，前壁和后壁之间的空间就会变窄。这两块肌肉将第1肋骨拉起，底部也随之抬高，导致通过此通道的臂丛神经受到压迫（图2-2）。臂丛神经在此通道中受压的状态称为**斜角肌综合征**。

锁骨下动脉与臂丛神经一起通过该通道，但**锁骨下静脉**不通过该通道，而是通过前斜角肌的前方。因此，锁骨下动脉受到压迫，锁骨下静脉不受到压迫。

→ 斜角肌间隙
scalene space

→ 前斜角肌
anterior scalene m.

→ 中斜角肌
middle scalene m.

→ 第1肋骨
first rib

试试看 👆

明亮试验
（Light test）
在上肢下垂时触摸桡动脉，在上肢保持外展或外旋位时，桡动脉的搏动减弱以及上肢再次出现放射痛的一种试验。

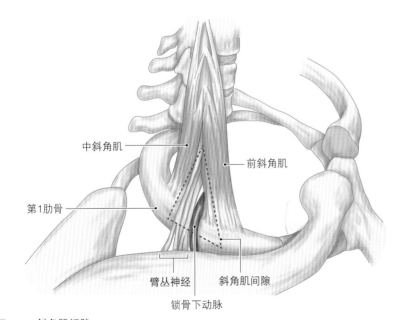

图2-1　斜角肌间隙
前壁被前斜角肌包围，后壁被中斜角肌包围，底面被第1肋骨包围。臂丛神经向着这个通道（斜角肌间隙）的外下方斜行。此图是从右颈部的右前上方观察的。

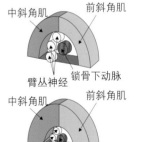

图2-2　斜角肌综合征的发生机制
前斜角肌和中斜角肌的紧张度增加时，前壁和后壁的间隙会变窄，并且底面也会上升。因此通过这个通道的臂丛神经和锁骨下动脉会受到压迫。

2）肋锁间隙：第2条通道

穿过斜角肌间隙后，臂丛神经和锁骨下动脉所经过的下一个通道是**肋锁间隙**。这条通道是一条"**骨性通道**"，上面是**锁骨（锁骨下肌）**，下面是**第1肋骨**（图2-3）。**锁骨下静脉**没有穿过斜角肌间隙，而是穿过肋锁间隙。就像溜肩姿势一样，锁骨处于下降位时，通道的上表面降低，臂丛神经和锁骨下动、静脉就会受到来自上方的压迫（图2-4）。此外，当上肢抬起且锁骨后旋（上抬）时，构成通道前壁的肋锁韧带也会向后移动，从而使通道变窄，并压迫臂丛神经和锁骨下动、静脉。

→ 肋锁间隙
costoclavicular space

→ 锁骨
clavicle

→ 锁骨下静脉
subclavian vein

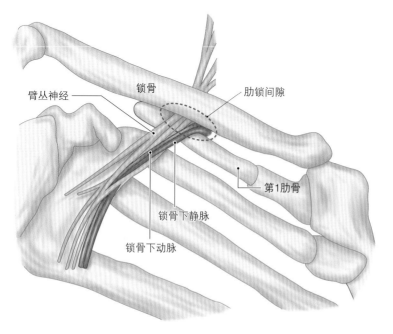

图2-3　肋锁间隙的构造
肋锁间隙的上面由锁骨构成，底面由第1肋骨构成。此图是从右胸部的前下方观察的。

专栏

🖊 锁骨是连接上肢和躯干的"锁"

锁骨与胸骨形成胸锁关节，与肩胛骨形成肩锁关节，将上肢与躯干连接起来。肩关节可以改变本身的位置，故锁骨会和肩胛骨一起联动。上肢抬起时，肩胛骨向上方旋转，使锁骨出现上提、后退和后旋运动。因此，在矫正肩胛骨位置时，也要同时评估锁骨的运动。

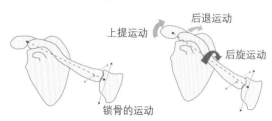

锁骨的运动

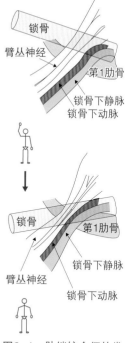

图2-4　肋锁综合征的发生机制
锁骨构成通道的上面，第1肋骨构成底面。如果上面的锁骨下降，肋锁间隙变窄，导致从中间通过的臂丛神经和锁骨下动、静脉受压。

在这条通道中，臂丛神经和锁骨下动、静脉受压，这就是**肋锁综合征**。也就是说，锁骨下降是导致肋锁综合征发生的原因。

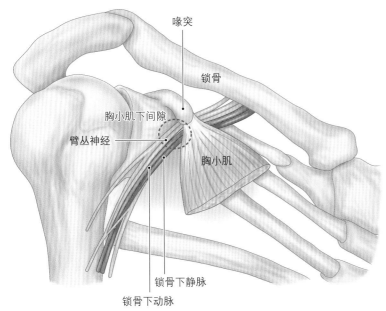

图2-5　胸小肌下间隙的构造

一个由胸小肌构成上面、喙锁韧带构成底面的通道。此图是从右上肢的外侧下方观察的。

专栏

✏️ 臂丛神经分支情况和肩胛骨周围的放射性疼痛

分布在肩胛骨周围的末梢神经（肩胛背神经、肩胛上神经、胸长神经等）在斜角肌间隙（第1条通道）和肋锁间隙（第2条通道）之间分叉。因此，当臂丛神经在斜角肌间隙受压时，肩胛骨周围会出现放射性疼痛，而在肋锁间隙或胸小肌下间隙（第3条通道）受压时，则不太可能出现肩胛骨周围的放射性疼痛。

也就是说，在评估和治疗胸廓出口综合征（TOS）的肩部钝痛患者时，应首先考虑臂丛神经在斜角肌间隙发生压迫的可能性。

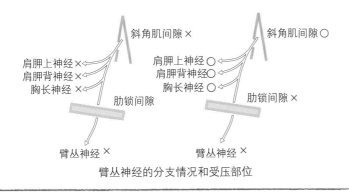

臂丛神经的分支情况和受压部位

3）胸小肌下间隙：第3条通道

臂丛神经和锁骨下动、静脉在到达上肢之前所经过的最后一条通道是**胸小肌下间隙**（图2-5）。这条通道是一条**"纤维性通道"**，其上侧面是起自喙突的**胸小肌**，底部是强韧的**喙锁韧带**。

当肩关节外展时，下行的臂丛神经和锁骨下动、静脉会以该通道为支点改变方向向上走行。该支点就给胸小肌下间隙中的臂丛神经和锁骨下动、静脉增加负荷（图2-6）。这种肩关节外展导致臂丛神经受压的综合征被称为肩关节**过度外展综合征**。

症状通常在上肢抬高时出现，而本病例症状是患者在洗车或抓握电车吊环等情况下将上肢抬高而出现的，因此本病例是肩关节过外展综合征。

➡ 胸小肌下间隙
subpectral space

➡ 胸小肌
pectoralis minor m.

➡ 喙锁韧带
coracoclavicular ligament

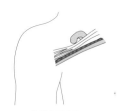

a　上肢下垂位

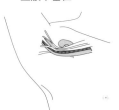

b　上肢上举位

图2-6　肩关节过度外展综合征
如果上肢从下垂位（a）保持在上举位（b）时，臂丛神经和锁骨下动、静脉变成胸小肌下间隙的支点，走行也发生变化。因此，在胸小肌下间隙向臂丛神经和锁骨下动、静脉施加牵引力时，发生肩关节过外展综合征。

➡ 颈肋骨
cervical rib

专栏

✎ 斜角肌间隙的"干扰者"：颈肋骨

人类的肋骨只存在于胸椎。然而，颈椎横突前方的隆起，相当于肋骨的颈部部分与椎骨融合，称为**颈肋骨**。这是由于本应与C7融合的肋骨分离造成的。颈肋骨由第1肋骨或胸肋关节所构成，其形态（包括其痕迹的分布程度）具有很大的个体差异。即使痕迹很短，在其与第1肋骨之间也往往有肌腱样结构占据，这可能是产生受压的一个因素。

颈肋骨的存在可以通过X线片来确认。在10%～20%的病例中，颈肋骨的存在被认为是胸廓出口综合征的病因。因此，仅仅因为X线片上有颈肋骨的存在，也无法轻易将受压的原因归咎于颈肋骨。必须通过锁骨上窝触摸骨骼，从而确认有无压痛。如有压痛，则可判定为颈肋骨的原因。

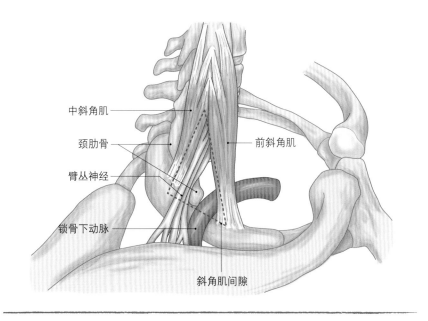

中斜角肌

颈肋骨

臂丛神经

锁骨下动脉

前斜角肌

斜角肌间隙

☑2 为什么会出现钝痛和冷感？

当末梢神经受压时会产生感觉障碍和运动障碍。然而，在**胸廓出口综合征**（TOS）中，除了上肢的感觉障碍外，还可能出现**发冷、发绀和水肿**，本病例就是如此。这些症状都是末梢血管循环障碍的表现。然而，如果与臂丛神经一起穿过通道的锁骨下动、静脉受到压迫，这就意味着它受到了相当大的挤压，但实际上这种情况很少发生。

如果支配上肢末梢血管的**交感神经**受到压迫怎么办？起自第3～6胸椎脊髓侧角的交感神经节前纤维穿过交感神经干，分布到内脏器官。同时，交感神经纤维在交感神经干内上升形成颈下神经节和颈中神经节，与颈神经汇合形成臂丛神经，并分布到上肢末梢血管（**图2-7**）。交感神经系统兴奋会导致外周血管扩张，但当TOS引起臂丛神经受压迫时，交感神经的兴奋信息无法传递，外周血管不扩张，从而导致循环障碍。尤其是臂丛神经中的**正中神经**和**尺神经**含有许多交感神经纤维。因此，TOS引起的冷感通常发生在前臂。

综上所述，上肢冷感的原因可以归结为分布在上肢末梢血管中的交感神经受到了压迫。

➔ 交感神经
sympathetic nerve

➔ 正中神经
median nerve

➔ 尺神经
ulnar nerve

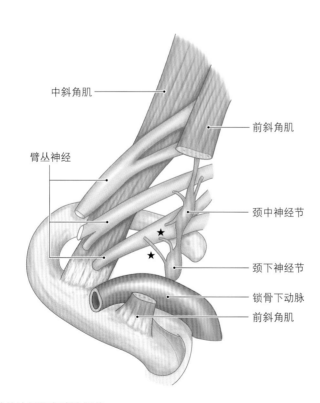

图2-7　臂丛神经和交感神经节
图中所示的是除去前斜角肌的肌腹中央的斜角肌间隙。从颈下神经节、颈中神经节分支出来的节后纤维（★）和臂丛神经吻合，通过斜角肌间隙。

✎ **颈部的交感神经系统的结构**

交感神经纤维起始于脊髓侧角，形成交感神经干。交感神经干在颈部有3个交感神经节（颈上神经节、颈中神经节、颈下神经节），在胸部有11~12个，在腰部有2~5个，在骶部有4~5个，在尾部有1个。到达交感神经节之前的交感神经纤维称为**节前纤维**，经由突触从神经节延伸出来的交感神经纤维称为**节后纤维**。

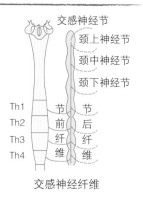

→ 交感神经节
sympathetic ganglion

→ 节前纤维
preganglionic nerve fibres

→ 节后纤维
postganglionic nerve fibres

✅3 溜肩（姿势不良）与症状之间有什么关系？

通过观察一些**胸廓出口综合征**（TOS）病例，我们会发现其特征性的姿势。这就是男性更常见的**平肩**和女性更常见的**溜肩**。为什么截然不同的平肩和溜肩同时出现在TOS患者身上呢？

1）平肩的特点

平肩是锁骨位置上升，肩胛骨处于上回旋内收的位置。此外，胸椎也处于伸展状态，上方肋骨同时上抬。这种姿势被认为是颈部肌肉过度拮抗重力对上肢和肩部的向下牵拉所致。因此，颈部肌肉发达，斜角肌间隙变窄，更容易使臂丛神经受压（**图2-8a**）。

在这种情况下，通常将上肢抬高就能使症状再现。

2）溜肩的特点

与平肩相比，溜肩的颈部肌肉不发达，臂丛神经似乎不太可能受压。不过，临床上被诊断为TOS的成年女性常有溜肩的现象。

溜肩患者，锁骨位置下降，肩胛骨为外展下回旋位，胸椎为屈曲位，上位肋骨也下降。如果认为平肩是过度拮抗重力对上肢和肩胛带的下拉作用，那么溜肩可以说是因为重力的缘故使得上肢和肩胛骨被拉向下方。因此，臂丛神经也会受到牵引和压迫（**图2-8b**）。

在这种情况下，如果治疗师将肩胛部保持在内收上回旋位置，或由治疗师支持住手臂，症状往往会得到缓解。

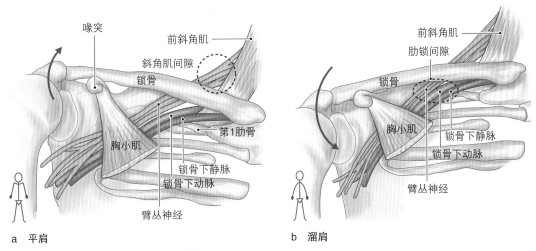

a 平肩　　　　　　　　　　　　　　　b 溜肩

图2-8 平肩（a）和溜肩（b）的解剖学构造
分别展示了胸廓出口部。平肩的斜角肌间隙窄小。溜肩的肋锁间隙窄小。

3）不良姿势与症状之间的关系

平肩患者的臂丛神经受到的压迫增强，**溜肩**患者的臂丛神经受到的牵引力增强，则更容易导致TOS的发生。也就是说，解剖学上的压迫部位和不良姿势与TOS的发生密切相关。

☑4 如何以功能解剖学的观点来考虑胸廓出口综合征的康复方法？

当斜角肌间隙、肋锁间隙和胸小肌下间隙的狭窄通道因姿势不良和过度使用而变得更加狭窄，臂丛神经受到的机械刺激（如压迫、牵拉和摩擦）增加时，就会发生TOS。因此，运动疗法治疗TOS的目的是改善不良姿势和拓宽通道。

1）平肩的康复方法

平肩患者的问题在于颈部肌张力增高时**斜角肌间隙**变得更窄。因此，有必要放松**斜角肌**，减少斜角肌间隙对臂丛神经的压力。

如果我们将平肩的成因解释为"由于上肢抵抗重力下拉的力量，出现过度拮抗而产生的"，那么斜方肌等肌肉的放松也可能很重要，尽管这与压迫部位没有直接关系。

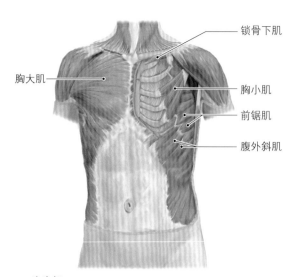

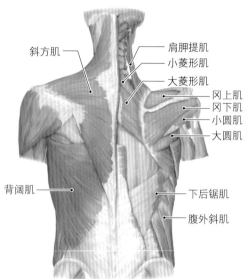

a 胸腹部

b 背部

图2-9 躯干浅层的肌肉
胸小肌在胸大肌的深层，在胸廓处连接喙突。
（坂井建雄：標準解剖学. p.240，242，医学書院，2017 より）

2）溜肩的康复方法

溜肩的主要问题是锁骨向下的动作受到限制，且**肋锁间隙**较为狭小。

溜肩患者由于锁骨向下动作受限，使肩胛骨外展并向下方回旋。因此，保持肩胛骨内收并向上方回旋，强化**斜方肌**的肌力是非常重要的。

如果肩胛骨不能保持内收而处于外展，上肢的重量就会对肩胛骨施加向下的旋转力，导致肩胛骨外展和下回旋（溜肩）。因此，强化将肩胛骨保持在内收状态的**菱形肌群**也非常重要。

溜肩一旦定型，肩胛骨就会处于下回旋的位置，从而降低胸小肌的伸展性，引发过度**外展综合征**的发生。因此，在强化斜方肌和菱形肌群之前，评估**锁骨-肩胛骨**的活动度和拉伸**胸小肌**十分重要（**图2-9**）。

➔ 斜方肌
trapezius m.

3）斜角肌周围的康复训练

斜角肌位于由胸锁乳突肌、斜方肌和锁骨组成的**颈后三角**区内，可触及肩胛提肌的前方（**图2-10**）。由于臂丛神经及其分支穿过斜角肌间隙，且周围神经分支较多，因此治疗时很难不引起疼痛。但是，如果治疗时疼痛强烈，肌肉会因防御性收缩而愈发紧张。因此，最好在治疗这些部位时尽可能减少疼痛。

斜角肌在**颈部同侧屈曲**时起作用，因此可以通过使颈部向对侧屈曲来拉伸放松。但是，在拉伸牵拉型TOS患者臂丛神经时会产生疼痛。另外，头颈部被固定时，斜角肌附着在肋骨上，**在深吸气时起作用**。因此，可在

➔ 斜角肌
scalenus m.

➔ 颈后三角
posterior triangle

无痛范围内，对斜角肌表层筋膜进行触诊和压迫，同时让患者进行深吸气，然后嘱其呼气，在此过程中，徒手将肌肉向尾侧牵伸。

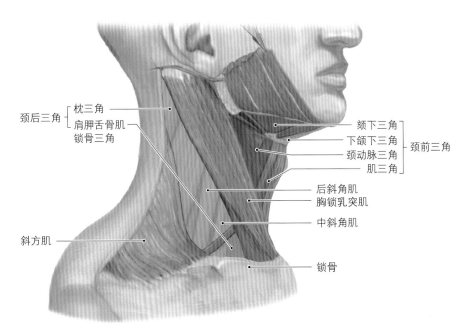

图2-10　颈部三角
（坂井建雄：標準解剖学. p492，医学書院，2017 より））

在观察TOS病例时，我们经常会遇到肩部轻微溜肩和斜角肌张力增高的病例。这些病例或神经及血管受斜角肌轻微压迫，或在肋锁间隙处略微牵拉，或上肢抬起时会在胸小肌下方略微牵拉。即使神经在每个单独的压迫部位受到的机械应力不大，但在受到两个或多个部位机械应力时会产生症状。我们不仅要将压迫部位视为一个"点"，还应将其视为因神经走行而形成的一条"线"，以及因疏松结缔组织（包括周围筋膜）的分布而形成的一个"面"。

✎ 翼状肩胛和肩胛下角凸起

肩胛骨内侧缘凸起的**翼状肩胛**和凸起的**肩胛骨下角**在外观上十分相似。在**胸长神经麻痹**的病例中，整个前锯肌都无法发挥肌力，肩胛骨内侧缘都会凸起。另外，许多病例只有肩胛骨下角凸起。在这种情况下，与其怀疑胸长神经麻痹，不如认为与**IST肌肉群**（与肩胛胸廓关节运动相关的肌群的总称），特别是附着在下角的**大菱形肌**和**前锯肌**的肌力下降有关。

大菱形肌起于T2~T5棘突，止于肩胛骨内侧缘的下1/2处。起始部位呈薄薄的腱膜状，靠近止点处肌腹变厚。大菱形肌的作用是使肩胛骨的内收和下回旋，但由于它与前锯肌一起附着在下角，因此被认为是与前锯肌共同作用，将下角向胸廓拉。

➡ 翼状肩胛
winged scapula

➡ 大菱形肌
rhomboid major m.

➡ 前锯肌
serratus anterior m.

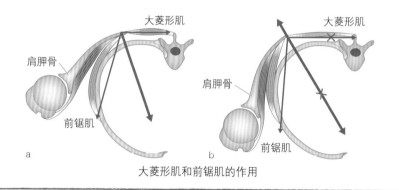

大菱形肌和前锯肌的作用

胸廓出口综合征总结

☑1 臂丛神经在哪里受压？受压产生的条件是什么？

（1）**斜角肌间隙**：由前斜角肌、中斜角肌和第1肋骨组成的纤维骨性通道。因前斜角肌和中斜角肌过度紧张而被卡压。

（2）**肋锁间隙**：由锁骨和第1肋骨组成的骨性通道。锁骨的下降和后旋使其受到挤压。

（3）**胸小肌下间隙**：由胸小肌和喙锁韧带组成的纤维性通道。胸小肌肌张力过高和肩关节外展会使其受压。

☑2 为什么会出现钝痛和冷感？

支配上肢外周血管的交感神经与臂丛神经吻合，分布在上肢。因此，当臂丛神经受压时，交感神经就会受到压迫，从而导致循环障碍、钝痛和冷感。

☑3 溜肩（姿势不良）与症状之间有什么关系？

TOS的形成是由于平肩患者臂丛神经受到压迫和溜肩患者臂丛神经受到牵拉造成的。

☑4 如何以功能解剖学的观点来考虑胸廓出口综合征的康复方法?

（1）**平肩：** 放松前中斜角肌可减少斜角肌间隙所受到的压迫。

（2）**溜肩：** 通过加强斜方肌和菱形肌群矫正肩胛骨位置；通过拉伸
胸小肌，扩大肋锁间隙和胸小肌下间隙。

（3）**斜角肌周围：** 要求患者在轻压斜角肌浅筋膜的状态下深呼吸，
呼气时徒手向尾侧拉伸斜角肌。

【引用文献】

[1] 廣谷速人：末梢神経絞扼障害―しびれと痛み. pp105-122，金原出版，1997.

[2] 北村歳男，高木克公：胸郭出口症候群とは. J Clin Rehabil 6：227-234，1997.

[3] 高木克公，北村歳男：胸郭出口症候群の最近の動向. 整形・災害外科37：1111-1116，1994.

[4] 山鹿眞紀夫，ほか：胸郭出口症候群の保存的治療. 整形・災害外科37：1135-1142，1994.

[5] 林典雄，ほか：胸郭出口症候群に対する我々の運動療法とその成績について. J Clin Phys Ther 7：6-9，
2004.

【参考文献】

[6] 中野隆：機能解剖で斬る神経系疾患. pp279-290，360，メディカルプレス，2011.

[7] 中野隆，ほか：マスターの要点　機能解剖学―末梢神経の機能解剖（4）. 理学療法24（3）：496-507，
2007.

[8] 中野隆，ほか：マスターの要点　機能解剖学―末梢神経の機能解剖（10）. 理学療法24（9）：1248-
1263，2007.

[9] 平澤泰介：臨床医のための末梢神経損傷・障害の治療. pp99-102，金原出版，2000.

第3章

肩袖损伤

男性，16岁。在棒球队当投手（右手投手），感觉投球时右肩疼痛已有两个月左右。患者一直忍着疼痛进行练习，但疼痛逐渐加剧，在肩关节外旋投球时，他因无法在最大外旋位置发力而到医院就诊。

通过左手的支撑，右手可以抬高到160°左右，☑1**但当患者右手主动抬高到110°左右时会感到疼痛。**MRI显示，☑2**右肩关节囊侧的肩袖损伤，**诊断为**右肩袖损伤。**患者被禁止投掷动作，并接受了保守治疗。诊察时发现☑4**冈下肌萎缩，**肩关节屈曲–外展–外旋力量下降，因此对肩袖肌群肌力进行了为期3周的强化训练（▶视频3）。然而，症状并没有改善，☑3**怀疑是肩峰下滑囊炎。**因此，在诊察时向肩峰下滑囊注射了消炎药，随后疼痛减轻。为了纠正肩胛骨位置，☑5**进行了肩胛骨周围肌的肌力强化治疗，**患者在3个月后恢复了全职工作。

▶ 视频3
（扫描视频目录
下方二维码观看）

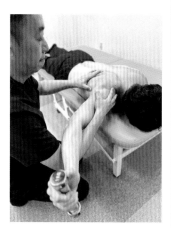

肩袖肌的肌力强化训练

本病例的解剖学观点

☑1 患者为什么不能自己举起右手？

☑2 为什么肩袖损伤发生在关节囊面？

☑3 患者为什么会患上肩峰下滑囊炎？

☑4 为什么会出现冈下肌萎缩？

☑5 为什么矫正肩胛骨位置有效？

疾病说明

肩袖损伤

肩关节中涉及的4块旋转肌（冈上肌、冈下肌、小圆肌和肩胛下肌）的肌腱被称为肩的旋转袖（肩袖）。肩袖损伤是指这些肌腱撕裂的状态。年轻运动员通常会出现肩袖关节面的不完全撕裂，而老年人通常会因肩袖退化而出现完全撕裂。它们是由慢性机械压力或意外创伤引起的。

☑1 患者为什么不能自己举起右手？

手臂靠自身力量抬起的动作是主动运动，需要抬起肩关节的肌肉发挥作用。用左手支撑右手将其抬起，这是在主动辅助运动，因此肩关节没有挛缩。由于某种原因，使肩关节抬高的肌肉没有发挥作用，则患者无法自己施力抬高肩关节。**三角肌**是抬高肩关节的肌肉。

➡ 三角肌
deltoid m.

1）三角肌的结构

三角肌是起于肩胛冈、肩峰和锁骨外侧，止于肱骨三角肌粗隆的浅表肌肉。因其止点远离肩关节中心而具有较大的矢量。然而，因为构成**肩关节盂**较浅且小，而**肱骨头**又圆又大，故肩关节的稳定性较差（**图3-1**）。即使三角肌的巨大张力的着力点作用于三角肌粗隆，并产生肱骨外展的矢量，但除非作为支点的肩关节是稳定的，否则也无法进行顺畅的肩关节外展运动。

故而，肩关节需要一个稳定性的结构——**肩旋转袖**（以下简称"肩袖"）。

➡ 肩关节盂
glenoid cavity

➡ 肱骨头
humeral head

➡ 肩旋转袖
rotator cuff

2）肩袖的结构和功能

肩袖由以下肌肉组成：

（1）**冈上肌**：起于肩胛骨的冈上窝，止于大结节的上面。
（2）**冈下肌**：起于冈下窝，止于大结节的后上面。
（3）**小圆肌**：起于肩胛骨外侧缘，止于大结节后下面。
（4）**肩胛下肌**：起于肩胛下窝，止于小结节。

➡ 冈上肌
supraspinatus m.

➡ 冈下肌
infraspinatus m.

➡ 小圆肌
teres minor m.

➡ 肩胛下肌
subscapularis m.

➡ 喙肱韧带
coracohumeral ligament

在这些肌肉中，冈上肌、冈下肌和肩胛下肌的表层被**喙肱韧带**覆盖。在各肌腱深层都有各自独立的粗肌腱纤维，而更深层是由冈上肌和冈下肌的细肌腱纤维混合组成的（**图3-2**）。

这些结构表明，这些肌肉在一定程度上具有独立功能，但把肩袖整体作为一个功能单元，它能从肩关节盂侧抓住肱骨头，并稳定肩关节。

换句话说，肩袖收缩使肩关节获得稳定性，在形成一个可以让三角肌发挥更大力量的支点时，肩关节才能主动抬高。这种由两块或更多块肌肉共同完成一个动作的情况，在力学上被称为**力偶**。正如本病例所说，与三角肌和冈上肌、冈下肌共同完成了肩上抬运动一样，胸大肌和肩胛下肌被认为在肩关节内旋时起到了力偶的作用。

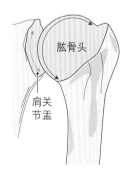

图3-1　肩关节盂和肱骨头
肩关节盂浅而小，肱骨头大且圆。因此，肩关节盂的形态学稳定性较低。

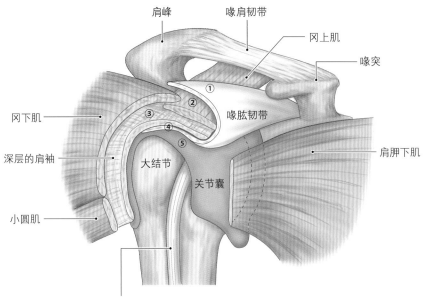

肩峰　　喙肩韧带

冈上肌

喙突

冈下肌

喙肱韧带

①
②
③
④
⑤

深层的肩袖

大结节

关节囊

肩胛下肌

小圆肌

肱二头肌长头肌腱

图3-2　肩袖的5层构造
第1层（①）：表层的喙肱韧带。
第2层（②）：由粗的肌纤维构成的固有肩袖。
第3层（③）：由细的肌纤维构成的深层肩袖，各个肌肉的肌纤维在其中交错。
第4层（④）：深层的喙肱韧带，包裹着第1～3层。
第5层（⑤）：关节囊。

3）空罐试验和满罐试验

即使三角肌功能正常，如果肩袖功能受损，肩关节也很难主动抬高。因此，在检查肩袖损伤的试验——**空罐试验**中，阻力的施加方法是让患者肩外展，前臂处于拇指朝下的内旋位，肩关节内旋，就像拿着一个空罐子一样（图3-3a）。

在**满罐试验**中，要求受试者保持肩外展姿势，前臂外旋，肩关节外旋，就像拿着一个装有内容物的满罐子一样（图3-3b）。

这两项测试都是通过保持肩关节外展来促进肩袖肌群的收缩，如果肩袖肌群受损，在收缩时可能会引起疼痛和无力。

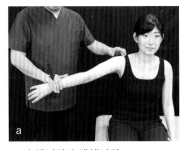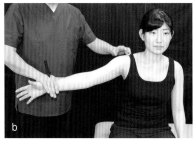

图3-3　空罐试验和满罐试验
空罐试验（a）是前臂内旋，满灌试验（b）是在前臂外旋时保持肩关节外旋位。肩袖损伤的话，收缩时再次出现疼痛。

✏️ 外旋？内旋？

　　肱二头肌长头肌腱从肩关节前方进入关节囊，并附着在**盂上结节**上。在此过程中**长头肌腱**穿过**结节间沟**。肩内旋时，结节间沟位于肩关节的前面，因此长头肌腱在肩关节相对较前的上表面走行（图a）。相反，在外旋时，结节间沟位于外侧，长头肌腱横贯肩关节的上方（图b）。因此，在外旋时，长头肌腱被认为在肩上抬运动中对肱骨头施加向下的压力，从而起到稳定肩关节的作用。

→ 肱二头肌
biceps brachii m.

→ 盂上结节
supraglenoid tubercle

→ 长头肌腱
long head tendon

→ 结节间沟
intertubercular groove

　　换句话说，在肩关节外旋的满罐试验中，即使肩袖收缩不充分，在长头肌腱的加持下肩关节也可以保持外展。如果只需要观察收缩时是否有疼痛感，那么空罐试验或满罐试验可能就足够了。不过，空罐试验由于没有肱二头肌的代偿，可能更能反映肩袖功能障碍。在临床实践中使用时应考虑到这一点。

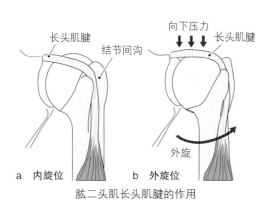

长头肌腱　结节间沟　向下压力　长头肌腱

a　内旋位　　　b　外旋位　外旋

肱二头肌长头肌腱的作用

✅2 为什么肩袖损伤发生在关节囊面？

1）浅层撕裂

　　大多数肩袖损伤被认为发生在冈上肌。

　　在肩关节上抬过程中，肩袖肌群会对支点产生合力，使盂肱关节能够顺利运动。但是，如果由于某种原因没有对支点形成合力，在上抬手臂时将肱骨头往上带，那么**肩峰**和**盂肱关节**的关节囊之间的通道就会变得狭窄。此时冈上肌会与肩峰反复碰撞和摩擦（**肩峰下撞击**），导致肩袖的肩峰侧受损（图3-4a）。这种形式的撕裂称为浅层撕裂。

→ 肩峰
acromion

→ 盂肱关节
glenohumeral joint

2）投掷动作和冈上肌的走行

　　将手举过头顶的投掷运动员（如本病例）的肩袖损伤通常发生在关节囊侧（图3-4b）。

　　在高抛投掷动作中，肩关节处于一个称为"锁定"（cocking phase）的阶段，在该阶段中，肩关节处于最大外展和外旋的位置（见第6章，→第63页）。此时，因冈上肌的起点和止点距离很近，应处于短缩位。但实际上，肱骨头在外旋的同时，会向下方滑动和滚动，使得大结节的位置也随之向后下方移动（图3-5）。

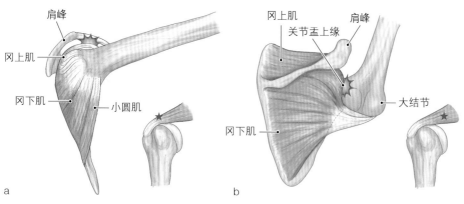

图3-4　肩袖撕裂的发生机制

a：肩峰面的撕裂（浅层撕裂）。伴随肩关节的上抬，肩袖表面与肩峰接触。

b：关节囊面的撕裂。伴随肩关节上抬，肩袖深层和关节盂的上缘接触。

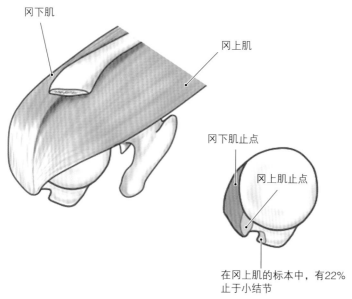

图3-5　冈上肌和冈下肌的止点

冈上肌止于肱骨大结节的前方，覆盖其表面的一部分。冈下肌止于大结节的上面。

　　冈上肌由冈上窝向外侧延伸，当它经过肩关节盂上方时，呈弧线向前运动，除了大结节上方的止点外，也有位于小结节上的止点。

　　换句话说，冈上肌在肩关节上向前方走行，当肱骨头因肩关节的外展和外旋运动而向后下方移位时，冈上肌需要从前方向后方滑动。当大结节转到下方时，冈上肌的走行也转向下方。此时，肩袖的关节囊面与**关节盂上缘**的摩擦力变强，肩袖关节囊面可能发生损伤（**图3-4**）。

　　与冈上肌撞击肩峰的**外部撞击**（external impingement）相反，这种现象被称为**内部撞击**（internal impingement）。对于内部撞击的治疗，不仅要加强冈上肌的力量，还要改善**冈上肌**的滑动能力。

一旦发生肩袖损伤，无论浅层还是深层，随着肩袖形成支点的能力下降，就可能发生肩峰下撞击。虽然肩袖损伤在反复投球的棒球运动员中很常见，但肩袖损伤本身并不被认为是导致疼痛的原因。故预防肩峰下撞击，投球疼痛是可以得到有效控制的。

☑3 患者为什么会患上肩峰下滑囊炎？

1）肩峰下滑囊的位置

肩关节中有许多滑囊，并根据其位置命名。

肩峰下滑囊（SAB）位于由肩峰、喙突和喙肩韧带组成的**喙肩弓**（C-A弓）深层（图3-6）。该区域的滑囊分布广泛，可分为肩峰下滑囊（SAB）、**三角肌下滑囊**（SDB）和喙突下滑囊。

观察滑囊形态的研究并不多。布施根据石野的分类方法对滑囊进行了分类。结果显示：21%的滑囊为Ⅰ型，只存在于肩峰下；48%为Ⅱ型，滑囊为单体，位于肩峰下，覆盖到肱骨大结节；10%为Ⅲ型，可通过薄薄的隔膜分为肩峰下滑囊和三角肌下滑囊；21%为Ⅳ型，滑囊位于肩峰下，覆盖肱骨大、小结节。这意味着许多病例滑囊的范围从肩峰下延伸到大结节，甚至延伸到三角肌下。

➡ 肩峰下滑囊（SAB）
subacromial bursa

➡ 喙肩弓（C-A弓）
coracoacromial arch

➡ 三角肌下滑囊（SDB）
subdeltoid bursa

2）肩峰下滑囊周围的神经支配

肩关节中存在许多神经末梢。

根据三名木等的研究，在冈上肌中发现了26个感受器，在冈下肌中发现了8个感受器，所有的感受器都分布在肌腱与关节的附着处。其中大部分受C类神经纤维支配，此神经纤维是高阈值伤害感受器，这表明冈上肌、冈下肌是肩部疼痛的潜在来源。此外，肩峰下炎症会增加高阈值和低阈值感受器的传入性放电频率，炎症导致的伤害感受器兴奋性增加，可能会使肩袖对疼痛更加敏感。

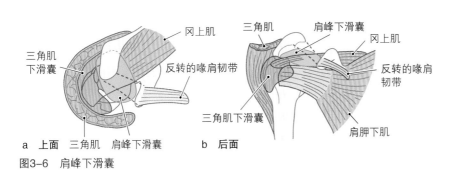

a 上面　三角肌　肩峰下滑囊　　b 后面

图3-6　肩峰下滑囊

森泽等报告称，与肩袖的关节囊侧相比，肩峰下滑囊侧的神经末梢总数更多，作为肩关节运动控制机制中重要的感觉感受器，痛觉感受器的游离神经末梢密度最高。

这些报告表明，肩峰下滑囊和肩袖的肩峰侧有大量的痛觉感受器，是容易发生疼痛的部位。一旦出现疼痛，为了避免疼痛，可能会出现肌肉防御性过度收缩和不良姿势，从而产生很多问题。

3）大结节和肩峰的位置关系

当肩关节内旋前抬时，大结节几乎在肩峰下的中心位置通过。Sohier 将其定义为前方路径（anterior path）。当肩关节外旋侧抬时，大结节外旋穿过肩峰下方，这被定义为后外侧路径（posteo-lateral path）。当大结节进入肩峰时，肩部抬高80°前的滑行被定义为旋转前滑行（pre-rotational glide），在抬高80°~120°时在肩峰正下方被定义为旋转滑行（rotational glide），抬高120°后大结节通过肩峰被定义为旋转后滑行（post-rotational glide）。将这两个模型结合起来，就可以从三维角度理解大结节和肩峰之间的关系（图3-7）。

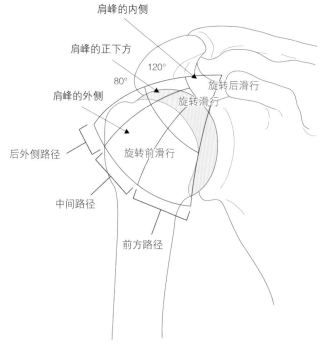

图3-7　大结节的通路

4）肩峰下滑囊（SAB）的功能

在旋转滑行过程中（80°~120°），大结节必须从喙肩弓下方通过。大结节要想顺利地通过，需要肩袖将肱骨头保持在关节盂的向心位。如果这一功能受损，肱骨头就会过度地向上运动，无法从喙肩弓下方通过。此时，SAB会像缓冲垫一样吸收喙肩弓和肱骨头之间的冲击力，从而保护肩袖。它还能促进喙肩弓和冈上肌之间的滑动运动。在这种情况下，SAB中会产生摩擦力，如果SAB功能正常，摩擦力会得到缓冲（图3-8）。

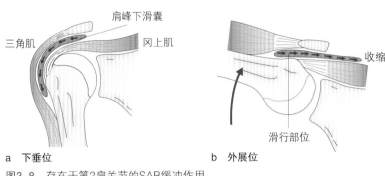

三角肌　肩峰下滑囊　冈上肌

收缩

滑行部位

a　下垂位　　　　　　　　　b　外展位

图3-8　存在于第2肩关节的SAB缓冲作用

上述情况表明，SAB在第二肩关节处具有缓冲作用，但在肩关节运动过程中会不断受到外力的作用，因此很容易受到损伤。当SAB受损时，冈上肌收缩所产生的摩擦力也会对SAB产生痛觉刺激，从而导致疼痛。为了避免这种疼痛，冈上肌的收缩变得不充分，从而影响了肱骨头的稳定。

长期如此，可能会导致活动度受限、肩部挛缩和肩袖撕裂的恶性循环。

✅4　为什么会出现冈下肌萎缩？

1）肩胛上神经的走行

肌肉萎缩的原因可能是支配肌肉的神经发生了紊乱，而受损的肌肉无法产生张力。

冈下肌由**肩胛上神经**支配。肩胛上神经从臂丛神经上干分支，向背侧延伸，穿过前锯肌上部的头侧，然后穿过肩胛切迹，走行在肩胛骨背面。它沿冈上窝外侧走行，并跨过肩胛切迹向内侧走行。肩胛上神经经常改变方向并最后走行至冈下肌，这样很容易对神经造成压力并导致其受伤。特别是在排球运动员中，扣球动作涉及肩胛部外展，这可能会导致此神经在肩胛切迹处受到牵拉造成冈下肌萎缩。

➡ 肩胛上神经
suprascapular nerve

2）冈上肌和冈下肌的位置

在本病例中，大结节上方的肩袖损伤是滑囊侧的损伤。尽管大结节上方有冈上肌附着，但为什么会出现冈下肌萎缩？

人们认为**冈下肌**起于冈下窝，止于大结节后方。然而，当解剖覆盖冈下肌和冈上肌表层的喙肱韧带时，有人发现冈下肌的止点不仅延伸至大结节的后表面，还延伸至其上表面（图3-5）。传统上，大结节被分为前面（anterior facet）、上面（superior facet）和后面（posterior facet）。但最近人们发现，在前面和上面之间有一个**外侧面**（lateral facet），冈下肌就附着在这个外侧面上。这意味着之前被认为是**冈上肌腱**附着的区域可能是**冈下肌腱**，故有冈下肌萎缩的可能性。冈上肌起于冈上窝，但其浅层包含止于肩胛冈上缘即肩峰的**斜方肌中束纤维**（图3-9）。即使冈上肌出现萎缩，也不会很明显，因为其浅层存在**斜方肌中束纤维**。而冈下肌在起始点处并没有浅层肌肉覆盖，因此萎缩情况更为明显。

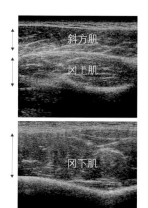

图3-9　斜方肌和冈上肌的位置关系
冈上肌在斜方肌中束纤维的深层，而冈下肌不被斜方肌下束纤维覆盖。

专栏

🖊 排球运动员的冈下肌萎缩

　　排球运动员的优势臂冈下肌经常出现明显的萎缩。这种冈下肌萎缩被认为是肩胛上神经的卡压性损害。

　　臂丛神经上干分出的肩胛上神经走行于后下方，穿过**肩胛切迹**和在上方肩胛横韧带之间的通道，到达冈上窝。然后，走行于外侧的同时分出冈上肌支，经由**冈盂切迹**的外侧，突然向内侧改变方向，到达冈下窝，再分出冈下肌支。换句话说，肩胛上神经在分支到冈下肌支之前必须经过两次急弯。这两个位置通常是肩胛上神经受压的位置。

　　肩胛切迹有U形或V形等不同形状，这很可能是造成压迫的其中一个因素。肩胛上神经在这一部位受压可导致冈上肌和冈下肌同时萎缩。这意味着，排球运动员的冈下肌萎缩是肩胛上神经在冈盂切迹处受压时发生的。

　　当上肢向下摆动做扣杀时，肩关节会经历伸展、内收、内旋运动。此时，肩胛骨强烈外展，位于其外侧的冈盂切迹对肩胛上神经产生拉伸刺激。反复进行这样的运动会导致位于冈盂切迹更远端的冈下肌支受损，造成单独的冈下肌麻痹。因此，对于排球运动员的冈下肌萎缩，运动疗法不仅仅局限于肩关节，还必须考虑到肩胛骨的运动。

➜ 斜方肌中束纤维
trapezius middle fiber

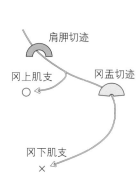

肩胛上神经的受压部位和神经障碍的位置关系

✅5 为什么矫正肩胛骨位置有效?

1）肩胛肱骨节律和肩峰下撞击

除盂肱关节外，肩胛胸壁关节对上肢运动也很重要。在上肢运动时，这两个关节以一定的速度同步运动，因此被称为**肩胛肱骨（肩肱）节律**。当抬臂0°~30°时，肩胛骨的运动小于肱骨，除了在固定阶段，肩胛骨固定在胸廓上之外，盂肱关节与肩胛胸廓关节的运动比例约为2∶1。有理论认为，两个关节的运动在抬臂90°以上时节律是相反的，而在最后的60°运动比例又回到1∶1。希望未来测量技术的进步能阐明这一点。

➡ 肩胛肱骨（肩肱）节律
scapulo-humeral rhythm

水平屈曲（水平内收）、水平伸展（水平外展）时的肩肱节律显示，当从水平屈伸0°到水平屈曲90°时，肱骨运动幅度较大，而从水平屈曲90°到最大水平屈曲以及水平伸展运动时，肩胛骨运动幅度较大（图3-10）。

肩峰下撞击是由抬高时肱骨头过度上移引起的，但肩胛骨稳定性降低时也更容易发生肩峰下撞击。在肩关节外展过程中，肩胛骨的内收和上回旋使肩关节盂朝向上方，从而使其能够向上支撑肱骨头。但是，如果内收肩胛骨的**斜方肌**和内旋肩胛骨的**前锯肌**的力量减弱，肩胛骨就无法上回旋，从而导致肩峰下撞击。在本病例中，应加强稳定肩胛胸壁关节的肌肉来防止肩峰下撞击的发生。

➡ 斜方肌
trapezius m.

➡ 前锯肌
serratus anterior m.

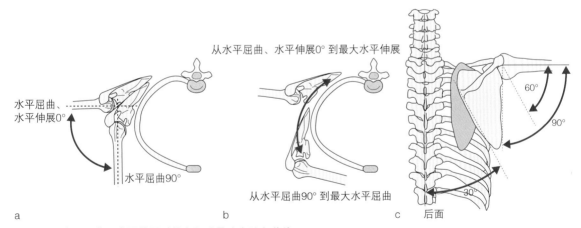

从水平屈曲、水平伸展0°到最大水平伸展

水平屈曲、
水平伸展0°

水平屈曲90°

从水平屈曲90°到最大水平屈曲

60°

90°

30°

a　　　　　　　　　　　b　　　　　　　　　　　c　后面

图3-10　水平屈曲、水平伸展时的肩胛肱骨（肩肱）节律
a：当从水平屈曲、水平伸展0°到水平屈曲90°之间的肱骨运动幅度较大。
b：当从水平屈曲90°到最大水平屈曲以及从水平屈曲、水平伸展0°至最大水平伸展时，肩胛骨运动幅度较大。
c：肩外展90°的肩肱节律。肩肱关节在60°运动，肩胛胸廓关节在30°运动。

2）肩胛运动障碍

肩部抬高时肩胛骨的异常运动被称为**肩胛运动障碍**，分为3种类型：①整个肩胛骨内侧缘全部凸起的类型。②肩胛骨下角凸起。③肩胛骨上角凸起。其中，像耸肩一样抬起上肢被称为**耸肩征**。另外，还有肩胛骨下角内侧缘凸起等混合型。

　　Tsuruike等报告称，有肩胛运动障碍的大学棒球运动员患"投手肩"的风险约为无肩胛运动障碍运动员的5倍。Ueda等报告称，对下角内侧缘凸起的运动员的投掷行为进行分析后发现，与正常人相比，在最大外展外旋位置，盂肱关节的外旋增加了9°，肩胛骨后倾减小了6°。这种运动更容易诱发肩峰内部撞击。

　　肩胛骨运动异常的原因大致可分为两类：肩胛胸壁关节功能障碍和盂肱关节活动度降低。特别是在肩袖损伤的情况下，当肩部上抬时会出现肩峰下撞击，此时患者往往会做出耸肩的动作以避免疼痛。因此，有必要在解决肩关节活动度受限后，核实肩胛骨运动是否存在异常。

肩袖损伤总结

☑1 患者为什么不能自己举起右手？

　　只有当肩袖收缩以提供稳定性并为三角肌的强大张力形成支点时，肩关节才有可能主动抬高。因此，在肩袖损伤的情况下，肩关节很难主动抬高。

☑2 为什么肩袖损伤发生在关节囊面？

　　抬举上臂时，肱骨头向上抬起，冈上肌与肩峰之间的摩擦力增大，易导致肩袖肩峰侧损伤。然而，在肩关节外展和外旋时，使大结节移至下方，导致冈上肌需要从前方向后方滑动。此时，冈上肌滑动减少导致冈上肌深层与肩关节盂上缘之间的摩擦力增大，从而导致肩袖关节囊面的撕裂。

☑3 患者为什么会患上肩峰下滑囊炎？

　　肩袖损伤中，肩袖功能低下导致的肩峰下撞击是疼痛的主要来源，而不是受伤的肩袖本身，本病很可能导致肩峰下滑囊发炎，从而引起肩峰下疼痛。

☑4 为什么会出现冈下肌萎缩？

　　在喙肱韧带的深层，冈下肌的止点不仅延伸到大结节的后侧，还延伸到上面，所以之前认为该区域是冈上肌的肌腱，但其实是冈下肌的肌腱，所以最终萎缩的是冈下肌。

☑5 为什么矫正肩胛骨位置有效?

肩峰下滑囊的炎症是由肱骨头位置上移引起的，但肩胛胸壁关节的稳定不仅能增强肩袖功能，还能使肩胛骨上回旋和内收，从而减轻肩峰下滑囊的压力，避免撞击。在肩袖内，位于肩关节上方的冈上肌和冈下肌保持正常张力时，能抵抗肱骨头向下的牵引力。肩袖缝合术后，当上臂固定在下垂位置时，缝合后的肩袖将承受重力的牵引。如果将上肢固定在肩胛平面的抬高位置，冈上肌和冈下肌的起点和止点就会相互靠近，从而减少重力的牵引。因此，肩袖缝合后，肩袖通常固定在肩胛平面的抬高位置。

【参考文献】

[1] Clark JM, et al: Tendons, ligaments, and capsule of the rotator cuff: Gross and microscopic anatomy. J Bone Joint Surg Am 74: 713–725, 1992.

[2] 望月智之, ほか: 腱板停止部の新しい解剖知見. 整形・災害外科50: 1061–1068, 2007.

[3] Davidson PA, et al: Rotator cuff and posterior-superior glenoid labrum injury associated with increased glenohumeral motion: A new site of impingement. J Shoulder Elbow Surg 4 (5): 384–390, 1995.

[4] 布施謙三: 肩峰下滑液包の形態学的研究―鋳型作成による三次元的検討. 川崎医会誌22: 261–272, 1996.

[5] 石野辰夫: 肩関節運動における滑液包, とくに肩峰下包及び三角筋下包の意義について. 新潟医学会雑誌87: 311–318, 1973.

[6] 三名木泰彦, ほか: 肩関節における感覚受容器とその炎症に対する反応. 関節外科16: 59–65, 1997.

[7] 森澤豊, ほか: 肩腱板, 肩峰下滑液包, 烏口肩峰靭帯における神経終末の観察―形態および分布について. 肩関節20: 117–122, 1996.

[8] Sohier R: Kinesiotherapy of the shoulder. John Wright & Sons, 1967.

[9] 中川照彦: 肩の機能とバイオメカニクス. 関節外科14 (増刊号): 13–23, 1995.

[10] 時吉聡介, ほか: ヒト肩甲下筋の停止形態について. 関節鏡33: 1–4, 2008.

[11] Kibler WB, et al: Current concepts: scapular dyskinesis. Br J Sports Med 44: 300–305, 2010.

[12] Tsuruike M, et al: Can the Scapular Dyskinesis Test be Associated with Throwing Related Injuries During the Course of Collegiate Baseball Seasons? Int J Sports Phys Ther. 17 (4): 707–714, 2022.

[13] Ueda A, et al: Scapular dyskinesis type is associated with glenohumeral joint and scapular kinematic alteration during pitching motion in baseball players. J Bodyw Mov Ther. 2021 Oct; 28: 332–340.

第**4**章　肩周炎

病例

51岁，男性。初中教师。大约6个月前，患者开始感到右肩关节疼痛，并逐渐出现抬臂困难。由于无法抬起手臂，患者在黑板上写字也变得很困难。最近，☑2**患者晚上睡觉时疼痛加剧**，于是去医院就诊。

患者被诊断为**肩周炎**，X线片没有任何问题，患者开始接受物理治疗。☑1**右肩关节的活动度为屈曲110°，外展100°，内收-10°**。不同肢体位测量如下：☑3**外旋30°（第1肢位），内旋45°（第1肢位），外旋0°（第2肢位），内旋10°（第3肢位）。因患者疼痛无法测量系带动作（伸展位内旋）**。冈上肌、冈下肌和肩胛下肌出现压痛。

对以冈上肌和冈下肌为中心的上方组织进行了运动疗法（▶视频4），夜间疼痛逐渐得到改善，但在屈曲和外展到最大活动度时感到强烈疼痛的情况没有改善。疼痛部位在肩峰下。

医生向肩峰下滑囊注射了利多卡因，暂时改善了疼痛，并在注射后进行了运动疗法。患者的屈曲和外展活动度逐渐得到改善，但在抬高肩关节时，☑4**患者上臂近端外侧感到钝痛**。放松当时有压痛的大圆肌和肩胛下肌后，上臂近端外侧的钝痛消失了，肩关节活动范围也不再受限。

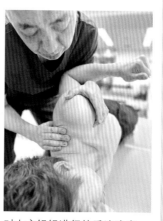

对上方组织进行的手法治疗

▶　视频4
（扫描视频目录
下方二维码观看）

疾病说明

肩周炎
即所谓的"五十肩"。主要症状是疼痛和活动度受限。急性炎症期（freezing phase）疼痛剧烈，常见夜间疼痛。在冻结期（frozen phase），只有当活动度超过一定限度时才会出现疼痛。运动疗法是主要的治疗方法，必要时可进行肩峰下滑囊和关节腔注射。

本病例的解剖学观点

☑1　为什么要测量肩关节不同肢体位置（肢位）下的活动度？

☑2　为什么会出现夜间疼痛？

☑3　为什么上臂下垂位外旋受到限制？

☑4　为什么会出现钝痛？

☑1 为什么要测量肩关节不同肢体位置（肢位）下的活动度？

1）肩关节的活动度

肩关节可以做屈曲–伸展、外展–内收和外旋–内旋等成对的复杂运动，因此具有较大的活动度。各个活动度受到肩关节软组织的限制。在检查活动度受限或考虑其对日常生活活动（ADL）的影响时，测量关节的正常活动度便可以满足。但是，常规的关节活动度测量所提供的信息很少，无法找到肩关节活动受限的具体原因。

因此，在进行物理治疗时，应变化肩关节动作的位置，并详细检查哪些运动受到哪些组织的限制。这样可以锁定具体需要治疗的软组织，避免会引起疼痛的关节活动度训练。

2）每个肢体位置的受限因素

测量肩关节活动度的肢体位置（肢位）如**图4-1**所示。

不同肢体位置的变化会导致肩关节软组织张力发生以下变化：

第1肢位 —— 肩关节上方被动拉长，下方收缩。
第2肢位 ┐
第3肢位 ┘—— 肩关节上方收缩，下方被动拉长。
伸展位 —— 肩关节的前上方被动拉长，下方收缩。

因此，受限因素可考虑如下几种情况：

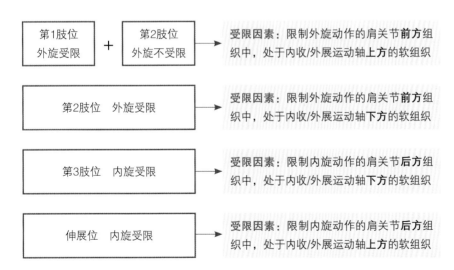

第1肢位 外旋受限 ＋ 第2肢位 外旋不受限 → **受限因素**：限制外旋动作的肩关节**前方**组织中，处于内收/外展运动轴**上方**的软组织

第2肢位 外旋受限 → **受限因素**：限制外旋动作的肩关节**前方**组织中，处于内收/外展运动轴**下方**的软组织

第3肢位 内旋受限 → **受限因素**：限制内旋动作的肩关节**后方**组织中，处于内收/外展运动轴**下方**的软组织

伸展位 内旋受限 → **受限因素**：限制内旋动作的肩关节**后方**组织中，处于内收/外展运动轴**上方**的软组织

通过这种方法改变肢体位置并测量活动度，可以发现导致受限因素的软组织（**图4-2**）。在本病例中，第2肢位的内旋/外旋活动度比第1肢位更受限。因此，本病例的活动度受限可能是由于下方软组织问题造成的。

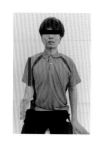
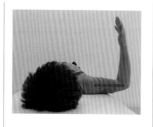
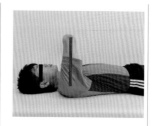
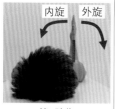
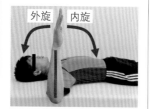
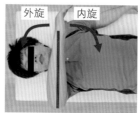
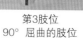
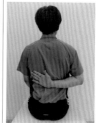

第1肢位	第2肢位	第3肢位	系带肢位
上臂下垂的肢位	90°外展的肢位	90°屈曲的肢位	伸展位内旋的肢位

图4-1　测量肩关节活动度的肢体位置

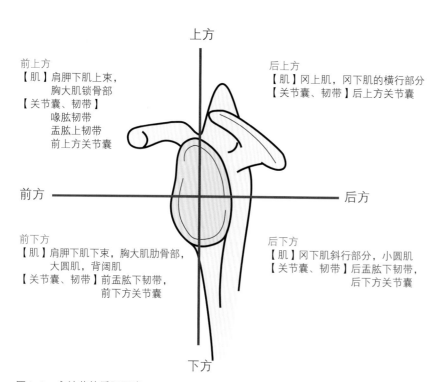

图4-2　肩关节的受限因素

3）伸展位内旋

　　肩关节伸展时的内旋是一种所谓的**系带动作**，即手放在背后并沿背部抬起，作为日常活动能力来完成，如提裤子、脱裤子或系围裙带。据报道，肩关节疾病患者做系带动作与上举动作一样困难，因此应结合日常活动能力评估进行检查。

☑2 为什么会出现夜间疼痛？

夜间疼痛的原因尚不清楚，但认为与两个因素有关：**肩峰下压力增加、肱骨内压力增加**。

1）肩峰下压力增加

a. 导致肩峰下压力增加的因素。

在夜间疼痛的患者中，喙肩韧带下方的压力明显较高，这表明夜间疼痛与肩峰下压力的增加有关。关于肩峰下压力的报道有很多，其中包括肩峰下压力随抬肩而升高，以及肩峰下压力与关节内压力有关。

增加肩峰下压力的因素主要在第2肩关节处，包括：肩峰下骨赘增生、喙肩韧带增厚以及肩袖钙化导致肩峰肱骨头距离缩短；肩峰下滑囊（SAB）急性炎症和来自肩袖炎症的水肿导致内容物增加，肩袖肌群痉挛和肩峰下滑囊粘连；关节囊增厚和纤维化导致关节囊容积减小。

林等对夜间疼痛人群和非夜间疼痛人群的肩关节活动度进行了比较，结果显示，夜间疼痛人群肩关节下垂位的外旋活动度和系带动作的活动度明显缩小，且夜间疼痛人群的肩胛骨相对于肱骨下回旋的特点，都是夜间疼痛人群的特征表现。

专栏

✎ 喙肱韧带（CHL）的走行和功能

走行： 起于喙突基部的外侧，止点附着在大、小结节上。关于CHL的附着部位，望月等报告称，在结节间沟近端，CHL进入冈上肌深层并延伸至关节囊上方，在结节间沟附近，它越过冈上肌上表面，覆盖冈上肌最远端和冈下肌前面最远端，到达大结节。另外，新井等报告称，在关节盂侧，CHL也分布于肩胛下肌腱最头侧处的周围。

组织： 是构成肩关节的关节腔外壁的组织。新井等发现，CHL与关节腔内壁之间的边界无法辨别，而是由一样的疏松结缔组织组成的。总体来说，CHL与肩袖间隙广泛分布于肩袖肌群的浅深层，为构成肩关节腔内外壁的疏松结缔组织。

功能： 内收、伸展、水平伸展和下垂位外旋时绷紧，外展、屈曲、水平屈曲和下垂位内旋等反方向运动时放松。它还具有抑制肱骨头下方不稳定性和将肱二头肌长头肌腱夹在关节腔内壁并将其引导至结节间沟的功能。有时它还是胸小肌的止点。尽管它具有多种功能，但很容易受伤，是肩关节功能障碍的常见原因。

→ 喙肱韧带（CHL）
coracohumeral ligament

肩关节下垂位外旋和系带动作（伸展、内收、内旋）的活动度受到肩关节上部支撑组织的限制，如构成肩袖间隙的喙肱韧带（CHL）和**盂肱上韧带**（SGHL）、冈上肌、冈下肌横行部位和肩胛下肌上部肌束（图4-2），肩关节功能障碍的原因是这些部位受损。肩胛骨的向上回旋和肱骨的内收会对这些肌肉产生强烈的拉伸作用，因此夜间疼痛人群醒来时肩胛骨有相对于肱骨向下回旋的位置特点（图4-3）。夜间睡眠时，肩胛骨固定在床面上。盂肱关节在重力的作用下后伸和外旋移动，使肩袖间隙被拉扯。而肩胛骨因固定而无法做出回避姿势，这被认为是导致睡眠疼痛的原因（图4-4）。

→ 盂肱上韧带（SGHL）
superior glenohumeral liga-ment

b. 肩袖间隙的结构因素。

肩胛下滑囊是肩胛下肌的腱下囊，位于肩袖间隙的外侧（浅表），在肩袖间隙有个连接肩胛下滑囊和盂肱关节腔的开口，称为**Weitbrecht孔**。据岩堀报道，关节造影显示的关节囊容积通常约为30mL，但肩部挛缩者会减小到10mL以下，且下方关节囊、肩胛下滑囊和肱二头肌腱鞘的显影较不清楚。

→ 肩胛下滑囊
subscapularis bursa

因此，由于肩部挛缩患者关节囊容积的减小，盂肱关节腔和肩胛下滑囊之间通道被隔绝，无法顺利进行关节内压的调节。盂肱关节中肩袖间隙很容易因关节腔内压力的上升而受到物理性刺激（图4-5），就像吹气球一样，最薄弱的部分会像驼峰一样凸起。

此外，肩袖间隙有许多神经末梢，痛阈较低，因此最轻微的刺激或炎症都会引起疼痛。

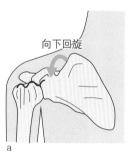
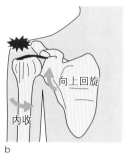

图4-3 夜间疼痛的位置特点
a：肩胛骨相对于肱骨向下回旋。
b：肩关节的上方支撑组织在肩胛骨向上回旋和肱骨内收时强烈拉伸。为了回避这种拉伸，呈现出如a所示的位置特点。

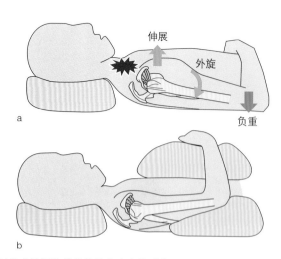

图4-4 睡眠时的肩袖间隙的拉伸肢位和安静肢位
a：肩部挛缩时活动度变小，如果肩胛骨被固定，肩关节被迫后伸，同时由于平躺时上肢外旋，肩袖间隙被拉伸。
b：如果在肘部和腹部放置抱枕来支撑上肢的话，会减轻夜间睡眠时的疼痛感觉。

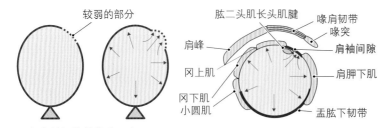

图4-5　向肩袖间隙的集中压力

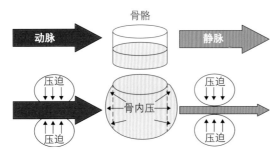

图4-6　由于从动脉流入量和从静脉流出量的失衡导致骨内压上升

　　一旦挛缩导致的盂肱关节整体容量减少，并使关节内压力调节失灵（包括肩峰下压力）以及睡姿不良就会刺激肩袖间隙，从而导致夜间疼痛。

2）肱骨内压力增加

　　吉田等测量了肱骨头的骨内压，报告称夜间疼痛患者的骨内压增高，并通过实验再现了骨内压随体位而变化以及加压后出现的症状，得出结论骨内压增高是导致疼痛的原因。

　　那么，肱骨内压力是如何增加的呢？要了解这一点，我们必须要了解骨骼内的血流情况。

a. 骨内血流。

　　走行于骨表面的动、静脉通过大量存在于骨表面的小孔（营养孔）来联络骨骼内外。

　　由于动脉中存在血管平滑肌，其弹性比静脉高，可强力对抗来自外部的压力。因此，外部压力可使静脉堵塞，但不能堵塞动脉。在这种情况下，血液可以被送入骨骼内，但无法被送出。这会导致骨骼内发生淤血而使骨内压增高（图4-6）。换句话说，肱骨内压力的增高是由于从骨骼出来的营养血管受到挤压而引起的。

　　那么，肱骨的营养血管分布在哪里呢？肱骨头由旋肱前后动脉的分支提供营养，其中大部分由**旋肱前动脉**提供营养（图4-7）。

➡ 旋肱前动脉
anterior circumflex humeral artery

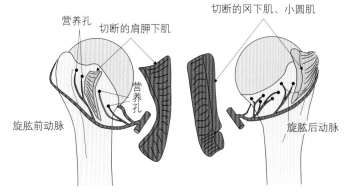

图4-7　肱骨头的营养血管

营养孔　切断的肩胛下肌

切断的冈下肌、小圆肌

营养孔

旋肱前动脉

旋肱后动脉

肱骨颈后部的营养孔很小，位于冈下肌和小圆肌的正下方。由于营养孔很小，因此通过它的血管也很细。如果冈下肌和小圆肌挛缩或缩短，这些小血管，尤其是**旋肱后静脉**很容易受到压迫，导致肱骨内压力升高和夜间疼痛。

→ 旋肱后静脉
posterior circumflex humeral vein

b. 侧卧位的影响。

村上等报告称，肩关节夜间疼痛的发病机制是关节内血流减少导致关节周围致痛物质浓度增加和关节内压升高。在患侧在下的侧卧位中，患侧上肢被夹在躯干和床面之间，呈强制内旋的第3肢位。或在患侧在上的侧卧位中，当患侧上肢被迫水平屈曲时，冈下肌和小圆肌可能会被拉伸，从而出现夜间疼痛。因此，指导患者在睡觉时保持患侧在上的侧卧姿势时，胳膊下抱一个大抱枕以防止被迫水平屈曲（**图4-8**）是非常有用的。

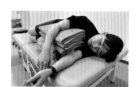

图4-8　睡眠时的肩关节肢位
为了防止水平屈曲，可以用一个大抱枕（图片中用毛巾代替）支撑上肢。

3）肩关节周围血流量的增加

肩关节囊的前侧和外侧由旋肱前动脉供血，后侧和外侧由旋肱后动脉供血，内侧由肩胛上动脉供血，下侧由旋肩胛动脉供血。

奥野等发现，肩关节慢性夜间疼痛患者的营养血管周围有异常血管增生，并报告说，使用导管经动脉微血管栓塞术栓塞这些异常血管可改善疼痛。Terabayashi等也报告称，有夜间疼痛的肩袖撕裂患者，旋肱前动脉血流明显增加，这表明旋肱前动脉血流增加与夜间疼痛之间存在关联。

在肩周炎患者中，肩关节前侧（主要是肩袖间隙）的炎症很常见，这表明夜间疼痛与旋肱前动脉血流增加有关。

夜间疼痛的原因被认为与肩关节上部软组织的问题有关，如肩袖间隙、肩峰下滑囊和冈上肌，以及肩关节后下侧软组织（如冈下肌和小圆肌）柔韧性差有关。

✓3 为什么上臂下垂位外旋受到限制？

1）CHL复合体、肱二头肌短头和喙肱肌

如图4-2所示（➡第36页），下垂位肩外旋受限的原因被认为是肩关节前方软组织的影响。此外，将位于前方结构的喙突及其外侧分开考虑更容易理解。

起于**喙突**的肱二头肌短头以及喙肱肌的联合肌腱附着在喙突上。这些肌腱的浅侧是三角肌、胸大肌，深侧是肩胛下肌，在下垂位，它们的运行像网状结构一样相互交叉（图4-9）。

每块肌肉之间都有滑囊，在肩关节运动时它们会互相滑动（图4-10）。该区域结缔组织的增生限制了每块肌肉的运动，也是下垂位外旋的受限因素。

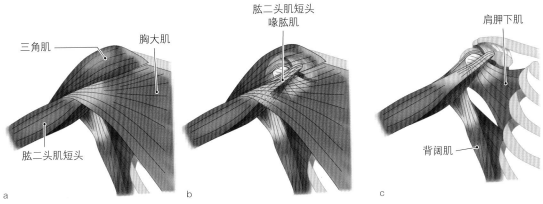

图4-9　三角肌、胸大肌、肱二头肌短头、喙肱肌和肩胛下肌的交叉部
a：三角肌、胸大肌和肱二头肌的位置关系。b：三角肌、胸大肌和肱二头肌短头的交叉部。c：肱二头肌短头、肩胛下肌和背阔肌的交叉部。

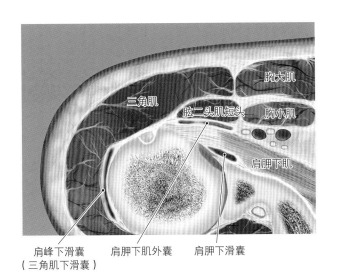

图4-10　肩关节前面的滑囊

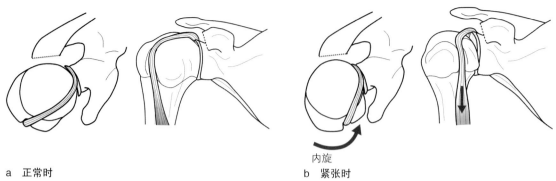

a　正常时

内旋

b　紧张时

图4-11　肱二头肌长头肌腱和肩关节内旋
如果增加肱二头肌长头的张力，那么经由结节间沟的长头肌腱会增加肱骨头内旋方向的力。

在**喙突的外侧**，肱二头肌长头由肱骨头上方向结节间沟走行，从水平方向突然改变到垂直方向（图4-11）。在肩关节旋转运动过程中，长头肌腱在关节盂内的作用是通过压住肱骨头来稳定肱骨头的滑动和滚动。

长头肌腱本身也会受到软组织的引导，使其不会偏离结节间沟的方向。引导的软组织包括：肩胛下肌腱止点的一部分及其连接的舌部，以及由喙肱韧带（CHL）和盂肱上韧带（SGHL）所构成的喙肱韧带复合体（CHL复合体）。然而，这部分没有被肩袖所覆盖，故被称为肩袖间隙。虽然名为韧带，但大多是疏松结缔组织，因此很容易受伤。故韧带等的纤维化限制了肱骨头的活动。

据报道，在肩关节周围炎患者中，纤维母细胞在喙肱韧带和关节囊中增殖，从而加强了肩袖间隙，这些韧带和关节囊的增厚与纤维化会导致肩关节活动度的受限。

☑4　为什么会出现钝痛?

1）外侧腋间隙（四边形间隙，QLS）

患者主诉上抬肩关节时感到钝痛的上臂近端外侧由**臂外侧上皮神经**支配，该神经是腋神经的分支。腋神经从臂丛后束分支，向背侧穿过腋窝和外侧腋间隙（QLS），分为运动支和感觉支。运动支支配小圆肌和三角肌，而感觉支是臂外侧上皮神经，并支配三角肌浅层到上臂近端外侧面的区域。

腋神经穿过的QLS是肩关节背侧三角肌深层的一个四边形间隙，由小圆肌、大圆肌、肱三头肌长头和肱骨构成（图4-12）。

→ 外侧腋间隙（四边形间隙，QLS）
quadrilateral space

→ 臂外侧上皮神经
superior lateral brachial cutaneous nerve

2）腋神经受压

外侧腋间隙（QLS）的3个边由肌肉组成，因此肩关节动作和肌肉的紧张状态都会改变QLS空间的大小，使腋神经受压（图4-12）。

腋神经受压会导致肩关节背侧和肱骨近端外侧放射性疼痛、臂外侧上皮神经支配区域感觉障碍、肩外展肌力下降、三角肌萎缩和QLS压痛。

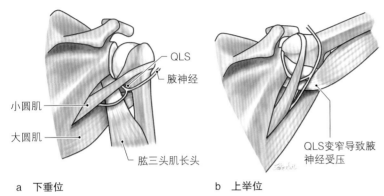

小圆肌
大圆肌
QLS
腋神经
肱三头肌长头
QLS变窄导致腋神经受压

a　下垂位　　　　　　b　上举位

图4-12　抬肩使QLS变窄

3）腋神经（前支）、臂后皮神经与肩胛下肌的关系，内侧腋间隙

患者主诉肩部抬起时有钝痛的肩关节近端外侧由腋神经支配，后侧则由臂后皮神经支配。

腋神经是臂丛神经后束的分支，穿过肩胛下肌的前面，向腋窝后方延伸，分为前支和后支。**前支**支配三角肌的前部和中部纤维（**图4-13**）。

桡神经从臂丛神经后束分支，向上臂后方延伸，在那里分出运动支和感觉支。运动支到达肱三头肌和肱桡肌，感觉支为**臂后皮神经**到达肱骨近端（**图4-14**）。

腋神经或臂后皮神经支配的区域出现钝痛，意味着其走行的某处可能出现了问题。这些神经都是**臂丛神经**后束的分支。臂丛神经周围有疏松结缔组织，而后束则有腋动、静脉伴行。这些都有利于组织间的滑动，但炎症导致的结缔组织增生可能会限制其活动度，并在运动时引起钝痛。**后束**在分支后会从肩胛下肌的前方穿过。它们的后方被肩胛下肌覆盖，内侧被前锯肌覆盖，前方被腋动、静脉覆盖，侧面被肱二头肌短头、喙肱肌覆盖（**图4-15**）。无论何种原因导致该空间变窄，都可能导致组织间滑动减少、关节活动度受限和疼痛的产生。

在本病例中，肩下垂位外旋受限的原因是肩胛下肌的延展性低下和腋神经前支源性活动度降低和疼痛所致。此外，屈曲、外展和第2肢位时外旋的活动度受限也预示着腋部肌肉的延展性降低。

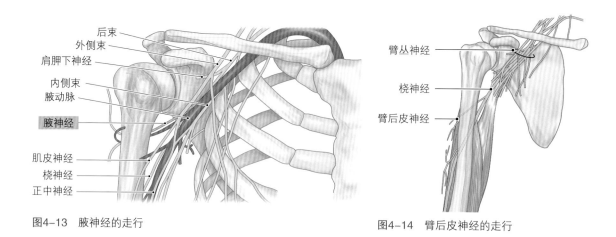

图4-13 腋神经的走行

后束
外侧束
肩胛下神经
内侧束
腋动脉
腋神经
肌皮神经
桡神经
正中神经

臂丛神经
桡神经
臂后皮神经

图4-14 臂后皮神经的走行

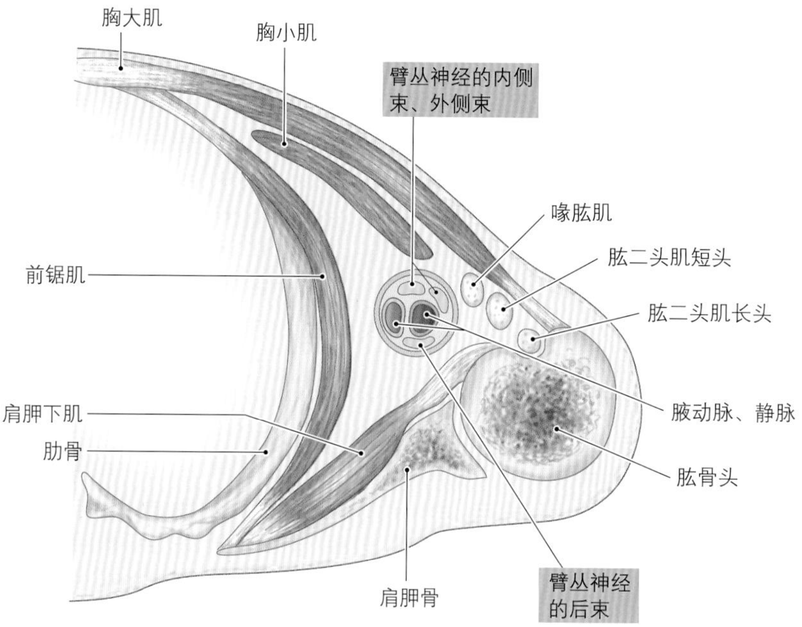

胸大肌　　胸小肌

臂丛神经的内侧束、外侧束

前锯肌

喙肱肌
肱二头肌短头
肱二头肌长头

肩胛下肌
肋骨

腋动脉、静脉

肱骨头

肩胛骨

臂丛神经的后束

图4-15　穿过腋窝的臂丛神经的位置关系

　　肩部抬高时QLS的狭窄和肩胛下肌的拉伸可能会导致上臂近端外侧和后侧的钝痛。

✎ 喙肱肌和肌皮神经

前臂外侧由前臂外侧皮神经支配。前臂外侧皮神经是肌皮神经的感觉分支。肌皮神经从臂丛神经外侧束分支，穿过喙肱肌，支配肱二头肌和肱肌，并在两者之间向肘部延伸。肌皮神经在肘部前桡侧分支成为前臂外侧皮神经，支配肘部前面和前臂外侧的感觉（下图）。肌皮神经位于上臂深层肌肉间隙，很少单独受伤。

症状是如何出现的？平泽指出，大多数肌皮神经损伤都是作为臂丛神经损伤的一个症状出现的，肌皮神经在喙肱肌的贯穿处易发生继发性牵引损伤。对于从肘部前侧到前臂外侧的感觉异常，除了颈部疾病导致肌皮神经的主要来源——颈5~7神经损伤外，胸廓出口区臂丛神经损伤和肌皮神经在喙肱肌的贯穿处的牵引或压迫也是一个关键因素。由于肩关节伸展和外展时会拉伸到喙肱肌，因此在肩关节伸展和外展运动引起前臂外侧疼痛时，通过治疗喙肱肌可以达到疗效。

→ 喙肱肌
coracobrachialis m.

→ 肌皮神经
musculocutaneous nerve

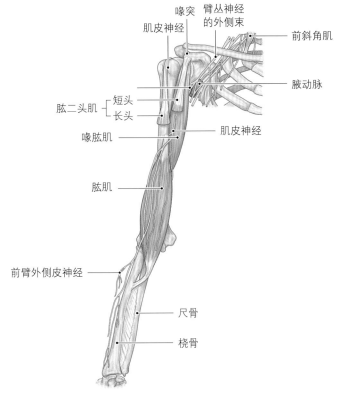

喙肱肌导致肌皮神经受压

肩周炎总结

☑1 为什么要测量肩关节不同肢体位置（肢位）下的活动度?

肩关节的活动度很大，但却因软组织而受限。通过测量肩关节在不同位置的活动度，可以缩小需要治疗的软组织范围。此外，还可以避免疼痛和过度的关节活动度锻炼。

☑2 为什么会出现夜间疼痛?

肩部挛缩时，关节囊内容量的减少导致关节囊延展性降低，活动度可明显受限。夜间疼痛有两个相关原因：其一，肩关节上部支撑组织（如肩袖间隙、肩峰下滑囊和冈上肌）的延展性降低导致肩峰下压力增加；其二，肩关节后下方软组织（如冈下肌和小圆肌）的灵活性降低导致肱骨头内压力增加。由于睡眠时盂肱关节和肩胛胸壁关节肢体位置固定，这些肌肉组织会受到强烈的拉伸，因此在适当位置使用软枕等辅助工具做支撑会有效缓解夜间疼痛。

☑3 为什么上臂下垂位外旋受到限制?

肩关节周围炎患者因成纤维细胞增生而使盂肱韧带和关节囊增厚和纤维化，容易导致外旋受限。起于喙突的肱二头肌短头和喙肱肌的联合肌腱，浅层夹在三角肌和胸大肌之间，深层夹在肩胛下肌之间，上臂下垂位时它们的走行相互交叉，就像一张网。这些肌肉之间的滑动减少会导致外旋受限，因此有必要对这些部位进行治疗。

☑4 为什么会出现钝痛?

患者主诉上臂近端外侧在抬起肩关节时出现钝痛，该处由腋神经的分支——臂外侧上皮神经支配。QLS会由于肩部肢位和肌肉紧张程度的改变而变小，进而腋神经受到卡压。腋神经分支的臂外侧上皮神经也受到QLS的影响，而产生钝痛。桡神经分支的臂后皮神经支配着上臂近端后侧的感觉。臂后皮神经很少被直接卡压，我们认为臂丛神经分支前的后束被压迫在缩短的肩胛下肌等所包围的空间内，从而引起了钝痛。

【参考文献】

[1] 三浦雄一郎，ほか：肩関節運動機能とADLの関係. 関西理学8：25–34, 2008.

[2] 林典雄，ほか：夜間痛を合併する肩関節周囲炎の可動域制限の特徴とX線学的検討—運動療法への展開. J Clin Phys Ther 7: 1–5, 2004.

[3] 望月智之，ほか：腱板の層構造は棘上筋の付着形態が影響を及ぼす—烏口上腕靱帯から見た検討. 肩関節31（2）：461–464, 2007.

[4] 新井隆三, ほか：上腕二頭筋長頭腱の安定化機構. 肩関節32：549-552, 2008.

[5] 吉村英哉, ほか：小胸筋の停止についての解剖学的研究. 肩関節31：217-219, 2007.

[6] 岩堀裕介：肩関節拘縮と五十肩. Orthop 24：11-21, 2011.

[7] 吉田徹, ほか：いわゆる変形性関節症の疼痛について. 整形外科26（8）：745-752, 1975.

[8] 村上元庸, ほか：肩関節包の神経支配と疼痛発生機序. 関節外科16（8）：49-57, 1997.

[9] 奥野祐次：慢性的な肩関節の夜間痛に対する経動脈的微小血管塞栓療法の有効性. PAIN RESEARCH 29：233-241, 2014.

[10] Terabayashi N, et al：Increased blood flow in the anterior humeral circumflex artery correlates with night pain in patients with rotator cuff tear. J Orthop Sci 19：744-749, 2014.

[11] Bunker TD, et al：The pathology of frozen shoulder. A Dupuytren-like disease. J Bone Joint Surg Br 77（5）：677-683, 1995.

[12] Sohier R：Kinesiotherapy of the shoulder. John Wright & Sons, Bristol, 1967.

[13] 平澤泰介（編著）：臨床医のための末梢神経損傷・障害の治療. p110, 金原出版, 2000.

[14] 平澤泰介（監訳）：末梢神経の外科. p440, 金芳堂, 1992.

[15] 整形外科リハビリテーション学会（編）：関節機能解剖学に基づく整形外科運動療法ナビゲーション－上肢. メジカルビュー社, 2008.

[16] 林典雄, 青木隆明（監）：運動療法のための機能解剖学的触診技術－上肢. メジカルビュー社, 2005.

[17] 林典雄：Quadrilateral Space Syndrome を合併した腱板損傷の一例. 理学療法学18：141-142, 1991.

第5章 肩关节不稳症

病例

25岁，女性，花样滑冰运动员。在大约6个月前的一次表演中，当患者试图用力向后拉右肩抓脚踝时，感觉 ☑1 **右肩疑似脱位**。后感觉恢复正常，便持续进行训练。之后，同样的情况在练习中又发生了几次，但患者都没有就医。

在最近这次表演中，当右肩关节水平外展时，患者感觉自己的 ☑2 **肩部再次脱位**。第2天仍然疼痛难忍，于是患者到医院就诊，主诉是右肩沉重和不稳定。

MRI检查结果显示前下盂唇损伤和肱骨头后上方挫伤，诊断为**右肩关节不稳症**。保守治疗包括 ☑3 **加强肩袖肌群力量**和纠正肩胛骨位置，治疗后症状得到缓解。

然而，考虑到患者未来的运动生涯，进行了内镜下的Bankart重建术。术后，患者在抬肩时感到疼痛，但 ☑4 **经过小圆肌和冈下肌的放松后**（▶视频5）症状得到了缓解，此后他的肩功能恢复良好，并继续参加竞技比赛。

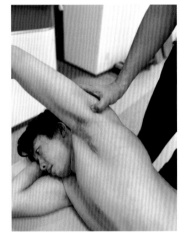

对肱三头肌和小圆肌的手法治疗

▶ 视频5
（扫描视频目录下方二维码观看）

本病例的解剖学观点

☑1 肩关节在什么时候容易脱位？

☑2 为什么会发生肩前方失稳？

☑3 控制肩关节不稳的肌肉是什么？

☑4 为什么放松小圆肌和冈下肌会减轻症状？

疾病说明

肩关节不稳症

肩关节（盂肱关节）活动范围大，但缺乏骨骼支撑，从而容易失稳。因此，肩关节很容易脱臼。据报道肩关节脱臼约占所有关节脱臼的50%，其中前脱臼占97%～98%。

外伤性脱臼后，10岁年龄组90%以上和20岁年龄组80%以上会转变为习惯性脱臼，尤其是在运动量大的年轻人中，再次脱臼发生率很高。前脱臼通常是因跌倒等外力使肩关节外展、外旋或水平后伸时发生的。

✅1 肩关节在什么时候容易脱位?

1）肩关节的功能

肩部功能由称为**肩关节复合体**的6个关节协调运动构成。

→ 肩关节复合体
shoulder complex

肩关节复合体 ┬ 解剖关节：盂肱关节、肩锁关节、胸锁关节
　　　　　　　└ 功能性关节：肩胛胸壁关节、第2肩关节、喙锁关节

盂肱关节由肩关节盂和肱骨头组成，是一个复杂的关节，具有两种不同的功能：悬吊关节和支撑关节。

→ 盂肱关节
scapulo-humeral joint

悬吊关节的特点是肱骨于下垂状态下的运动，肩关节盂与肱骨头的后内侧接触。**支撑关节**的特点是肱骨头以肩关节盂为支点负责抬高运动，由肩胛骨支撑上肢。

2）前脱臼的机制

当肩关节被动外展、外旋或水平伸展时，易发生前脱臼。在这两种情况下，肩关节都会从悬吊关节过渡到支撑关节。这样，盂肱关节会从一个活动度相对高的悬吊关节过渡到一个活动度较低的由点支撑的关节，从而变得不稳定。

关节盂朝向前外侧，相应的肱骨头通常向后方扭转约30°。呈下垂位置的关节盂和肱骨头互相对合。然而，当肩关节抬起时，肱骨头在从悬吊关节过渡到支撑关节的过程中被强制外旋。这将导致肱骨头向关节盂的前方移动。在这段不稳定时期，肱骨头向前移动的力量会变大，无法固定在关节盂时，就会发生前脱臼（**图5-1**）。

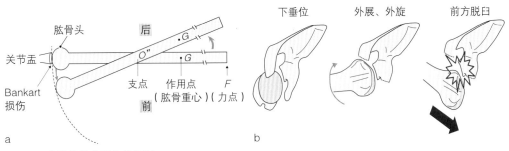

图5-1　肩关节前方脱臼的机制
〔a：伊藤信之：肩不安定症—その動態解析. 理学療法15（5）：357-364，1998 より〕

✅2 为什么会发生肩前方失稳?

盂肱关节的稳定性由**静态稳定结构**（如肱骨头、关节盂的形态、盂唇、盂肱韧带和关节内压力）和**动态稳定结构**（如肩袖和肱二头肌长头肌腱）维持。

作为**静态稳定结构**的肱骨头、关节盂的形态，盂唇和关节内压力具有随时将肱骨头拉向关节盂的功能。关节囊和盂肱韧带随着肩部肢体位置的变化而改变其张力来稳定肩关节。本节将详细介绍这些静态稳定结构。

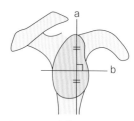

图5-2　关节盂的长轴和短轴
a：长轴。b：短轴。
〔畑幸彦，ほか：肩関節唇の解剖学的検討．肩関節16（2）：195–199，1992より〕

1）肱骨头、关节盂与盂唇之间的关系

肱骨头和关节盂大小不同，其关系就好像"网球和球拍"或"高尔夫球和发球台"。肱骨头只有1/4~1/3的关节面与关节盂接触。

关节盂在长轴方向上的平均深度为5.3mm，在短轴上平均深度为2.8mm，短轴上深度更浅，故稳定性更差（**图5-2**）。在对尸体解剖的研究中，阿部等表明，如果只考虑盂肱关节稳定性中的骨性成分，其深度是很重要的。为了弥补结构上深度不足的缺陷，**关节盂唇**成了必要的存在。据畑等报告，与关节盂深度相比，包括了盂唇在内的关节盂深度在长轴方向增加60%~80%，在短轴方向增加120%~130%，关节盂和肱骨头之间的接触面积增加近40%（**图5-3**）。

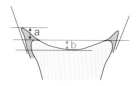

图5-3　关节盂和盂唇的深度
a：关节盂的深度。b：盂唇的深度。
〔畑幸彦，ほか：肩関節唇の解剖学的検討．肩関節16（2）：195–199，1992より〕

2）盂唇的强度

原等使用新鲜的尸体肩部，将盂唇和软组织作为一个整体，在关节盂的3—9点钟方向以每5mm的间隔划分区域，并进行拉伸试验。结果显示，4点钟方向的张力明显减小。从肩关节盂的前部到下部，软组织附着的强度并不一致，在观察到Bankart损伤的前下部（4点钟方向），其附着的强度是减弱的。这被认为是导致肩关节反复脱臼的一个因素（**图5-4**）。

Symeonides报告说，在用尸体肩部进行的实验中，未受损的肩部脱臼所需的力量为60~120kg，而肩关节盂唇受伤的肩部脱臼所需的力量为8~12kg，这表明肩关节盂唇在防止脱臼方面的重要性。

因此，在盂唇或关节囊撕脱的情况下，很可能会出现肩关节反复脱臼和不稳定。

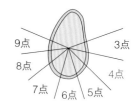

图5-4　盂唇拉伸试验的方向
在4点钟方向张力较小，与Bankart损伤的方向接近。
〔原寛徳，ほか：関節窩における関節唇と関節包の強度．肩関節18（1）：82–87，1994より〕

3）关节囊

关节囊呈绳索状增厚的部分称为**盂肱韧带**，根据纤维的走行可分为盂肱上韧带、盂肱中韧带和盂肱下韧带（**图5-5**）。

➔ 盂肱上韧带（SGHL）
superior glenohumeral ligament

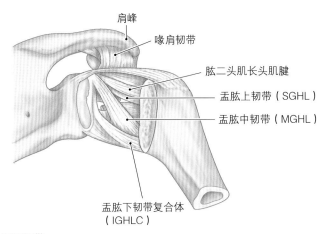

肩峰
喙肩韧带
肱二头肌长头肌腱
盂肱上韧带（SGHL）
盂肱中韧带（MGHL）

盂肱下韧带复合体
（IGHLC）

图5-5　盂肱韧带

- **盂肱上韧带**：从盂上结节（肱二头肌长头肌腱附着处前方）向外下延伸至和喙肱韧带一起附着在小结节上方。
- **盂肱中韧带**：从盂上结节和关节盂唇沿肩胛下肌腱延伸至小结节。有12%～27%的韧带发育不良或缺损，其形态变化很大，也可能发生在小结节侧不明确或呈韧带状、带状或膜状等多种形态。
- **盂肱下韧带复合体（IGHLC）**：**腋关节囊**的前部称为**盂肱前下韧带**（AIGHL），后部称为**盂肱后下韧带**（PIGHL），像摇篮一样从下方将肱骨头包裹住。AIGHL附着在关节盂的2—4点钟方向，PIGHL附着在关节盂的7—9点钟方向。

→ 盂肱中韧带（MGHL）
middle glenohumeral liga-
ment

→ 盂肱下韧带复合体
（IGHLC）
IGHL complex

→ 腋关节囊
axillary pouch

→ 盂肱前下韧带（AIGHL）
anterior inferior glenohumeral
ligament

→ 盂肱后下韧带（PIGHL）
posterior inferior glenohumeral
ligament

4）盂肱韧带的特点

　　根据盂肱关节肢体位置的不同，盂肱韧带的张力也会发生变化，并发挥不同的功能（表5-1，图5-6、图5-7）。在肩外展、外旋和水平伸展等容易发生前脱臼体位时，包括AIGHL在内的IGHLC对维持肩关节的稳定性发挥着重要作用，但根据吉川等的研究，IGHLC断裂时的应力约为前交叉韧带的1/5，甚至更小，因此它并不是一条非常强韧的韧带。

表5-1　盂肱韧带的功能

下垂位	喙肱韧带和SGHL绷紧，以限制肱骨头向下移位
外展45°	肩胛下肌、MGHL和AIGHL紧张，限制肱骨头的前移
外展90°	整个IGHLC都绷紧以阻止肱骨头向前移位。在这种肢体位置上，IGHLC对抵御向下负荷的稳定作用最大
水平屈曲（内收）、水平伸展	水平屈曲会导致PIGHL紧张，而水平伸展则会导致AIGHL紧张

　　关节囊内有许多机械感受器，可感知关节的运动。当关节运动时，来自这些感受器的运动信息通过肩关节周围肌肉传递给动态稳定结构，相应

的动态稳定结构被调动起来，通过这样的反馈机制，增加关节的稳定性。然而，在肩关节脱臼时，由于盂肱韧带和关节囊的损伤，破坏这种反馈机制，从而进一步降低肩关节的稳定性。

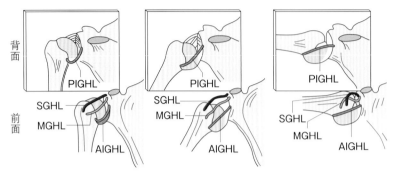

图5-6　外展角度和盂肱韧带的位置关系
伴随着外展角度的增加，SGHL、MGHL松弛，AIGHL、PIGHL紧张。
〔Warner JJ, et al：Static capsuloligamentous restrains to superior-inferior translation of the glenohumeral joint. Am J Sports Med 20（6）：675-685，1992を参考に作成〕

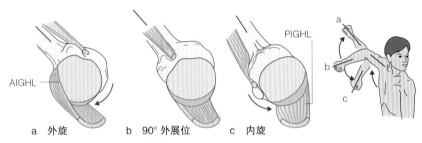

图5-7　外旋、内旋和IGHLC的位置关系
a：在外展位，因外旋运动，前方的AIGHL紧张。
c：在外展位，因内旋运动，后方的PIGHL紧张。
〔整形外科リハビリテーション学会（編）：関節機能解剖学に基づく整形外科運動療法ナビゲーション―上肢．p72，メジカルビュー社，2008 より一部改変〕

5）关节内压力

肩关节在下垂状态时，承受上肢的重量（约为体重的5%）。关节内压力为负值，并因肱骨的牵引而进一步降低，由于这种负压的存在将肱骨头牢牢固定在肩关节盂上。有报道称，在尸体肩关节囊上开孔时，肱骨头会向下半脱臼。在活体中，通过向关节内注入空气而在关节内形成的正压，可能会也可能不会导致肱骨头向下移位，其原因可能受到上述来自机械感受器的反馈作用的影响。Habermeyer等也报告说，在Bankart损伤中，全身麻醉下牵引上肢后未观察到关节内压力降低，这表明负压可能没有起到使肱骨头保持向心位置的作用。

综上所述，在患者第1次感到不稳定时，即使盂唇未受伤，静态稳定结构也可能已经受到了一些损伤。患者继续参加比赛，动态稳定结构的反馈没起到作用，导致了Bankart损伤。

✅3 控制肩关节不稳的肌肉是什么？

1）肩胛下肌的形态及其临床联系

关于参与盂肱关节稳定的动态稳定结构的肌肉功能，请参阅第3章肩袖损伤（→第22页）。本章将特别关注肩胛下肌在肩袖内的形态和功能。

肩胛下肌在起点处分为6～7条肌束，并向止点汇聚，止于肱骨**小结节**。关于其止点的形态，有腱性的止点和肌性的止点两种情况。

→ 肩胛下肌
subscapularis m.

→ 小结节
lessor tubercle

专栏

✐ 肩袖间隙

肩袖间隙指的是位于冈上肌腱和肩胛下肌腱之间稀疏的肩袖区域。它由一层薄薄的组织膜组成，不仅包括喙肱韧带（CHL）和盂肱上韧带（SGHL），还包括盂肱中韧带（MGHL）（下图）。本区域可在距喙突外侧1横指处触及。肩袖间隙还具有缓冲冈上肌腱和肩胛下肌腱之间走行和作用差异的功能，在盂肱关节内旋时扩大，外旋时缩小。该区域参与肱骨头的稳定，但无法缓冲外力，故经常容易受伤。

在**肩袖间隙损伤**中，由于肩袖的组成部分CHL、SGHL和MGHL撕裂或松弛，以及上盂唇在其附着点处的分离（**SLAP损伤**），导致前下方不稳定。损伤的影响可能会扩散到第2肩关节。炎症和粘连可能导致肩关节挛缩。

尽管Edelson等已经证实CHL由疏松结缔组织组成，但新井报告称，组织学上虽然CHL与SGHL在外侧（更靠近肱骨头）可由纤维密度差异而区分，但内侧（更靠近关节盂处）的纤维密度没有办法区分。他们报告说，通常无法完全辨认SGHL在关节盂侧的界限。山口等根据纤维排列和胶原蛋白的种类确定SGHL的组织结构较接近CHL结构，是疏松结缔组织而非肌腱。而且MGHL和AIGHL中含有大量Ⅰ型胶原蛋白，这种胶原蛋白是持续施加强力的部位所特有的，与此相反，在SGHL中几乎检测不到Ⅰ型胶原蛋白，而SGHL与皮肤和其他结缔组织一样，仅能抵抗微弱的外力。这些报告表明肩袖间隙主要由容易受伤的疏松结缔组织组成。

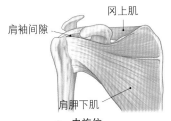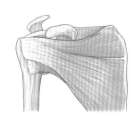

a 内旋位 　　　　b 外旋位
肩袖间隙（冈上肌腱和肩胛下肌腱的间隙）
盂肱关节内旋时扩大（a），外旋时缩小（b）

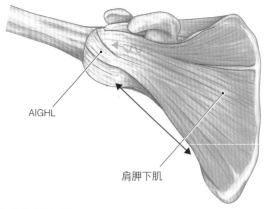

AIGHL

肩胛下肌

图5-8　外展外旋位的肩胛下肌和AIGHL

腱性部分在肩胛下肌止点的近端，肌性部分在止点的远端。不同研究对腱性止点与肌性止点的比例报道有差异，比例从1/2到3/4都有。这是因为肌性部分从表面观察还是从关节内部观察不同所致。**远端肌性部分**比**近端腱性部分**更偏向腹侧，因此从浅层观察可以观察到更多肌性部分，从关节内观察可以观察到更多腱性部分。在肌性部分和腱性部分中，由于原本肌性部分的柔韧性就比较好，其伸展性的降低可能会导致关节活动度更加受限。此外，远端肌性部分有许多起于肩胛骨外侧缘的**下部肌束**，可从体表触及，同时也是已知的肩关节挛缩的治疗点。

在导致肩关节脱臼的外展外旋体位下，肩胛下肌的下束覆盖了盂肱关节的前下方，可能与AIGHL一起参与肩前方不稳的制动（**图5-8**），因此加强肩胛下肌的肌肉力量非常重要。此时在更加伸展下部肌束的外展位，进行内旋、内收运动是安全且高效的。

2）肩胛下肌止点与肱二头肌长头肌腱之间的关系

肩胛下肌的头侧2/3止于小结节，但其最头侧止点延伸至小结节及其上表面。当肱二头肌长头肌腱通过关节间沟进入关节并改变方向至盂上结节时，此止点会受到来自内下侧的支持力量。另外，从最头侧部向上外侧延伸的小而薄的腱性组织称为**舌部**。舌部表面呈半圆柱形，将肱二头肌长头肌腱引导至结节间沟内，和肱二头肌长头肌腱的稳定性有关。肱二头肌在肩关节中起着重要作用，它是横跨肩关节和肘关节的双关节肌肉（**表5-2**）。

表5-2　肱二头肌长头肌腱的作用

下垂位	向前、向后、向下各个方向提供制动力
上肢抬起时	以结节间沟为滑轮，抑制肱骨头向上移位
外展外旋位	通过抑制过度外旋来减轻AIGHL的负荷，参与肱骨头的前后方稳定性

因此，肩胛下肌止点的最头部的外侧部分也可能参与肱二头肌长头肌腱的稳定，也具有包含稳定肱二头肌长头肌腱在内的肩关节功能。

✅4 为什么放松小圆肌和冈下肌会减轻症状？

1）强制性平移

考虑到其运动生涯，患者接受了内镜下Bankart重建术。作为侵入性手术，其组织修复需要一定的时间。Bankart重建术需要佩戴肩部支具，大约3周时间不能活动。随后进行康复治疗，由于需要对修复组织进行不增加负荷的干预，这可能会降低肩关节周围肌肉、关节囊和韧带的灵活性，并引起挛缩。

关节囊局部挛缩产生的力将肱骨头移位到另一侧的现象被称为**"强制性平移"**（图5-9）。在这种情况下，肩关节抬高会导致撞击并产生疼痛（图5-10）。

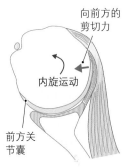

图5-9　强制性平移

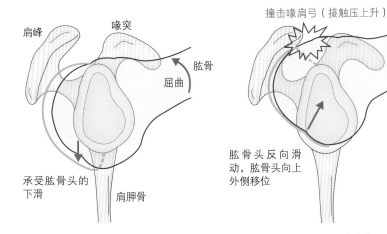

a　正常的关节运动　　　　　b　后方关节囊挛缩时的关节运动

图5-10　伴随强制性平移的肱骨头的移位
〔安友正幸，北村清一郎：Ⅱ 肩関節. 北村清一郎，馬場麻人（監修）：運動療法その前に！運動器の臨床解剖アトラス. p63，図38，医学書院，2021より〕

林等报告说，**冈下肌**通过疏松结缔组织与后关节囊相连，**小圆肌**的一些肌纤维直接附着在后关节囊上。这一结构表明，冈下肌和小圆肌柔韧性下降可能会影响后关节囊的灵活性。

本病例中，下垂位置的固定导致肩关节下部组织缩短，小圆肌和冈下肌柔韧性下降。肩后下方的组织缺乏灵活性被认为是导致前上方强制性平移的一个因素。

这些研究结果表明，放松小圆肌和冈下肌可稳定肱骨头相对于关节盂的运动，并减轻症状。

肩关节不稳症总结

☑1 肩关节在什么时候容易脱位？

盂肱关节由关节盂和肱骨头组成，活动度大，但缺乏骨性的支撑，容易失稳。因此，当肩关节在跌倒等外力作用下被迫外展、外旋或水平伸展时，肱骨头无法保持与关节盂的相对稳定性，从而导致前脱臼。

☑2 为什么会发生肩前方失稳？

盂肱关节的前脱臼及类似负荷会导致参与盂肱关节稳定性的静态稳定结构（如肱骨头、关节盂的骨骼形态、关节盂唇、关节囊、盂肱韧带和关节内压力）失能，这就导致了运动时的不稳定性和习惯性脱臼。

☑3 控制肩关节不稳的肌肉是什么？

肩胛下肌止于小结节处，在易引起肩关节脱臼的外展、外旋位置下，下部肌束覆盖着盂肱关节前下侧面，故可能具有和AIGHL一同控制前方不稳定性的功能。因此，加强肩胛下肌的力量非常重要。此外，肩胛下肌止点的最头部可能参与肱二头肌长头肌腱的稳定性，一并参与肩关节（包括二头肌）的稳定。

☑4 为什么放松小圆肌和冈下肌会减轻症状？

盂肱关节后关节囊的挛缩和小圆肌、冈下肌的灵活性下降会导致强制性平移，即肱骨头的异常运动。因此，通过放松小圆肌和冈下肌来改善肩关节后部组织的灵活性非常重要。

【参考文献】

[1] 信原克哉：肩一その機能と解剖. 第3版. pp31–47, p298, 医学書院, 2008.
[2] 伊藤博元, 飯澤典茂：外傷性・反復性脱臼の画像所見. Orthop 22: 1–7, 2009.
[3] 綿谷美佐子, ほか：肩関節脱臼の理学療法. 理学療法23: 1604–1610, 2006.
[4] 鳥巣岳彦, ほか（編）：標準整形外科学, 第9版. p369, 医学書院, 2005.
[5] 乾浩明, ほか：肩関節の三次元運動解析一挙上と回旋の関係. 肩関節31: 229–231, 2007.
[6] 畑幸彦, ほか：肩関節唇の解剖学的検討. 肩関節16: 195–199, 1992.
[7] 阿部秀一, ほか：Stability ratio と関節窩の深さの関係. 肩関節31: 233–235, 2007.
[8] 原寛徳, ほか：関節窩における関節唇と関節包の強度. 肩関節18: 82–87, 1994.
[9] Symeonides PP: The significance of the subscapularis muscle in the pathogenesis of recurrent anterior

dislocation of the shoulder. J Bone Joint Surg Br 54：476-483, 1972.

[10] Lippitt S, Matsen F：Mechanisms of glenohumeral joint stability. Clin Orthop Relat Res 291：20-28, 1993.

[11] Turkel SJ, et al：Stabilizing mechanisms preventing anterior dislocation of the glenohumeral joint. J Bone Joint Surg Am 63：1208-1217, 1981.

[12] 吉川玄逸, ほか：肩関節の機能解剖. Orthop 10：1-8, 1997.

[13] 村上元庸, ほか：肩関節における動的支持機構についての考察―後方ストレスに対する棘下筋の作用と関節包の神経染色より). 肩関節14：187-191, 1990.

[14] Kumar VP, Balasubramaniam P：The role of atmospheric pressure in stabilizing the shoulder. An experimental study. J Bone Joint Surg Br 67：719-721, 1985.

[15] Habermeyer P, et al：The intra-articular pressure of the shoulder：An experimental study on the role of the glenoid labrum in stabilizing the joint. Arthroscopy 8：166-172, 1992.

[16] 信原克哉：肩―その機能と解剖, 第3版. pp33-34, 229-241, 医学書院, 2008.

[17] Edelson JG, et al：The coracohumeral ligament. Anatomy of a substantial but neglected structure. J Bone Joint Surg Br 73：150-153, 1991.

[18] 新井隆三：上腕二頭筋長頭腱の安定化機構. 肩関節32：549-552, 2008.

[19] 山口久美子：関節上腕靱帯の組織学的検討. 肩関節33：253-256, 2009.

[20] 時吉聡介, ほか：ヒト肩甲下筋の停止形態について. 関節鏡33：1-4, 2008.

[21] 壇順司, 高濱照：運動器の機能解剖　肩関節11. 理学療法21（12）：1432-1436, 2004.

[22] 新井隆三, ほか：肩甲下筋腱停止部の上腕二頭筋長頭腱安定化機構. 肩関節31：205-207, 2007.

[23] Harryman DT, et al：Translation of the humeral head on the glenoid with passive glenohumeral motion. J Bone Joint Surg Am 72：1334-1343, 1990.

[24] 林典雄, ほか：後方腱板（棘下筋・小円筋）と肩関節包との結合様式について. 理学療法学23：522-527, 1996.

第6章 棒球肘

14岁,男性。患者从小学四年级开始打棒球,升入初中后成为一名投手。近半年来,投球时肩关节处于最大外展外旋位时,☑1☑2**右肘关节内侧出现不稳定和疼痛**。训练后进行了冰敷和拉伸,但他不能缺席训练,导致疼痛逐渐加重。最近,☑3**肘关节外侧也出现疼痛**,肘关节屈曲受限,于是到医院就诊,被诊断为右肘剥脱性骨软骨炎,☑4**患者接受了保守治疗并开始物理治疗**。

初步检查发现,右肘关节活动度明显受限,屈曲为120°,伸展为-15°。右肘关节外翻应力试验显示,即使在伸肘位也会出现外翻的不稳定,患者主诉内上髁和外侧疼痛。内上髁和桡腕关节处有压痛,提携角增大。

患者接受了肱肌及周围肌群的手法治疗,以解决肘关节伸展受限（▶视频6）。结果,患者在两周后可以完全伸展肘关节。此外,还对尺神经和前臂屈肌群进行了手法治疗,以控制外翻。

视频6
（扫描视频目录
下方二维码观看）

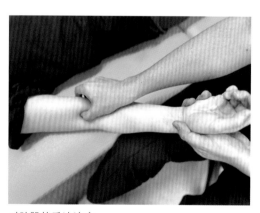
对肱肌的手法治疗

棒球肘
过度用力投球、身体机能不足以及对肘关节造成负担的投球方式等和与投球有关的各种因素都可能引发棒球肘,属于肘关节功能障碍的一种。应通过运动疗法来治疗。分为内侧型（肱骨内上髁撕脱性骨折）、外侧型（剥脱性骨软骨炎）和后方型（鹰嘴骨骺线延迟闭合和肘部疲劳性骨折）。

本病例的解剖学观点

☑1 为什么肘关节内侧会出现不稳定?

☑2 为什么肘关节内侧会疼痛?

☑3 为什么肘关节外侧会疼痛?

☑4 棒球肘应采用何种运动疗法?

☑1 为什么肘关节内侧会出现不稳定?

1）肘关节的结构

　　肘关节是由3个关节组成的复合体：**肱尺关节**，由肱骨滑车和尺骨滑车切迹组成；**肱桡关节**，由肱骨小头与桡骨头关节凹构成；**上尺桡关节**，由桡骨环状关节面与尺骨的桡切迹构成。肱尺关节属于滑车关节，当肱骨滑车在尺骨滑车切迹运动时，就会发生屈伸运动（**图6-1**）。肱骨滑车有一个称为**滑车沟**（中央沟）的凹槽，与**滑车切迹**的凸部相对。换句话说，肘关节的屈伸运动就是被称为滑车切迹的轮子在滑车沟轨道上的运动。

→ 肱尺关节
humero-ulnar joint

→ 肱桡关节
humero-radial joint

→ 上尺桡关节
superior radio-ulnar joint

2）剖析投球动作

　　在投球阶段，当肩关节处于最大外展外旋位（cocking phase）时，肘关节内侧朝向投掷方向。因此，当球被用力抛出时，肘关节外翻负荷会增加。肘关节复合体的内侧部分是**肱尺关节**，尺骨滑车切迹与肱骨滑车相合。因此，提高了肱尺关节的骨性稳定度。支撑这一稳定的肱尺关节内侧的是**内侧副韧带**（MCL）。

→ 肱骨滑车
trochlea of humerus

→ 尺骨滑车切迹
trochlear notch

→ 内侧副韧带（MCL）
medial collateral ligament

3）内侧副韧带（MCL）的结构

　　MCL由3条韧带组成：**前束**、**后束**和**横束**（**图6-2**）。

→ 前束（AOL）
anterior oblique ligament

→ 后束（POL）
posterior oblique ligament

→ 横束（TL）
transverse ligament

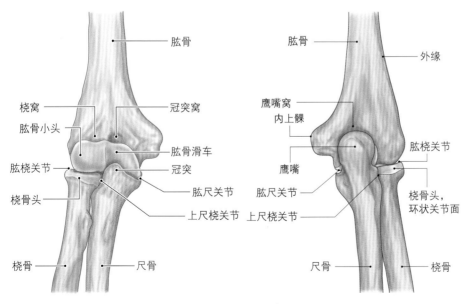

a　前面　　　　　　　　　　　　　　b　后面

图6-1　肘关节复合体

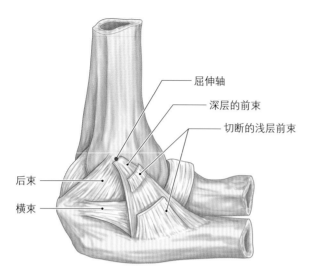

图6-2　前束的浅层和深层

浅层的前束与肘关节囊完全分离，而深层的前束则与关节囊紧密相连。浅层的前束位于肘关节屈伸轴的前方，因此在肘关节伸展时处于紧张状态。然而，一些深层的前束位于屈伸轴上，因此在所有屈伸角度下都会保持一定的紧张度。

a. 前束。

前束是一条从肱骨**内上髁**下方连接到**尺骨冠突**的韧带，分为浅层和深层（**表6–1**）。前束是内侧副韧带中最坚韧的韧带，受损会导致严重的外翻不稳。

→ 内上髁
medial epicondyle

→ 尺骨冠突
coronoid process

表6–1　前束

浅层	与肘关节囊完全分离	位于肘关节屈伸轴的前方，因此在肘关节伸展时处于紧张状态
深层	与肘关节囊紧密结合	韧带存在于屈伸轴上，在所有屈伸角度都维持一定的张力

b. 后束。

后束是一条从内上髁最下端连接到**鹰嘴**的韧带，位于屈伸轴的后方，在屈曲肘关节时处于紧张状态（**图6–3**）。因此，人们认为前后束相互协同起着稳定肘关节外翻负荷的作用。

→ 鹰嘴
olecranon

c. 横束。

横束位于两条韧带的尺骨附着部之间。由于横束不横跨肘关节，因此不会直接影响肘关节的外翻负荷，其功能尚不清楚。不过，在一些实例中，横束呈扇形，并与止于冠突的前束汇合（**图6–4**）。因此，横束有可能起到调节前后束之间张力的作用。

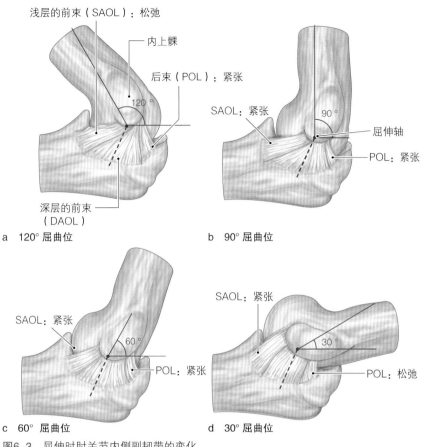

图6-3　屈伸时肘关节内侧副韧带的变化

a：屈伸轴前方的纤维束（SAOL）：松弛；后方的纤维束（POL）：紧张（++）。
b：屈伸轴前方的纤维束（SAOL）：紧张（+）；后方的纤维束（POL）：紧张（+）。
c：屈伸轴前方的纤维束（SAOL）：紧张（+）；后方的纤维束（POL）：紧张（±）。
d：屈伸轴前方的纤维束（SAOL）：紧张（++）；后方的纤维束（POL）：松弛。

〔Callaway GH, et al：Biomechanical evaluation of the medial collateral ligament of the elbow. J Bone Joint Surg Am 79（8）：1223-1231, 1997 を参考に作成〕

　　具有以上3条韧带的就是标准的内侧副韧带形态。此外，还有在前束的后方有纤维束的情况，沿着尺神经的走行，从后关节囊到横束。内侧副韧带由3条或4条韧带组成，相互配合控制肘关节的外翻不稳定性。任何一条韧带受伤都会增加肘关节的外翻不稳定性。

4）肘关节结构和外翻不稳定性

　　在肱骨滑车的近端前表面有一个凹槽，称为**冠突窝**。在完全屈曲时，尺骨滑车切迹前方的冠突被卡在这个凹槽中。在肱骨滑车近端后表面有一个凹陷，称为**鹰嘴窝**。在完全伸展的状态下，尺骨鹰嘴与这个凹槽相吻合。因此，在完全屈曲和完全伸展的位置上外翻稳定性会增加。

　　对于内侧副韧带损伤的查体，可通过在屈伸肘关节时进行外翻加压（moving valgus stress test）试验（图6-5）。

→ 冠突窝
coronoid fossa

→ 鹰嘴窝
olecranon fossa

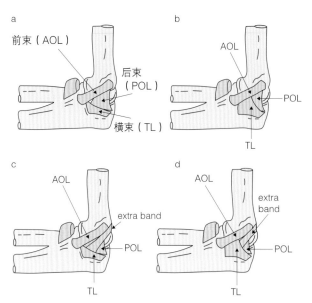

图6-4 内侧副韧带的变化
a：典型的内侧副韧带。
b：横束呈扇形，并与止于冠突的前束汇合的例子。
c：存在从后方关节囊朝向横束的纤维束（extra band）的例子。
d：横束呈扇形，存在extra band的例子。
〔Beckett SK, et al：Variations in the normal anatomy of the collateral ligaments of the human elbow joint. J Anat 197（3）：507-511, 2000 を参考に作成〕

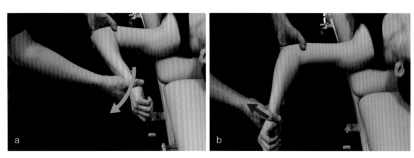

图6-5 外翻加压试验

5）投球损伤

　　Goodrich等对200名因投球时肘关节内侧疼痛而接受治疗的成长期运动员进行了关节增强MRI研究，发现62例内侧副韧带的肱骨侧部分严重损伤，51例尺骨侧部分严重损伤，28例尺骨侧完全损伤。就近端和远端损伤而言，众所周知，远端损伤是保守治疗失败的预兆，内侧副韧带分布着**上、下尺侧返回动脉**的分支。根据Buckley等的研究，结构的近端血流丰富，而远端血流匮乏。换句话说，内侧副韧带远端受伤后很难愈合。

→ 尺侧返回动脉
ulnar recurrent artery

6）肘关节内侧支撑机制

内侧副韧带是最重要的肘关节内侧支撑结构。另外，**内侧副韧带**是内侧关节囊纤维层的增厚部分，并不能分清内侧副韧带的具体范围。

Hoshika等阐明了内侧副韧带周围的结构。根据他们的研究，在附着于肱骨内上髁的前臂屈肌中，在旋前圆肌和指浅屈肌之间有一个**前腱隔**，在指浅屈肌和尺侧屈肌之间有一个**后腱隔**。肱肌的一些止点肌腱也止于该前腱隔。这些肌腱与指浅屈肌和尺侧腕屈肌的深层腱膜融合在一起，从组织学角度来看，这些结构与冠突水平的关节囊密不可分。此外，在肱骨内上髁水平，内上髁前方的腱隔和后方的腱隔覆盖着肱尺关节，其深层是关节囊。这些腱隔、指浅屈肌和尺侧腕屈肌的深层腱膜、关节囊复合体，被认为是平衡和动态稳定肘关节的内侧支撑机制。

鉴于这样的结构，内侧型棒球肘的治疗涉及对这些肌肉和周围结缔组织的损伤或硬度变化以及肌力下降导致的内侧支撑机制失衡的治疗，因此对每个组织进行单独评估非常重要。

专栏

✐ 投球动作

投掷动作可分为4期，从抬起非投掷下肢的整理（wind up）期开始，然后抬起的下肢落地，进入肩关节处于最大外展和外旋状态的摆臂（cocking）期。

此后，又可分为直到球被释放前的加速（acceleration）期和球被释放后的跟进（follow through）期。从摆臂期到加速期，投掷侧的肩关节和肘关节都会受到较大的外力作用，因此在这个阶段肩关节和肘关节更容易受到影响。

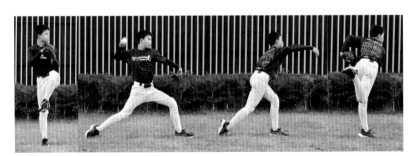

整理期　　　　　　摆臂期　　　　　　加速期　　　　　　跟进期

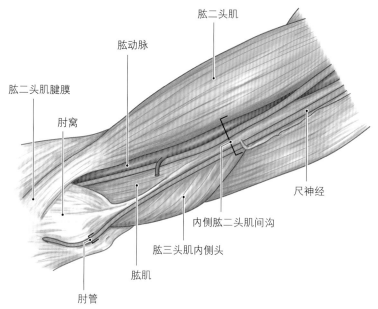

图6-6　尺神经的走行和肘管
尺神经与肱动静脉一起穿过内侧肱二头肌间沟，然后进入肘管。

Image labels (clockwise): 肱二头肌, 肱动脉, 肱二头肌腱膜, 肘窝, 尺神经, 内侧肱二头肌间沟, 肱三头肌内侧头, 肱肌, 肘管

✅2 为什么肘关节内侧会疼痛？

1）尺神经受损

从肘关节内侧开始的前臂尺侧区域由尺神经支配。如果该区域出现疼痛或感觉异常，则可能是**尺神经**受损。

导致尺神经区域感觉异常的可能原因包括颈椎病（如颈椎病和颈椎间盘突出症）和胸廓出口综合征。不过，本病患者还很年轻，不太可能是退行性病变引起的疾病。

→ 尺神经
ulnar nerve

a. 尺神经的走行。

尺神经是臂丛内侧束的分支，它与肱动脉和静脉一起穿过上臂内侧的**肱二头肌间沟**。然后在肘关节处穿过一条狭窄的通道，称为**肘管**（图6-6）。通道由位于底面的肱骨内髁后方的**尺神经沟**和位于顶面的**弓状韧带**组成。当尺神经在该通道中受到摩擦或牵引等机械刺激时，就会发生尺神经的压迫性神经病变。这就是所谓的**肘管综合征**。

→ 肘管综合征
cubital tunnel syndrome

b. 肘管的结构。

在考虑肘管综合征的运动疗法时，了解尺神经受压部位的结构非常重要。如上所述，肘管由尺神经沟和**弓状韧带**组成。弓状韧带是连接肱骨内上髁和尺侧鹰嘴的韧带，在肘关节完全屈曲时绷紧（图6-7）。但当弓状

→ 弓状韧带
cubital tunnel retinaculum

韧带增厚且在90°~120°时变得紧绷时，肘管内的压力就会增加，尺神经就会被卡压。因此，肘管综合征的**尺神经**症状在屈肘时会加重。如果弓状韧带断裂，尺神经在屈肘时会向前方脱位，从而导致尺神经受到的摩擦刺激增加，出现尺神经麻痹（图6-8）。弓状韧带相当于伸展在**尺侧腕屈肌**的**尺骨头**和**肱骨头**之间的肌腱样组织的最厚部分（图6-7）。这种肌腱结构远至肘管下端的3cm处。因此，不仅尺神经沟区域，通往尺侧腕屈肌的区域也往往是治疗的目标。

➡ 尺侧腕屈肌
flexor carpi ulnaris m.

➡ 尺骨头
ulnar head

➡ 肱骨头
humerus head

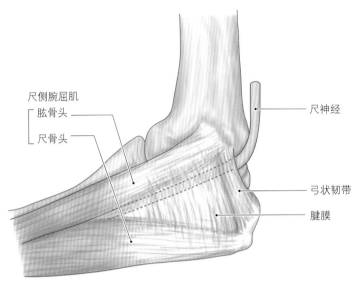

图6-7　尺侧腕屈肌和弓状韧带

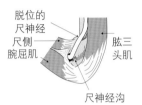

图6-8　尺神经的脱位
在肘关节屈曲位，尺神经向前方脱位，导致尺神经麻痹。

　　作者发现，在投球摆臂期肘部内侧疼痛的球员肘关节外翻不稳定，同时在尺神经沟和尺侧腕屈肌腱膜处的尺神经增粗。换言之，同一区域的结构和功能变化可能是内侧棒球肘的发病机制之一。

c. 尺侧腕屈肌。

　　尺侧腕屈肌可以使腕关节掌屈、尺屈：

尺侧腕屈肌	尺骨头：起于鹰嘴到尺骨中部的后缘	经过豆状骨止于第5掌骨底的掌侧
	肱骨头：起自肱骨内上髁	

　　当用力挥动球棒时，小指外展肌、指短屈肌（小鱼际肌群）变得非常重要。**尺侧腕屈肌**的收缩可增强第5掌指关节的稳定性，更能发挥出小鱼际肌群的作用（图6-9）。另外，在握球时，第4、5指处于屈曲位置，小鱼际肌群就显得更加重要了。

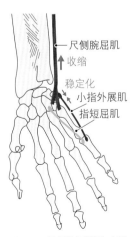

图6-9　尺侧腕屈肌的功能

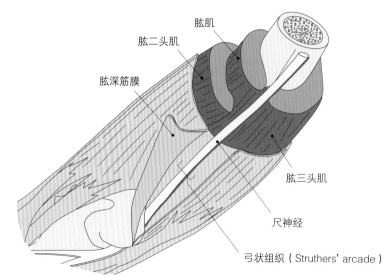

肱二头肌

肱肌

肱深筋膜

肱三头肌

尺神经

弓状组织（Struthers' arcade）

图6-10　弓状组织（Struthers' arcade）
内侧肱二头肌间沟由上臂的深筋膜固定，临床上称为弓状组织（Struthers' arcade）。

因此，放松尺侧腕屈肌是治疗肘管综合征重要的运动疗法。

2）弓状组织

尺神经穿过肘管近端内侧肱二头肌间沟，这也是一个重要的狭窄部位。**内侧肱二头肌间沟**是肱肌和肱三头肌之间的肌间隔，由肱深筋膜固定，临床上称为**弓状组织**（图6-10）。当肱肌或肱三头肌内侧头肌张力过高或挛缩时，弓状组织就会变窄，尺神经就会受到压迫，从而引起前臂尺侧麻木和疼痛。因此，物理治疗应改善**肱肌**和**肱三头肌内侧头**的灵活性。

➜ 内侧肱二头肌间沟
medial bicipital groove

3）指浅屈肌分离

据说投球时的最大外翻应力可达64Nm，而内侧副韧带的断裂强度已知为34Nm。这意味着一些组织与内侧副韧带会一起抵抗外翻应力。主要是前臂屈肌群，如上所述，它与内侧副韧带紧密相关。作者分析了99名被诊断为内侧副韧带损伤和前臂屈肌群损伤的内侧型棒球肘患者的MRI。结果显示，在前臂屈肌群中，**指浅屈肌**最常受伤，尤其是指浅屈肌的深部。

➜ 指浅屈肌
flexor digitorum superficialis

有报道称，在指浅屈肌起点，第3、4指位于浅层而第2、5指位于深层。此外，如前所述，指浅屈肌的深层腱膜是肘关节的内侧支撑结构，因此指浅屈肌的功能评估和运动疗法被认为是非常重要的。事实上，研究发现指浅屈肌损伤与内侧副韧带近端损伤相比，与远端损伤的关联更强。由于远端损伤更难愈合，因此评估前臂旋前屈肌群（尤其是指浅屈肌）损伤的存在和功能非常重要。

✅3 为什么肘关节外侧会疼痛?

患者最初主诉肘关节内侧疼痛和不稳。然而,随着患者继续投球,肘关节外侧也开始出现疼痛。

1)外翻不稳定性对关节的影响

肱桡关节位于肘关节的外侧。

肱桡关节是由**肱骨小头**和**桡骨头**组成的球窝关节。对于投球引起的反复肘关节外翻负荷,内侧副韧带控制肘关节的侧向摆动性(**图6-11**)。

Numaguchi等研究了内侧副韧带损伤病例和非损伤病例在增加外翻应力时,肱桡关节和肱尺关节关节面上的应力。他们报告称,肱骨小头外侧部、肱骨滑车后部和滑车切迹后方的关节面之间的距离减小。换句话说,我们可以推断,由于内侧副韧带的损伤,在缺乏对侧方应力保护的情况下继续投掷,会对肱桡关节和肱尺关节后方关节面产生强大的压缩应力和剪切应力(**图6-11**)。

这些负荷持续下去,肱骨小头的部分关节软骨和软骨下骨剥离,成为关节游离体。这就是所谓的**剥脱性骨软骨炎**(osteochondritis dissecans)。还可能出现反应性骨质增生(骨刺),在完全屈曲位或完全伸展位时,冠突-冠突窝或鹰嘴-鹰嘴窝的嵌合可能无法实现,从而导致活动度受限。

➔ 肱骨小头
capitulum of humerus

➔ 桡骨头
radial head

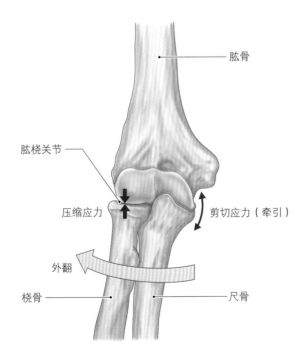

图6-11 施加在肱桡关节的压缩应力
由于内侧副韧带损伤,在无法控制侧方摆动性的情况下继续投球,肱桡关节的关节面受到强烈的压缩应力和剪切应力。

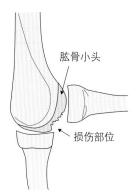

图6-12 剥脱性骨软骨炎损伤部位与肘关节屈曲伸展角度的关系
肘关节屈曲90°：损伤部位暴露在桡骨头的后外侧。
肘关节伸展位：损伤部位暴露在桡骨头前方。

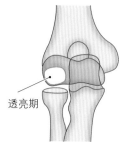
I 期（透亮期）

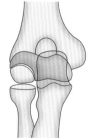
II 期（分离期）

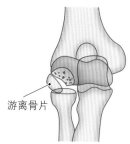
III 期（游离期）

图6-13 剥脱性骨软骨炎的病期分类
I 型软骨下骨的骨化障碍无法看到软骨表面裂痕，只要静养，随着生长骨化就会愈合。但是软骨面出现裂缝（II型）或与软骨下骨一起分离（III型）的情况，需要手术治疗。
〔稻垣克记：第28章 肘関節．井樋栄二，津村弘（監）：標準整形外科学，第15版，p476，医学書院，2023より〕

2）什么是剥脱性骨软骨炎?

→ 剥脱性骨软骨炎
osteochondritis dissecans

　　剥脱性骨软骨炎往往发生在肱骨小头顶点稍外侧。肱骨小头的方向与肱骨长轴成**45°角**，因此在肘关节屈曲90°时，肱桡关节的关节软骨接触面积最大，受损部位暴露在**桡骨头的后外侧**。另外，在肘关节伸展时，肱骨小头的关节软骨覆盖面积减少，受损部位暴露在**桡骨头的前方**（图6-12）。因此，在剥脱性骨软骨炎病例中，检查桡骨头前方的压痛非常重要。

　　剥脱性骨软骨炎通常发生在骺线尚未闭合的10岁出头的青少年时期。如果只是软骨下骨的骨化障碍，在软骨表面看不到裂缝的透亮期静养，骨化就会随着生长而恢复并愈合。但是，如果软骨表面出现裂纹或与软骨下骨一起分离（分离期），那么患儿就要接受成形术治疗（图6-13）。如果分离的软骨以游离骨片的形式存在于关节内（游离期），则会导致关节活动度明显受限；如果游离骨碎片损伤了关节软骨，则会导致**肘关节骨性关节炎**。

　　在运动疗法中，无论保守疗法还是手术，都必须尽量减少施加在肱桡关节面上的压力和剪切应力。

☑4 棒球肘应采用何种运动疗法?

　　在棒球肘中，引起疼痛的结构是尺神经和前臂屈肌群，并且以此为基础有必要进行针对外翻不稳定性的运动疗法。

1）尺神经

尺神经松动术是一种针对尺神经的运动疗法。颈部向对侧旋转，肩关节外展，肘关节伸直，前臂旋后，腕关节掌屈作为起始位置。做肘关节屈曲、前臂旋前、腕关节背屈运动，使尺神经向远端滑动。与此同时，颈部向同侧旋转，使尺神经有向远端滑行的空间。如果可以通过超声观察到压迫部位，通过徒手使尺神经相对于该部位前后移动，提高尺神经的活动性。

2）前臂浅层屈肌

前臂浅层屈肌由5块肌肉组成：掌长肌、桡侧腕屈肌、旋前圆肌、尺侧腕屈肌和指浅屈肌（**图6-14**）。由于指浅屈肌和尺侧腕屈肌在前面已经介绍过，这里将讨论其他3块肌肉。

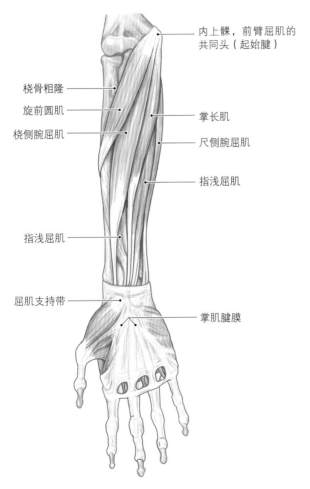

图6-14　前臂浅层屈肌

正中神经进入前臂屈侧这些肌肉的深面，该肌肉周围的僵硬会导致正中神经的滑动障碍，通常也是限制肘部伸展的一个因素。

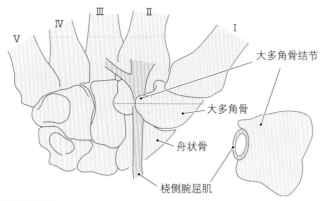

图6-15 桡侧腕屈肌

桡侧腕屈肌通过腕管后，又通过大多角骨结节的深层，主要止于第2掌骨底，但也有止于第3掌骨底的较细停止腱上的情况。另外，也有附着在大多角骨结节上的较小停止腱上的情况。

a. 掌长肌。

掌长肌起于肱骨内上髁和前臂屈肌腱膜内表面，随即成为一条细长的肌腱，终止于掌腱膜（图6-14）。掌长肌发育不良或缺损的例子很多，但**掌腱膜**稳定存在，与屈肌支持带、指浅屈肌腱、桡侧腕屈肌腱连接。

➜ 掌长肌
palmaris longus m.

肘内侧副韧带损伤重建术中首选掌长肌作为重建材料。

b. 桡侧腕屈肌。

桡侧腕屈肌起于肱骨内上髁内侧表面和前臂屈肌腱膜，是一条扁长的肌腱，穿过**屈肌支持带**，通过**大多角骨结节**的沟槽，主要止于第2掌骨底（图6-15）。

➜ 桡侧腕屈肌
flexor carpi radialis m.

➜ 屈肌支持带
flexor retinaculum

➜ 大多角骨结节
trapezial crest

因此，桡侧腕屈肌不仅作用于腕关节屈曲，而且在进行拇指运动时也起到增强腕关节桡侧部分稳定性的作用。

c. 旋前圆肌（图6-16）。

旋前圆肌起自肱骨内上髁和肱肌内隔膜的**肱骨头**和起自尺骨粗隆内侧边缘最深处的**尺骨头**相交会，并向外下走行。然后变成一条扁平的肌腱，止于旋后肌止点的下方，桡骨中部的旋前肌粗隆。也有旋前圆肌尺骨头缺损或无肌腹而变成腱膜状的例子。正中神经在前臂屈侧进入该肌肉的深层，因此该肌肉周围变硬会引起正中神经的滑行障碍，成为肘关节伸展受限的主要原因。

➜ 旋前圆肌
pronator teres m.

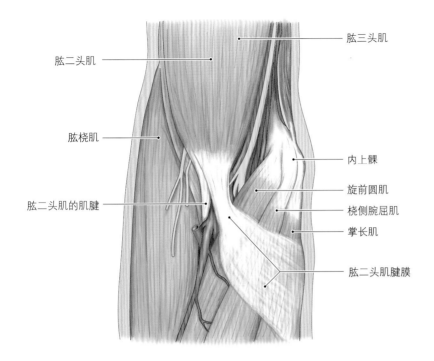

图6-16　旋前圆肌

旋前圆肌的起始点在桡侧腕屈肌，肌腹中央的一部分是肱二头肌腱止点，止点被肱桡肌的肌腹所覆盖。但是，肱桡肌的旋前圆肌覆盖部分较薄，桡侧腕屈肌的起始点的厚度也只有1～2mm。因此，通过腕关节的掌屈和肘关节的轻度屈曲，在浅层肌群松弛的状态下进行前臂旋前运动，可以很容易地触诊。

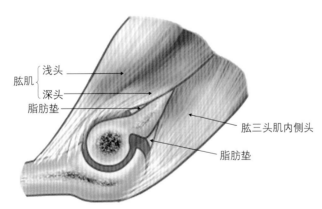

图6-17　肱肌和肱三头肌内侧头

肱肌与前关节囊，肱三头肌与后关节囊结合。

表6-2　肱肌的浅头和深头

	特点	起点–走行–止点	作用
浅头	大	从肱骨骨干前外侧面开始，沿长轴方向延伸，止于尺骨粗隆	肘关节屈曲时用力最大
深头	小	从浅头的远端开始，呈扇形展开，呈腱膜样附着在冠突上	从完全伸展位到刚开始屈曲时起作用

3）肱肌

作用于肘关节屈曲运动的**肱肌**有两个肌头，即**浅头**和**深头**（图 6-17，表6-2）。

肱肌深头也附着在肘关节的关节囊上，作为**肘关节前部肌肉**，在关节运动时也起到牵引关节囊的作用（**图6-17**）。因此，在肘关节屈曲时，如果**肱肌深头**没有完全收缩，**肘关节前方**的关节囊就会受到挤压，患者就会主诉肘关节前方有压迫感。

此外，正中神经位于肘关节水平的肱肌内侧，桡神经位于肱肌外侧。由于其周围分布着许多疏松结缔组织，因此对这些结构进行手法治疗也是治疗肘关节伸展受限的重要方法。此外，如前所述，肱肌止点肌腱的一部分与前腱隔融合，因此优化肱肌的张力对于内侧支撑机制的功能也很重要。

➜ 肱肌
brachialis m.

➜ 肘关节前部肌肉
articularis cubiti anterior m.

棒球肘总结

☑1 为什么肘关节内侧会出现不稳定？

当尝试大力投掷时，肘关节会承受外翻负荷。由于内侧副韧带可以限制这种外翻负荷，因此内侧副韧带的损伤会增加肘关节外翻的不稳定性。由于血运不丰富，远端部分的损伤尤其难以修复。

☑2 为什么肘关节内侧会疼痛？

在肘关节外翻不稳定的基础上，尺神经受到外翻压力时，就会在摆臂期出现肘内侧疼痛。另外，也会使附着在内侧副韧带的一部分的前腱隔的指浅屈肌深层肌肉拉伤。

☑3 为什么肘关节外侧会疼痛？

由于内侧副韧带的损伤，在无法控制侧方稳定的状态下继续投球的话，在肱桡关节面上施加强的压力和剪切应力，则会发生剥脱性骨软骨炎。治疗方法可以是保守疗法或有创治疗，但重要的是在运动疗法中尽量减少对肱桡关节的压力和剪切应力。

☑4 棒球肘应采用何种运动疗法？

掌长肌、桡侧腕屈肌、旋前圆肌、尺侧腕屈肌和指浅屈肌这5块肌肉在前臂屈肌群中有共同的腱性起点——内上髁，因此被认为具有共同对抗外翻的作用。故对外翻控制结构紊乱的肘关节进行运动疗法时，要着重强化这些肌肉。

【参考文献】

[1] Timmerman AL, et al: Undersurface tear of the ulnar collateral ligament in baseball players a newly recognized lesion. Am J Sports Med 22: 33-36, 1994.

[2] Beckett SK, et al: Variations in the normal anatomy of the collateral ligaments of the human elbow joint. J Anat 197: 507-511, 2000.

[3] Goodrich E, et al: Adolescent Baseball Pitchers With Ulnar Collateral Ligament Tears Exhibit a High Proportion of Partial Tears. Am J Sports Med 50: 2198-2202. 2022.

[4] Dines JS, et al: Platelet-rich plasma can be used to successfully treat elbow ulnar collateral ligament insufficiency in high-level throwers. Am J Orthop (Belle Mead NJ) 45: 296-300, 2016.

[5] Frangiamore SJ, et al: Magnetic resonance imaging predictors of failure in the nonoperative management of ulnar collateral ligament injuries in professional baseball pitchers. Am J Sports Med 45: 1783-1789, 2017.

[6] Buckley PS, et al: Variations in blood supply from proximal to distal in the ulnar collateral ligament of the elbow: a qualitative descriptive cadaveric study. Am J Sports Med 47: 1117-1123, 2019.

[7] Timmerman LA, et al: Histology and arthroscopic anatomy of the ulnar collateral ligament of the elbow. Am J Sports Med 22: 667-673, 1994.

[8] Hoshika S, et al: Medial elbow anatomy: A paradigm shift for UCL injury prevention and management. Clin Anat 32: 379-389, 2019.

[9] O'Driscoll SW, et al: The cubital tunnel and ulnar neuropathy. J Bone Joint Surg Br 73: 613-617, 1991.

[10] Noda I, et al: Relationship between Medial Elbow Pain, Flexor Pronator Muscles, and the Ulnar Nerve in Baseball Players Using Ultrasonography. Healthcare (Basel) 11 (1): 50, 2022.

[11] Fleisig GS, et al: Kinetics of baseball pitching with implications about injury mechanisms. Am J Sports Med 23: 233-239, 1995.

[12] Ahmad CS, et al: Biomechanical evaluation of a new ulnar collateral ligament reconstruction technique with interference screw fixation. Am J Sports Med 31: 332-337, 2003.

[13] Ikezu M, et al: Sites of flexor-pronator muscle injury and relationship between ulnar collateral ligament injury and flexor-pronator muscle injury in baseball players: a retrospective cohort study. J Shoulder Elbow Surg 31: 1588-1594, 2022.

[14] Matsuzawa K, et al: The origin structure of each finger in the flexor digitorum superficialis muscle. Surg Radiol Anat 43: 3-10, 2021.

[15] Numaguchi K, et al: Changes in elbow joint contact area in symptomatic valgus instability of the elbow in baseball players. Sci Rep 11: 19782, 2021.

[16] 佐藤達夫, ほか: 日本人のからだ 解剖学的変異の考察. 東京大学出版会, pp110-111, 2000.

[17] Bishop TA, et al: Flexor carpi radialis tendinitis Part Ⅰ: Operative anatomy. J Bone Joint Surg Am 76: 1009-1014, 1994.

[18] 河上敬介, ほか: 円回内筋, 長母指屈筋, 方形回内筋, 肘筋の位置や形. 理学療法22 (5): 720-724, 2005.

[19] Leonello DT, et al: Brachialis Muscle Anatomy: A study in cadavers. J Bone Joint Surg Am 89 (6): 1293-1297, 2007.

第**7**章 肱骨外上髁炎

病例

　　45岁，男性。人事变动后使用☑1电脑的时间大幅度增加。患者☑1兴趣爱好是打网球，打网球约有10年，每周1次，每次2~3h。大约1个月前，他在反手打网球时开始感到右肘关节外侧疼痛。最近，他在使用电脑时又☑2感到疼痛，于是去骨科就诊。

　　患者被诊断为肱骨外上髁炎，并开始接受物理治疗。椅子试验（chair test）和中指伸展试验均呈阳性，☑3前臂旋转明显受限。前臂的活动度为外旋65°、内旋70°。对桡骨头采用关节松动术（▶视频7）后，改善了前臂旋转受限症状，疼痛也减轻了，但患者在电脑前敲击键盘时仍感到疼痛。因此，治疗师指导其打字时可倾斜键盘，每隔一段时间挺胸拉伸，在使用电脑时采取正确的姿势后，症状消失。

▶ 视频7
（扫描视频目录
下方二维码观看）

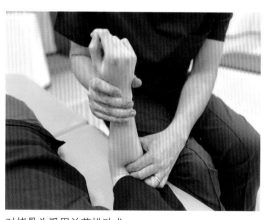

对桡骨头采用关节松动术

本病例的解剖学观点

☑1 使用电脑打字和网球运动与疼痛有关吗？

☑2 疼痛的原因是什么？

☑3 肱骨外上髁炎与前臂旋转受限之间有什么关系？

疾病说明

肱骨外上髁炎
腕关节的抗阻背屈（如拧毛巾）会导致肱骨外上髁疼痛。由于许多病例发生在网球运动员身上，因此也被称为**网球肘**。治疗主要以保守疗法为主，但对于难治性病例，治疗方法可能包括手术治疗。

✓1 使用电脑打字和网球运动与疼痛有关吗？

1）网球运动相关解剖

网球的击球动作分为正手击球和反手击球。

肱骨外上髁炎的疼痛在反手击球时尤为明显。反手击球时，球拍会对手腕产生强大的掌屈力，这就需要更大的背伸力来对抗它。**前臂伸肌**就发挥了这种背伸力。由于是离心收缩，前臂伸肌承受着强大的负荷。

2）电脑打字相关解剖

键盘输入是通过**掌指关节**（MP关节）的屈曲来完成的。作用于MP关节屈曲运动的肌肉包括：

> （1）起于腕关节近端的**外在肌**：指浅屈肌、指深屈肌。
> （2）起于腕关节远端的**手固有肌**：蚓状肌、骨间背侧肌和骨间掌侧肌。

手固有肌在MP关节起屈曲作用，而在**近端指间关节**（PIP关节）和**远端指间关节**（DIP关节）起伸展作用（**图7-1**）。在用键盘打字时，PIP关节、DIP关节处于屈曲状态，因此主要作用肌是指浅屈肌和指深屈肌。

指浅屈肌起于肱骨内上髁和尺骨，而**指深屈肌**则起于尺骨。因此，这些肌肉的过度收缩不会对**肱骨外上髁**造成压力。

但是，要有效发挥指浅屈肌和指深屈肌的作用，手腕必须处于背伸状态。这是因为腕关节背伸会增加这两块肌肉的长度和张力。这就是所谓的**肌腱固定作用**（tenodesis action）（**图7-2**）。保持腕关节的背伸肌肉是前臂伸肌，它们起于肱骨外上髁。因此，长时间敲击键盘会导致前臂伸肌高度紧张，从而引发肱骨外上髁炎。

本病例中引起疼痛的反手击球和敲击键盘，两个乍看起来是完全不同的动作，但它们对前臂伸肌的负荷是相同的。

→ 掌指关节（MP关节）
metacarpi phalangeal joint

→ 外在肌
extrinsic muscles

→ 指浅屈肌
flexor digitorum superficialis m.

→ 指深屈肌
flexor digitorum profundus m.

→ 手固有肌
intrinsio muscles

→ 蚓状肌
lumbricals m.

→ 骨间背侧肌
dorsal interossei m.

→ 骨间掌侧肌
palmar interossel m.

→ 近端指间关节（PIP关节）
proximal interphalangeal joints

→ 远端指间关节（DIP关节）
distal interphalangeal joints

→ 肱骨外上髁
lateral epicondyle

→ 肌腱固定作用
tenodesis action

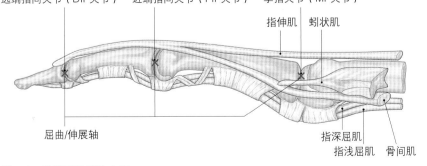

图7-1　手指屈肌腱的走行

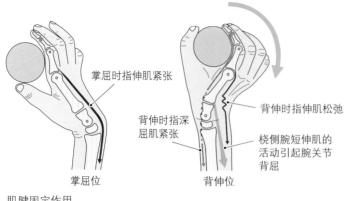

掌屈时指伸肌紧张

背伸时指伸肌松弛

背伸时指深屈肌紧张

桡侧腕短伸肌的活动引起腕关节背屈

掌屈位

背伸位

图7-2　肌腱固定作用

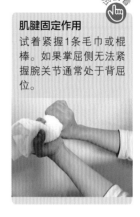

试试看

肌腱固定作用

试着紧握1条毛巾或棍棒。如果掌屈侧无法紧握腕关节通常处于背屈位。

✅2 疼痛的原因是什么？

1）前臂伸肌群的结构

在肱骨外上髁炎中，前臂伸肌群的其中任何一条伸肌发炎都会引起疼痛。因此，在**"椅子试验"**（将腕关节背屈至前臂屈曲位，抬起椅子）或**"汤姆森试验"**（将腕关节保持在背屈位，肘关节伸展，前臂旋前，向掌屈方向施加阻力）中，对前臂伸肌群施加强大的负荷后，肱骨外上髁区域会出现疼痛。

起于肱骨外上髁的前臂伸肌群包括**桡侧腕短伸肌**、**指伸肌**和**尺侧腕伸肌**（表7-1）。

→ 中指伸展试验
middle finger extension test

表7-1　前臂伸肌群

肌肉	起点	作用
桡侧腕短伸肌 指伸肌	在两块肌**肉腱膜共同的起点**包绕在外髁上（图7-3）	・肘关节伸展 ・前臂旋后 ・腕关节背伸
尺侧腕伸肌	从上述的起始腱分开出来之处	

在肱骨外上髁炎患者中，**中指伸展试验**（即保持**中指伸展**并向屈曲方向施加阻力）也呈阳性。因此，疼痛可能是由于桡侧腕短伸肌或指伸肌紧张导致外上髁受到强大拉力的结果。

试试看

椅子试验
（**chair test**）

当前臂处于旋前位抓起和抬起椅子时，外上髁可出现疼痛。然而，当要求患者以前臂旋后位抬起椅子时，却不会出现疼痛。椅子试验不仅是一种疼痛再现试验，还可以让患者了解在日常生活中握持物品时应避免此类姿势。

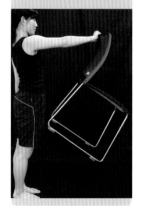

2）肱桡滑囊

在桡侧腕短伸肌和指伸肌的起点肌腱及其深层外侧副韧带结构之间存在**肱桡滑囊**（图7-4）。该滑囊可减少桡侧腕短伸肌与外侧副韧带结构之间的摩擦力。当桡侧腕短伸肌紧张时，对该滑囊的摩擦力增大，则可能产生**滑囊炎**。

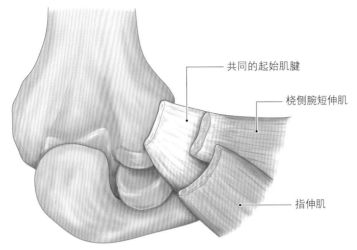

→ 桡侧腕短伸肌
extensor carpi radialis bre-
vis m.

→ 指伸肌
extensor digitorum m.

图7-3　桡侧腕短伸肌和指伸肌的起始肌腱
指伸肌位于桡侧腕短伸肌的浅表，两者起于同一条肌腱。该肌腱覆盖肱骨外上髁之上。

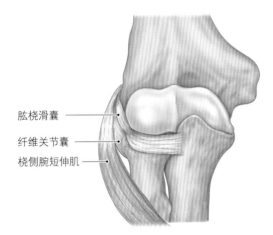

图7-4　肱桡关节囊和桡侧腕短伸肌的位置关系

　　因此，通过运动疗法来增加两块肌肉的柔韧性，以及通过支具来减少两块肌肉的拉力，都是有效的方法。

→ 肘肌
anconeus m.

3）肘肌的作用

　　即使充分降低桡侧腕短伸肌和指伸肌的张力，疼痛也可能得不到改善。慢性外上髁炎的MRI研究也报告了肘肌出现强信号的病例。**肘肌**是位于肘关节后下方的一块三角形小肌肉，起于外上髁，止于鹰嘴及尺骨上1/4的后面（**图7-5**）。

　　肘肌起于外上髁，因此被认为属于前臂伸肌群，但在胚胎学上，它被认为是肱三头肌外侧头的延续。它的作用是伸肘，在前臂旋前时，具有抵抗尺骨内翻的作用。

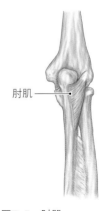

图7-5　肘肌

🖊 肱桡关节滑膜皱襞嵌顿

增厚的滑膜组织被夹在关节之间，引起疼痛症状被称为**滑膜皱襞嵌顿**。肱桡关节存在前、后、外侧、内侧**滑膜皱襞**。根据副岛等的研究，在所有20例肱骨外上髁炎病例中全部都存在增厚的滑膜皱襞。90%在前方，85%在外侧，95%在后方，10%在内侧。厚度以后侧最厚，其次依次是前方、外侧和内侧。滑膜皱襞是构成关节囊的滑膜增厚部分，富含游离神经末梢。

➡ 滑膜皱襞
synovial fold

在活动肱桡关节时，肘外侧皱襞受到挤压会导致肘部外侧疼痛。特别是外滑膜皱襞僵硬且呈半月板状，活动时会发出**咔嗒声**。

在对外上髁炎引起的疼痛患者进行运动疗法时，必须与滑膜皱襞综合征引起的疼痛相鉴别。

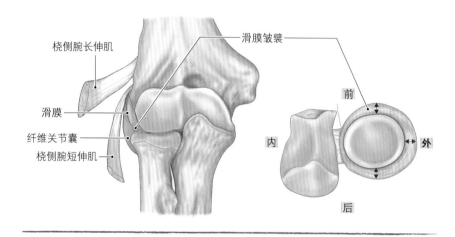

在网球反手击球的冲击过程中，肘关节在前臂旋前位受到前臂内翻应力的作用，疼痛可能是肘肌抵抗此应力产生的结果。

在检查肱骨外上髁炎疼痛的原因时，需要对外上髁附近（包括肘肌）进行仔细的触诊。

4）桡神经走行

桡神经是臂丛后束的分支。它从腋窝沿着上臂后外侧斜行于桡神经沟，穿过肘关节前外侧的肱肌外侧，到达前臂。桡神经在上臂下行时分支到肱三头肌。在此过程中，它分出一条支配肘关节后部的分支，该分支从肘肌深层一直延伸到肘关节后部。因此，如果出现上述肘肌或肘关节内的炎症，桡神经周围区域会变得僵硬，这会对桡神经造成过大的机械压力。

➡ 桡神经
radial nerve

桡神经穿过肘关节的前外侧，穿过旋后肌后向远端走行，但在穿过旋后肌后，会向近端发出一条返回的分支，支配指伸肌，还有一些分支分布在肘外侧（**图7-6**）。旋后肌的入口被称为**Frohse弧**，是众所周知的桡神经深支（骨间后神经）的卡压部位。

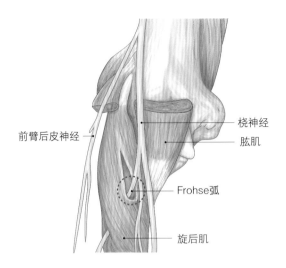

前臂后皮神经 ——

桡神经

肱肌

Frohse弧

旋后肌

图7-6　Frohse弧

✅3 肱骨外上髁炎与前臂旋转受限之间有什么关系？

1）旋前/旋后运动机制

前臂的旋前/旋后运动发生在桡骨和尺骨之间。桡骨和尺骨之间有**桡尺近侧关节**和**桡尺远侧关节**（图7-7，表7-2）。

➜ 桡尺近侧关节
proximal radio-ulnar joint

➜ 桡尺远侧关节
distal radio-ulnar joint

其中任何一个关节受损都会限制前臂旋前/旋后的运动。桡尺近侧关节与肱桡关节和肱尺关节一起被称为肘关节复合体，因此当肘关节功能受损（如外上髁炎）时，该关节的活动度也会受到影响。

2）肘关节外侧支持结构

外侧副韧带是**外侧支持结构**，由4条韧带组成：

➜ 外侧副韧带（LCL）
lateral collateral ligament

➜ 桡骨环状韧带
annular ligament of radius

> （1）**桡骨环状韧带**：从桡骨切迹前方穿过，缠绕桡骨头，到达桡骨切迹后方，与肘关节囊相连（图7-8）。
> （2）**桡侧副韧带**：从肱骨外上髁呈扇形延伸，附着于桡骨环状韧带的最外层表层。
> （3）**副韧带**：连接桡骨环状韧带和尺骨旋后肌嵴。
> （4）**外侧尺侧副韧带**：连接外上髁和尺骨旋后肌嵴。

➜ 桡侧副韧带（RCL）
radial collateral ligament

➜ 副韧带
accessory collateral ligament

➜ 外侧尺侧副韧带（LUCL）
lateral ulnar collateral ligament

所有这些结构都附着在**桡骨环状韧带**上（图7-9）。因此，当肘关节受到内翻应力（如网球反手击球）时，桡侧副韧带紧张，桡骨环状韧带也会紧张。

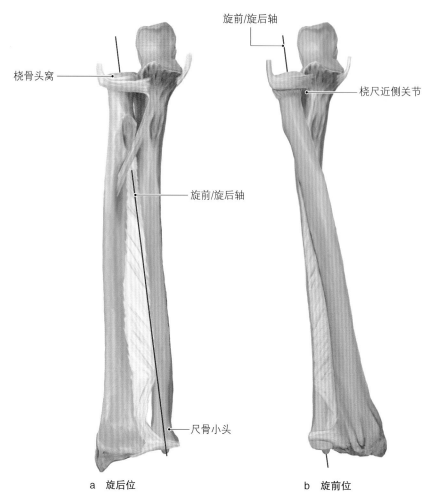

图7-7 桡尺近侧关节、桡尺远侧关节的运动
在桡尺近侧关节中，桡骨小头在尺骨上的桡骨切迹（作为关节窝）处旋转（spin motion），在桡尺远侧关节中，桡骨的尺骨切迹在尺骨小头（作为关节头）的周围旋转（wiper motion）。
（坂井建雄：標準解剖学. p276，医学書院，2017より一部改变）

表7-2 桡尺关节的结构和作用

桡尺近侧关节	由**桡骨小头**和尺骨上的**桡骨切迹**组成	桡骨小头在桡骨切迹（关节窝）处旋转（旋转运动）
桡尺远侧关节	由**桡骨**的**尺骨切迹**和尺骨小头组成	尺骨切迹围绕尺骨小头（关节头）旋转（雨刷运动）

➡ 桡骨小头
radial head

➡ 桡骨切迹
radial notch

➡ 尺骨小头
ulnar head

➡ 尺骨切迹
ulnar notch

➡ 桡骨环状韧带
anular ligament of radius

　　外上髁炎出现问题的桡侧腕短伸肌和指伸肌皆起于桡骨环状韧带，因此，桡骨环状韧带会受到上述肌肉的牵拉而产生微损伤和瘢痕。环状韧带是桡尺近侧关节的稳定韧带，损伤时可能导致前臂的旋前、旋后的活动受限。

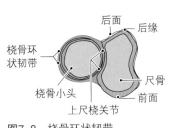

图7-8 桡骨环状韧带

桡骨环状韧带
后面
后缘
桡骨小头
尺骨
前面
上尺桡关节

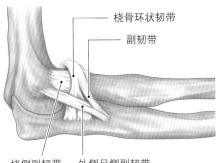

图7-9 外侧副韧带（LCL）

桡骨环状韧带
副韧带
桡侧副韧带　外侧尺侧副韧带

专栏

✏ **外侧尺侧副韧带与后外侧旋转不稳定**

在肘关节外侧副韧带损伤后残留的肘关节不稳中，可能会造成**后外侧旋转不稳定**（PLRI）问题。在PLRI中，当前臂旋后位置对肘关节施加外翻压力的同时施加轴向压力，患者主诉有桡骨头后外侧脱臼的不稳定感。

位于肱桡关节外侧的韧带是外侧尺侧副韧带（LUCL）。因此，传统上认为该韧带的损伤会导致PLRI。然而，外侧副韧带的形态有很多变化，也有很多情况下没有外侧尺侧副韧带。不仅应考虑LUCL，整个外侧副韧带和前臂伸肌群皆有稳定肱桡关节的作用。

→ 后外侧旋转不稳定（PLRI）
posterolateral rotatory insta-
bility

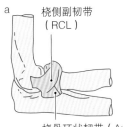

a

桡侧副韧带
（RCL）

桡骨环状韧带（An）

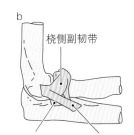

b

桡侧副韧带

桡骨环状韧带　外侧尺侧副韧带（LUCL）

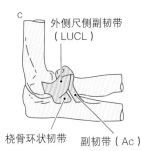

c

外侧尺侧副韧带
（LUCL）

桡骨环状韧带　副韧带（Ac）

d

桡侧副韧带

桡骨环状韧带　副韧带（Ac）
外侧尺侧副韧带

外侧副韧带的损伤

a：LUCL、Ac缺损的例子。b：Ac缺损的例子。
c：LUCL缺损的例子。d：4个韧带完好的例子。
（Beckett KS, et al：Variations in the normal anatomy of the collateral ligaments of the human elbow joint. J Anat 197：507–511, 2000 を参考に作成）

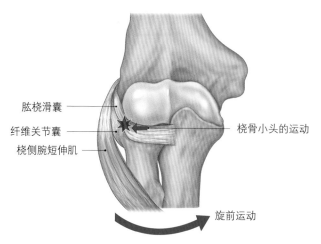

图7-10　在前臂旋前运动中桡骨小头压迫肱桡滑囊
前臂旋前运动时，桡骨小头向外移位，导致存在于肱桡关节外侧的肱桡滑囊受压。

3）肱骨头的移动

由于桡骨和尺骨在前臂旋前时相交叉，使桡骨小头会向外移动约2mm。如果前臂无法正常做旋前动作而被迫旋前时，桡骨小头就会过度向外移动，从而增加位于桡侧腕短伸肌和外侧支撑结构之间**肱桡滑囊**的**压缩应力**（**图7-10**）。

因此，在对外上髁炎进行运动疗法时，消除对前臂旋前、旋后的运动受限非常重要。

肱骨外上髁炎总结

☑1 使用电脑打字和网球运动与疼痛有关吗？

网球运动的反手击球和在键盘上打字看似是完全不同的动作，但它们的相似之处在于都会对前臂伸肌造成负担，而且都容易引发肱骨外上髁炎。

☑2 疼痛的原因是什么？

肱骨外上髁炎的疼痛可能是由于桡侧腕短伸肌或指伸肌张力对外上髁造成的强大拉力所致。疼痛的另一个原因是这些肌腱共同起点与深层外侧副韧带结构之间的肱桡滑囊摩擦力增大引起的滑囊炎。

☑3 肱骨外上髁炎与前臂旋转受限之间有什么关系？

由于桡侧腕短伸肌和指伸肌起于桡侧环状韧带，肱骨外上髁炎可能会导致桡骨环状韧带的微损伤和瘢痕，从而限制前臂的旋前和旋后。前臂在异常旋转状态下的强制旋转会导致桡骨小头过度侧向移动，从而增加位于桡侧腕短伸肌和外侧支撑结构之间的肱桡滑囊所承受的压缩应力。

【参考文献】

[1] Greenbaum B, et al: Extensor carpi radialis brevis: An anatomical analysis of its origin. J Bone Joint Surg Br 81: 926–929, 1999.

[2] Bosworth DM: The role of the orbicular ligament in tennis elbow. J Bone and Joint Surg Am 37: 527–533, 1955.

[3] Coel M, et al: MR Imaging of patients with lateral epicondylitis of the elbow (tennis elbow): Importance of increased signal of the anconeus muscle. Am J Roentgenol 161: 1019–1021, 1993.

[4] 副島修, 西尾謙吾: 上腕骨外側上顆炎の解剖学的検討と鏡視下手術. 整形・災害外科54: 29–33, 2011.

[5] 二見俊郎, ほか: 上腕骨外側上顆炎の病態. 関節外科25: 55–59, 2006.

[6] 西浦康正, ほか: 上腕骨外上顆炎の治療. 関節外科25: 60–64, 2006.

[7] O' Driscoll SW, Morrey BF: Posterolateral rotatory instability of the elbow. J Bone Joint Surg Am 73: 440–446, 1991.

[8] Cohen MS, et al: Rotatory instability of the elbow: The anatomy and role of the lateral stabilizers. J Bone Joint Surg Am 79: 225–233, 1997.

第8章 桡骨远端骨折

50岁，女性。跌倒时左手着地受伤。事后立即出现了严重的肿胀、发热和疼痛，并于骨科就诊。经X线检查，患者被诊断为左侧桡骨远端骨折，由于错位严重，在另一家医院进行了掌侧切开复位内固定术，术中使用了锁定钢板。患者于术后第2天在支具保护下开始接受物理治疗。

物理治疗开始时，患者的腕部和前臂疼痛明显，活动范围受限，从腕部到手指均出现水肿。患者手指的屈伸活动度受限，因此从早期开始就进行了手指主动运动和保护下的腕部运动。术后第3天，☑1**患者开始感到拇指和食指麻木**。

术后3周，拆除了支具，水肿情况有所改善。拇指和食指的麻木也有所改善，但腕关节和前臂的活动度仍然受限。腕关节掌屈时，☑2**腕关节桡侧会出现疼痛**，尺屈时疼痛加剧。握紧拳头后再伸展手指时，☑3**患者主诉拇指和食指有卡住的感觉**。☑4**在腕关节掌屈和背屈以及前臂旋后时，腕关节尺侧出现疼痛**。因此，对旋前方肌的脂肪垫（即滑动面）进行了手法治疗（▶视频8），以恢复拇长屈肌腱的活动度。食指肌腱的滑动也得到了改善。

术后5个月拔出锁定钢板并进行腕关节镜检查时，未观察到TFCC（三角纤维软骨复合体）的结构破坏。

▶ 视频8
（扫描视频目录下方二维码观看）

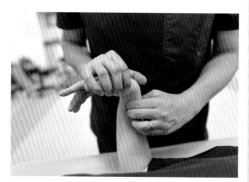

对旋前方肌的手法治疗

疾病说明

桡骨远端骨折
常由跌倒引起，是老年人的四大骨折（另外还有肱骨颈骨折、脊柱压缩性骨折、股骨颈骨折）之一。常见的是Colles骨折，此外还有Smith骨折、Barton骨折、Chauffeur骨折等。虽然以保守治疗为主，但近年来锁定钢板固定和创伤外固定的发展，能获得稳定的固定性和对齐性，因此也常选择手术治疗。

本病例的解剖学观点

☑1 为什么拇指和食指会出现麻木？

☑2 为什么会出现腕关节桡侧疼痛？

☑3 手指屈曲运动时肌腱卡住的原因是什么？

☑4 前臂旋后时尺侧疼痛的原因是什么？

✓1 为什么拇指和食指会出现麻木?

本病例患者主诉拇指和食指麻木，可能是由于一过性**腕管综合征**所致。腕管综合征通常是由于腕横韧带（屈肌支持带）增厚导致腕管压力增大引起的，但本病例患者没有这方面的病史。

麻木的两种可能原因如下：

1）骨折导致腕管内压力增加

腕管是由位于侧面、底面的腕骨和位于上面的腕横韧带形成的通道。**腕横韧带**从桡侧附着于舟状骨结节及大多角骨结节，尺侧附着于豌豆骨及钩骨钩突。该通道分为小管和大管。桡侧腕屈肌穿过小管，而正中神经和指浅屈肌腱、指深屈肌腱、拇长屈肌腱穿过**大管**。**正中神经**位于最上面，穿行于腕横韧带正下方（**图8-1**）。

腕管分为腕近端和远端水平。远端水平较窄，更容易导致腕管内压增加（**图8-2**）。腕管内压增加的原因是骨折造成的组织肿胀和血肿。此外，腕管中的压力随腕部肢位的变化而变化；Phalen指出，在腕部掌屈位置（**Phalen试验**），正中神经被压在腕横韧带和屈肌腱之间。在这个病例中，患者在腕关节支具固定时发现手指麻木。由于支具将腕关节固定在中立位，因此腕部肢位对腕管压力的影响被认为是微乎其微的。骨折可能会造成血肿或炎性的肿胀，这可能会导致腕管内压力的增加。

2）腕管内结构的体积变化

池口指出，指屈肌腱滑膜增厚和非炎症性纤维化可导致**正中神经**受压。在本病例中，术后早期从手腕到手指都出现了水肿，这表明**屈肌腱滑膜**可能已经增厚。可能是腕管内的结构发生了体积变化，导致腕管内的相对压力暂时增加，正中神经受到压迫。

→ 腕管综合征（CTS）
carpal tunnel syndrome

→ 腕管
carpal tunnel

→ 腕横韧带
transverse carpal ligament

→ 正中神经
median nerve

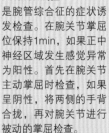

Phalen试验
是腕管综合征的症状诱发检查。在腕关节掌屈位保持1min，如果正中神经区域发生感觉异常为阳性。首先在腕关节主动掌屈时检查，如果呈阴性，将两侧的手背合拢，再对腕关节进行被动的掌屈检查。

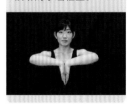

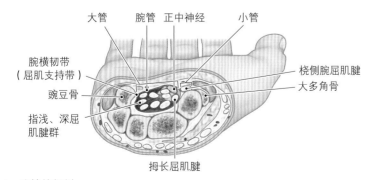

图8-1 腕管的解剖
分为桡侧腕屈肌腱通过的小管、正中神经和指屈肌腱通过的大管。正中神经通过腕横韧带、指浅屈肌腱和指深屈肌腱之间。

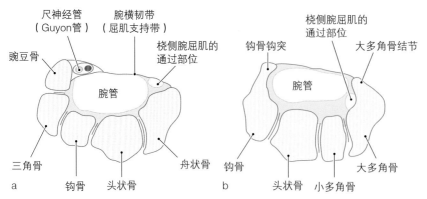

图8-2 腕管的近端和远端

a：腕管近端部：存在尺神经管。腕管稍宽。
b：腕管远端部：比近端部狭窄。主要的受压来源。

✅2 为什么会出现腕关节桡侧疼痛?

在考虑腕关节桡侧疼痛时，应注意可能引起疼痛的解剖结构。

1）狭窄性腱鞘炎（de Quervain病）

伸肌支持带位于腕关节背侧，拇长展肌和拇短伸肌的肌腱穿过其**第1间隔**（图8-3，图8-4）。这些肌肉位于腕关节的最桡侧，在腕尺屈时会受到牵拉。当动拇指时其肌腱滑动，该间隔中的伸肌支持带和桡骨茎突之间的摩擦力就会增加。做Eichoff试验，Brunelli试验时，如果在第1间隔诱发疼痛，则**狭窄性腱鞘炎**的可能性更大。

患者的Eichoff试验、Brunelli试验均呈阳性，但主诉前臂桡侧远端疼痛，而不是第1间隔疼痛。

→ 伸肌支持带
extensor retinaculum

疾病说明

狭窄性腱鞘炎
（de Quervain病）
是发生在腕关节背侧第1间隔的狭窄性腱鞘炎。女性在分娩、哺乳时发病的情况比较多。主要是静养，使用消炎镇痛剂进行药物治疗，腱鞘内注射类固醇类药物等保守治疗。

2）肌腱走行的交叉点

诱发狭窄性腱鞘炎的**拇长展肌腱**和**拇短伸肌腱**从前臂的尺侧、中部、桡侧延伸至第1掌骨和近节指骨。这些肌腱在前臂远端水平和前臂桡侧腕长、短伸肌腱相交（图8-5）。疏松结缔组织可能会缓冲该部位肌腱滑动时产生的摩擦力。如果疏松结缔组织因炎症或不移动而活动度下降时，腕掌屈、尺屈可能会导致腕关节桡侧的疼痛。

在本病例中，掌屈、尺屈时的疼痛部位与这一交叉部位相吻合，同时还有压痛，经手法治疗后症状缓解。

→ 拇长展肌
abductor pollicis longus m.

→ 拇短伸肌
extensor pollicis brevis m.

3）桡神经浅支和前臂外侧皮神经的走行

桡神经浅支穿过拇长展肌和拇短伸肌浅层，从伸肌支持带浅层穿出，到达手背（图8-6）。

→ 桡神经浅支
superficial branch of radial nerve

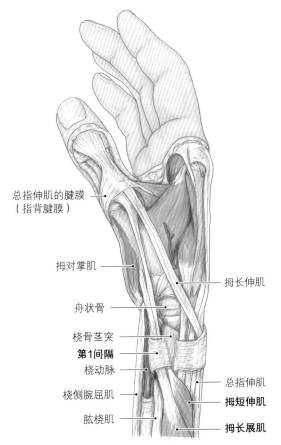

总指伸肌的腱膜
（指背腱膜）

拇对掌肌

舟状骨

桡骨茎突

第1间隔

桡动脉

桡侧腕屈肌

肱桡肌

拇长伸肌

总指伸肌

拇短伸肌

拇长展肌

图8-3 腕关节桡侧面的解剖与第1间隔
拇短伸肌腱、拇长展肌腱通过伸肌支持带第1间隔。这些间隔一方面防止肌腱脱臼，提高收缩效率，但另一方面容易与腱鞘产生摩擦应力，诱发疼痛。

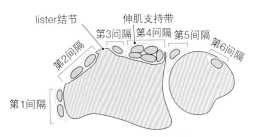

lister结节　　　伸肌支持带
第3间隔 第4间隔 第5间隔
第2间隔　　　　　　　第6间隔

第1间隔

图8-4 腕关节的伸肌支持带和伸肌腱
伸肌支持带形成腕关节伸肌群的间隔，防止肌腱脱臼。
第1间隔：拇短伸肌，拇长展肌。
第2间隔：桡侧腕长、短伸肌。
第3间隔：拇长伸肌。
第4间隔：总指伸肌，食指伸肌。
第5间隔：小指伸肌。
第6间隔：尺侧腕伸肌。

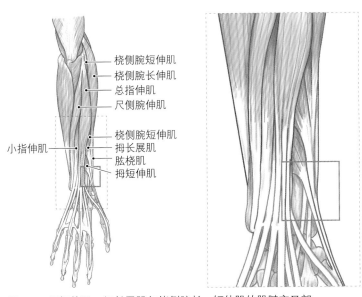

桡侧腕短伸肌
桡侧腕长伸肌
总指伸肌
尺侧腕伸肌

小指伸肌

桡侧腕短伸肌
拇长展肌
肱桡肌
拇短伸肌

图8-5 拇短伸肌、拇长展肌与桡侧腕长、短伸肌的肌腱交叉部
桡侧腕长、短伸肌腱在拇短伸肌腱、拇长展肌腱的深层走行。这个部位（▭）容易产生摩擦应力，是疼痛的多发部位。

试试看

Eichhoff试验
用力握住被检者拇指，并使腕关节被动地向尺侧弯曲。如果第1间隔周围的腕关节桡侧部出现疼痛，则为阳性。由于是诱发疼痛的试验，有时会出现相当强烈的疼痛，所以要慎重进行被动的尺屈动作。

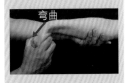
弯曲

Brunelli试验
要求被检者保持拇指桡侧外展，腕关节向桡侧弯曲。该试验是通过收缩拇长展肌和拇短伸肌，在肌腱高度紧张的状态下施加桡屈，增加肌腱的摩擦应力的试验。如果第1间隔出现疼痛，则为阳性。与Eichhoff试验一样，由于会出现剧烈疼痛，所以要注意疼痛是否增强。

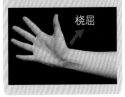
桡屈

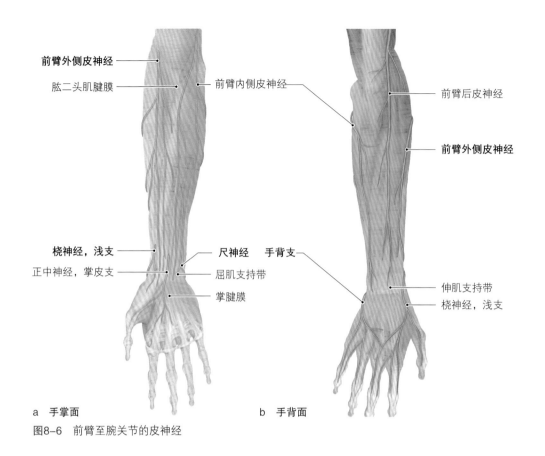

前臂外侧皮神经 ——

肱二头肌腱膜 ——

—— 前臂内侧皮神经

前臂后皮神经 ——

前臂外侧皮神经 ——

桡神经，浅支 ——

正中神经，掌皮支 ——

尺神经 ——

手背支 ——

屈肌支持带 ——

掌腱膜 ——

伸肌支持带 ——

桡神经，浅支 ——

a 手掌面　　　　　　　　　b 手背面

图8-6　前臂至腕关节的皮神经

　　前臂外侧皮神经也存在于第1间隔的背侧浅层。对该病例进行了桡神经张力试验，结果为阴性。然而，桡侧疼痛可能是由于这些神经周围疏松结缔组织活动度降低引起的，这些神经可能会引起腕关节附近的桡侧疼痛，因此在鉴别疼痛时应将它们区分开来，以免混淆。

→ 前臂外侧皮神经
lateral antebrachial cutane-
ous nerve

4）拇指CM关节不稳定

　　拇指CM关节是一个鞍状关节，具有很大的活动度，是不稳定的关节面（图8-7）。Norose等发现，拇指CM关节背侧关节囊由第1背侧骨间腱膜和厚关节囊组成，而桡侧关节囊与背侧关节囊相比结构较薄，尽管拇长展肌的部分肌腱附着在桡侧关节囊上。研究还表明，**拇长展肌**和**拇对掌肌**可能有助于稳定CM关节的桡侧。

　　在本病例中，没有发现拇指CM关节疼痛，但由于拇对掌肌功能减退，可能需要拇长展肌过度收缩以保持稳定，从而引发了上述桡侧疼痛。此外，拇对掌肌和拇长展肌功能减弱可能是导致拇指CM关节不稳定的诱因，因此有必要在桡骨远端骨折后通过six pack锻炼来维持手部（包括拇指）的功能（图8-8）。

→ 拇指CM关节
CM joint of thumb

→ 拇长展肌
abductor pollicis longus m.

→ 拇对掌肌
opponens pollicis m.

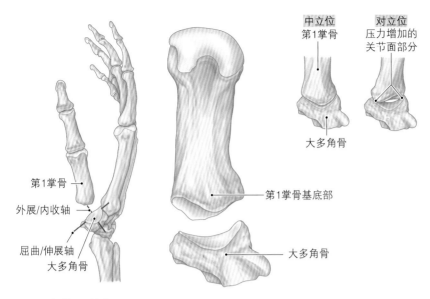

中立位
第1掌骨

对立位
压力增加的
关节面部分

第1掌骨

外展/内收轴

屈曲/伸展轴

大多角骨

大多角骨

第1掌骨基底部

大多角骨

图8-7 拇指CM关节

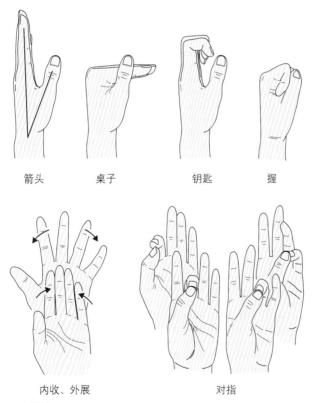

箭头   桌子   钥匙   握

内收、外展   对指

图8-8 six pack锻炼

（Fernandez DL, et al：Distal radius fractures. In：Green DP, et al：Green's operative hand surgery
5th edition, p658, Elsevier, Philadelphia, 2005 を参考に作成）

✅3 手指屈曲运动时肌腱卡住的原因是什么？

1）扳机指

屈肌腱位于手腕掌侧，由**滑膜腱鞘包裹**，腱鞘内有滑液。此外，被称为**滑轮**（pulley）的韧带样腱鞘就像一条通道，用于固定骨头和肌腱（图8-9）。

扳机指又称**屈肌腱狭窄性腱鞘炎**，是一种由腱鞘滑膜层和纤维层之间的机械摩擦引起的肌腱炎。手指在屈伸过程中肌腱滑行障碍，伴随疼痛**弹响**。在纤维层增厚或滑膜层内形成肌腱肿块等严重病例中，保守治疗效果不佳，可能需要进行手术治疗切开腱鞘。

在本病例中，观察到桡骨远端骨折后水肿延伸至手指。滑膜层腱鞘的增厚以及滑膜层腱鞘与纤维层腱鞘之间的摩擦可能会导致手指出现卡住现象。

2）拇长屈肌腱滑动障碍

在进行掌侧锁定钢板固定时，可能需要解剖拇长屈肌的起点处筋膜以放置钢板。这可能会导致术后拇指屈曲肌力降低。

在拇长屈肌腱的深层和**旋前方肌**的浅层有一个脂肪层（旋前方肌脂肪垫），它构成了拇长屈肌腱的滑动面（图8-10）。在术后早期，为避免拇长屈肌腱断裂的并发症，不进行伸展拇指的远端滑动。因此，拇长屈肌腱难以获得近端到远端的充分滑行距离，可能会引起与旋前方肌脂肪垫的滑行障碍。

因此，造成拇指与食指卡住的病理原因可能不同。

→ 拇长屈肌
flexor pollicis longus m.

→ 旋前方肌
pronator quadratus m.

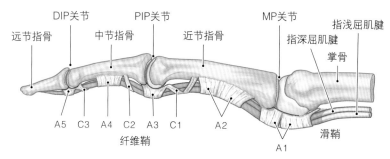

图8-9　指屈肌腱pulley结构
从侧面观察手指，红线部分表示关节掌板的位置。
〔安友正幸，北村清一郎：Ⅳ 手関節・手部. 北村清一郎，馬場麻人（監修）：運動療法その前に！運動器の臨床解剖アトラス. p171，図52，医学書院，2021より〕

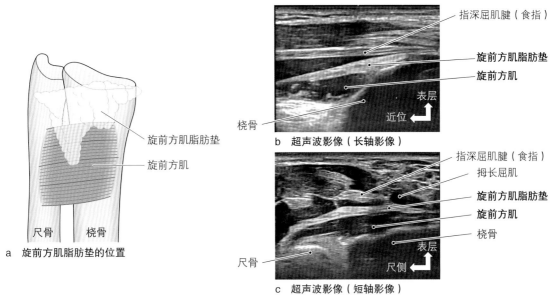

图8-10　旋前方肌脂肪垫
指屈肌腱的深层、旋前方肌的远端表层有脂肪垫，形成了它们之间的滑动面。

✅4　前臂旋后时尺侧疼痛的原因是什么？

桡骨远端骨折通常与桡尺远端关节紊乱有关。桡尺远端关节由掌、背侧桡尺韧带和**三角纤维软骨复合体**（TFCC）组成。

→ 三角纤维软骨复合体（TFCC）
triangular fibrocartilage complex

1）三角纤维软骨复合体（TFCC）的组成

TFCC为下尺桡关节提供稳定性，并缓冲腕关节尺侧轴向压力。它负责向腕关节传递力量。

TFCC位于桡骨、月骨、三角骨尺骨之间，由**三角纤维软骨**（TFC）、三角（桡尺）韧带、**半月板类似体**、尺月韧带和尺三角韧带组成。中村指出，它由三部分组成：远端部分（吊床结构）、近端部分（三角韧带）和尺侧部分（由尺侧腕伸肌腱鞘和尺侧关节囊组成的功能性尺侧副韧带）（图8-11）。

→ 三角纤维软骨（TFC）
triangular fibrocartilage

→ 半月板类似体
meniscus homologue

2）尺侧疼痛的解释

构成TFCC的所有组织均由**尺神经支配**。关节的旋前、旋后和尺屈、掌屈可使TFCC产生轴向压力和剪切应力而诱发疼痛。

在本病例中，拔钉时的关节镜检查显示TFCC没有出现结构性异常。那么本病例尺侧疼痛的原因是什么呢？

走行于前臂的尺神经在腕关节尺侧水平处从掌侧转向背侧，成为手背支（图8-6，➡第88页）。尺神经周围的疏松结缔组织的活动度降低，可能会导致神经过度紧张和神经支配区域的TFCC疼痛。

尺侧腕伸肌腱鞘还被尺骨小头水平的一条称为**下层腱鞘（纤维–骨隧道）**的纤维带固定（图8-12）。在前臂旋后时，尺侧腕伸肌腱鞘和下层腱鞘（纤维–骨隧道）之间的摩擦会导致尺侧疼痛。

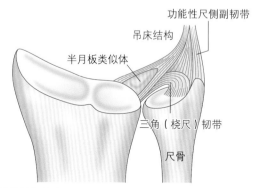

图8-11 三角纤维软骨复合体（TFCC）的结构
远端部分为吊床结构，近端部分为三角韧带，尺侧部分为功能性尺侧副韧带。
〔酒井昭典：第29章手関節と手．井樋栄二，津村弘（監）：標準整形外科学第15版，p507，医学書院，2023より〕

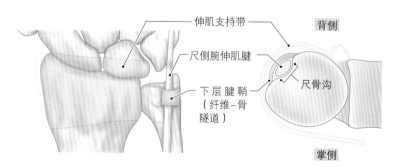

图8-12 尺侧腕伸肌的下层腱鞘（纤维–骨隧道）

对TFCC和下尺桡关节的压力测试包括尺腕应力试验、fovea征和尺骨的结构变异（plus variant）。

尺侧腕伸肌腱鞘的压力测试包括ECU协同试验和腕旋后试验。

在本病例中，拔钉前的评估中未发现任何明确的阳性结果。腕关节背屈和掌屈时均出现尺侧疼痛，疼痛范围从包括TFCC区域在内的前臂远端尺侧延伸至横跨TFCC区域的手背的尺侧。且本病例尺神经张力试验呈阳性，且疼痛部位与尺神经手背支的走行部位相似，因此，我们认为疼痛是由尺神经周围疏松结缔组织的活动度降低引起的。

桡骨远端骨折总结

☑1 为什么拇指和食指会出现麻木？

腕管综合征是由腕管内压增高引起的，在腕横韧带增厚时最易发生，但在桡骨远端骨折后，血肿、肿胀的发生和屈肌腱鞘体积增大，使腕管内压增加，也可能发生一过性的腕管综合征。

☑2 为什么会出现腕关节桡侧疼痛？

腕桡侧部解剖狭窄的部位和肌腱交叉处的摩擦力增大、皮神经周围疏松结缔组织的活动度降低以及拇指CM关节稳定性降低都可能导致腕桡侧部疼痛。

☑3 手指屈曲运动时肌腱卡住的原因是什么？

桡骨远端骨折术后指屈肌腱的韧带腱鞘和滑膜腱鞘发生病变，手指肌腱可能会卡住，从而引起屈肌腱狭窄性腱鞘炎（扳机指）。另外，手术导致拇长屈肌肌力下降、旋前方肌脂肪垫源性的肌腱滑动障碍，这些不同的病理现象，导致拇指卡住或不适。

☑4 前臂旋后时尺侧疼痛的原因是什么？

桡骨远端骨折后可能并发TFCC损伤和下尺桡关节损伤，但即使TFCC或下尺桡关节没有问题，也可能出现尺侧疼痛。尺神经源性疼痛也是其中一个原因，应进行全面的鉴别评估，以确定疼痛部位。

【参考文献】

[1] Robbins H: Anatomica study of the median nerve in the carpal tunnel and etiologies of the carpal-tunnel syndrome. J Bone Joint Surg 45: 953-966, 1963.

[2] Michael S, ほか（著），坂井建雄, 松村讓兒（監訳）：プロメテウス解剖学アトラス 解剖学総論/ 運動器系第3版. p291, 医学書院, 2017.

[3] Ford DJ, et al: Acute carpal tunnel syndrome. J Bone Joint Surg 68: 758-759, 1986.

[4] Phalen GS: The carpal: Tunnel syndrome. J Bone Joint Surg 48: 211-228, 1966.

[5] 池口良輔: 手根管症候群の病態と診断. 日手会誌第37: 227-234, 2021.

[6] Brunelli G: Finkelstein's versus Brunelli's test in De Quervain tenosynovitis. Chir Main 22: 43-45, 2003

[7] 俊藤佳子, ほか: de Quervain 病に対する疼痛誘発テスト. 日本手外科学会雑誌28: 76-79, 2011.

[8] 荒川高光: 手関節・手部の機能改善に必要な解剖学. 工藤慎太郎（編）：関節機能障害を「治す!」理学療法のトリセツ. p79, 医学書院, 2022.

[9] Norose M, Nimura A: Anatomical study for elucidating the stabilization mechanism in the trapeziometacarpal joint. Sci Rep 1 12: 20790, 2022.

[10] Fernandez DL, et al: Distal radius fractures. In: Green DP, et al: Green's operative hand surgery 5th edition, p658, Elsevier, Philadelphia, 2005.

[11] 清水弘毅: 橈骨掌側部の屈筋腱滑動床. 日手会誌 28: 643-646, 2012.

[12] 安部幸雄, ほか: 手関節鏡によるTFCC 損傷の診断と治療. 整形・災害外科53: 327-332, 2010.

[13] 堀井恵美子: TFCC の解剖と機能. 医学のあゆみ159: 837-839, 1991.

[14] Kauer JM：The articular disc of the hand. Acta Anat（Basel）93；590–605, 1975.

[15] Palmer AK, et al：Biomechanics of the distal radioulnar joint. Clin Orthop Relate Res 187；26–35, 1984.

[16] Tsai PC, et al：The distal radioulnar joint. Bull NYU Hosp Jt Dis 67；90–96, 2009.

[17] Lewis OF, et al：The anatomy of the wrist joint. J Anat 106；539–552, 1970.

[18] Nakamura T, et al：Functional anatomy of the triangular fibrocartilage complex. J Hand Surg Br 21；581–586, 1996.

[19] 中村俊康：背側進入による直視下TFCC縫合術とTFCC再建術. 整形・災害外科53（4）：341–347, 2010.

[20] 中村俊康：合併する軟部組織損傷（TFCC損傷, SL靭帯損傷）の診断. 斎藤英彦, 森谷浩治（編）：橈骨遠位端骨折―進歩と治療法の選択, pp54–60, 金原出版, 2010.

[21] Shigemitsu T, et al：Innervation of the triangular fibrocartilage complex of the human wrist：Quantitative immunohistochemical study. Anat Sci Int 82（3）：127–132, 2007.

[22] Maffulli N, et al（Eds.）：Tendon injuries；basic science and clinical medicine. Springer, pp142–146, 2005.

[23] Nakamura R, et al：The ulnocarpal stress test in the diagnosis of ulnar–sided wrist pain. J Hand Surg Br 22；719–723, 1997.

[24] Tay SC, et al：The "ulnar fovea sign" for defining ulnar wrist pain；an analysis of sensitivity and specificity. J Hand Surg Am 32；438–444, 2007.

[25] 水関隆也, ほか：TFCC損傷/尺骨突き上げ症候群に対する尺骨短縮術の成績. 日本手外科学会雑誌 19；225–228, 2002.

[26] 坪川直人, ほか：手の外科における単純X線写真–肢位と読影. Orhtopaedics 19；1–10. 2006.

[27] Ruland RT, et al：The ECU synergy test：an aid to diagnose ECU tendonitis. J Hand Surg Am 33；1777–1782, 2008.

[28] Kataoka T, et al：Pressure and tendon strain in the sixth extensor compartment of the wrist during simulated provocative maneuvers for diagnosing extensor carpi ulnaris tendinitis. J Orthop Sci 20；993–998, 2015.

第**9**章　脊柱压缩性骨折

病例

67岁，女性，与丈夫同住。年底大扫除时，患者站到椅子上，在擦拭电灯时不慎摔倒。患者感到背部"咔"响声，但没有麻木感，于是决定在背部贴上膏药，看看效果如何。3天后，休息时的腰背痛有所改善，但做翻身、起身和行走等动作时腰背痛没有减轻，于是患者到A医院就诊。患者被诊断为腰背部挫伤，嘱随诊观察。

两周后，患者做动作时背部疼痛并没有改善，相反，☑**2行走时下肢关节更容易疲劳**。此外，两三天前，她开始注意到背部凹凸不平。

之后，患者又到B诊所接受就诊，被诊断为第12胸椎和第1腰椎**椎体压缩性骨折**（VCF），☑**4医生为她佩戴了躯干支具并开始康复治疗**（▶视频9）。

她的主诉是运动开始时☑**5背部疼痛**，患者也担心背部不平以及咳嗽或打喷嚏时引起☑**3尿失禁加剧**。

→ 脊柱压缩性骨折（VCF）
vertebral compression frac-
ture

▶　视频9
（扫描视频目录
下方二维码观看）

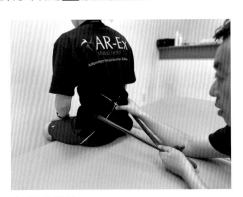

多裂肌的训练

本病例的解剖学观点

- ☑**1** 脊柱排列和功能解剖
- ☑**2** 为什么下肢关节更容易疲劳？
- ☑**3** 为什么尿失禁越来越常见？
- ☑**4** 脊柱压缩性骨折后的康复方法应如何考虑？
- ☑**5** 背痛表现为何如此复杂？

疾病说明

脊柱压缩性骨折
是椎体前柱部分骨折的外伤性疾病。经常与骨质疏松症并发，所以老年女性比较多见，如臀部着地跌倒、打喷嚏等轻微的外部压力都会引起脊柱压缩性骨折。多发部位为胸腰椎过渡区（第11胸椎至第2腰椎），随着人口老龄化，发病率呈上升趋势。

95

1）脊柱的生理曲度

正常的脊柱排列包括颈椎、胸椎、腰椎和骶椎4个生理性弯曲。颈椎和腰椎为**前凸**。胸椎和骶椎区域为**后凸**，被称为**生理曲度**。脊柱的排列在很大程度上与重力有关。在新生儿期，重力不会作用于脊柱长轴，因为新生儿一天中大部分时间都处于卧姿。这导致整个脊柱呈C形后凸。随着坐或站等运动的发展，脊柱的排列会随着重力作用于脊柱长轴方向而发生变化。当行走和跑步变得更加活跃时，就会形成颈椎和腰椎前凸。到学龄期结束时，胸椎和骶椎部位的脊柱后凸就形成了，脊柱的排列也就完成了（**图9-1**）。

当保持这种生理弯曲两侧的对称站立姿势时，由于胸椎前方存在胸廓，故身体的重心会经过椎体前方。因此，支撑胸廓的腰部需要伸肌的持续活动来保持姿势。

2）脊柱的结构和功能

脊柱由7块**颈椎**、12块**胸椎**、5块**腰椎**、5块**骶椎**和3~5块**尾椎**组成，共计32~34块椎骨。骶椎在30岁时融合，尾椎在20多岁时融合。

关节结构除第1~2颈椎外均为**平面关节**，其特点是**灵活性**强。然而，由于脊柱具有支撑躯干和保护脊髓神经的功能，因此需要灵活性的同时要兼具**稳定性**。因此，椎骨之间有许多韧带和肌肉（**图9-2**）。

➔ 颈椎
cervical vertebrae

➔ 胸椎
thoracic vertebrae

➔ 腰椎
lumber vertebrae

➔ 骶椎
sacral vertebrae

➔ 尾椎
caudal vertebrae

➔ 灵活性
mobility

➔ 稳定性
stability

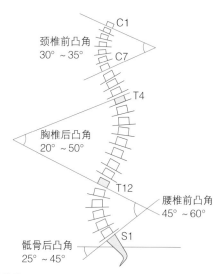

颈椎前凸角
30°~35°
C1
C7

胸椎后凸角
20°~50°
T4

腰椎前凸角
45°~60°
T12

骶骨后凸角
25°~45°
S1

图9-1 脊柱的生理曲度
颈椎前凸角：正常30°~35°（第1颈椎下缘和第7颈椎下缘形成的角度）。
胸椎后凸角：正常20°~50°（第4胸椎上缘至第12胸椎下缘形成的角度）。
腰椎前凸角：正常45°~60°（第12胸椎下缘至第1骶椎上缘形成的角度）。
骶骨后凸角：正常25°~45°（第1骶椎至水平线形成的角度）。

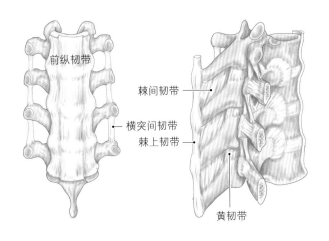

前纵韧带

棘间韧带

横突间韧带

棘上韧带

黄韧带

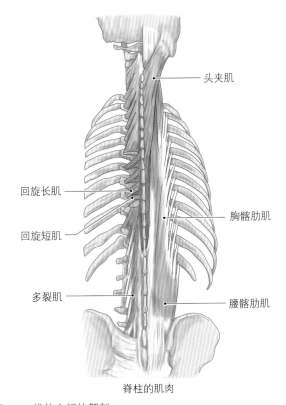

头夹肌

回旋长肌

回旋短肌

胸髂肋肌

多裂肌

腰髂肋肌

脊柱的肌肉

图9-2　椎体之间的解剖

3）什么是背固有肌

在解剖学上，躯干背侧的背固有肌可分为**外侧肌群**和**内侧肌群**（图9-3，表9-1）。

内侧肌群控制脊柱节段之间的移动和位置变化，而外侧肌群则允许脊柱有更大的运动。

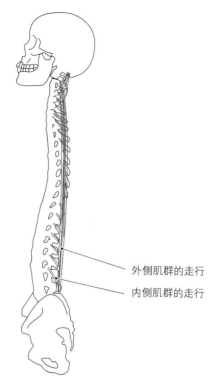

外侧肌群的走行

内侧肌群的走行

图9-3　外侧肌群和内侧肌群的位置关系

外侧肌群从其走行来看可以维持脊柱的稳定性，是决定脊柱运动方向的重要肌肉群。另一方面，内侧肌群由于走行距离短，是形成前弯的重要肌群，但不适合脊柱运动。

表9-1　外侧肌群和内侧肌群

外侧肌群	髂肋肌 最长肌 夹肌	由于位于浅层，跨多节走行，所以可以对抗外部对身体的负荷来保持稳定性，有决定脊柱运动方向的功能
内侧肌群	棘间肌 回旋肌 多裂肌	位于深层脊柱深部的小肌肉，涉及一个节段。肌肉力量不如外侧肌群，不适合做躯干运动和支撑体重，但由于存在大量肌梭，脊柱节段间的运动和位置变化可以传递给中枢神经系统，它具有控制节段之间微妙的运动和位置变化的功能

4）腰椎–骨盆区域的稳定机制

胸腰筋膜是一种纤维筋膜，位于胸腰区域的背面。从本质上讲，胸腰筋膜是指最长肌和髂肋肌的筋膜，以及包绕其周围的深浅两层结构（图9-4）。

a. 浅层。

在浅层的上部，起于**背阔肌**和**下后锯肌**，而在下部，相连于骶骨后表面和**臀大肌**。

因此，胸腰筋膜浅层受到背阔肌和下后锯肌斜向上的牵拉，以及臀大肌斜向下的牵拉，从而形成纤维呈格子状排列的强韧筋膜。换句话说，当

→ 髂肋肌
iliocostalis m.

→ 最长肌
longissimus m.

→ 夹肌
splenius m.

→ 棘间肌
interspinal m.

→ 回旋肌
rotator m.

→ 多裂肌
multifidus m.

→ 胸腰筋膜
fascia thoracolumbalis

→ 浅层
superficial layer

→ 背阔肌
latissimus dorsi m.

→ 下后锯肌
serratus posterior inferior m.

→ 臀大肌
gluteus maximus m.

背阔肌和臀大肌牵拉胸腰筋膜浅层时，就会像帆船的风帆一样绷紧，从而增强胸腰部背侧的稳定性（图9-5）。背阔肌和臀大肌对胸腰背侧的稳定性起着重要作用。

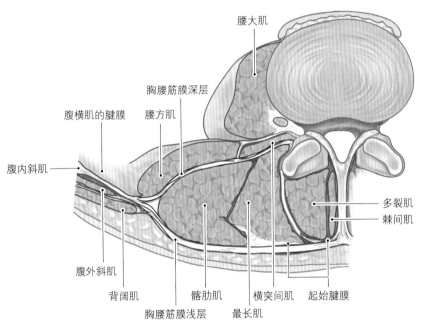

图9-4　胸腰筋膜和附着的肌肉组织

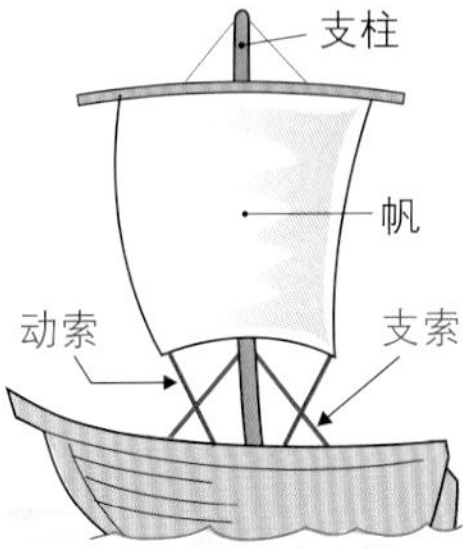

图9-5　帆船的结构

b. 深层。

深层完全包绕着多裂肌，并起始于**腹内斜肌**和**腹横肌**。

多裂肌的收缩使得腹内斜肌和腹横肌横向牵拉增加了深层的张力，但因为筋膜较薄，其肌肉牵拉力弱于浅层，故对背侧胸腰区域稳定性的贡献较小。

若将腰椎、骨盆区域的稳定性结构视为一个功能单位，则始于浅层的背阔肌、臀大肌和始于深层的腹内斜肌、腹横肌，以及被包围的多裂肌、髂肋肌、最长肌多方相互协调，以增加胸腰筋膜的张力。

➜ 深层
deep layer

➜ 腹内斜肌
internal oblique m.

➜ 腹横肌
transverse abdominis m.

专栏

✎ 什么是深层肌肉–筋膜甲胄（核心肌群）？

由腹横肌、多裂肌、胸腰筋膜组成的圆柱体被称为"**深层肌肉–筋膜甲胄**"（核心肌群）。这种"深层肌肉–筋膜甲胄"的作用是使腹横肌双侧收缩，同时多裂肌收缩，增加胸腰筋膜的张力，提高腰椎骨盆区域的稳定性，腹横肌的双侧收缩还能增加腹内压，防止腰椎过度前凸。

据报道，腰背痛患者的腹横肌不收缩，腹压不增加，左右收缩不对称，"深层肌肉–筋膜甲胄"功能不足，腰椎骨盆区域的稳定性则降低。

---

1)老年人脊柱压缩性骨折的特点

压缩性骨折指的是**椎体前柱部分**的骨折，根据挤压的程度可分为楔形、扁平形和鱼形（**图9-6**）。

老年人脊柱压缩性骨折通常是骨质疏松的老年患者受到轻微外伤造成的，疾病早期的放射学检查结果往往显示椎体无骨折或仅有轻微骨折。然而，脊柱压缩变形快的在2~3天内成形，慢的则要2~3周，因此在初次检查时做出适当的诊治非常重要。**胸腰椎过渡区**（第11胸椎至第2腰椎）是常见的损伤部位。

对于因骨质疏松症导致的椎体压缩性骨折，再加上椎体的脆性增加和骨愈合的延迟可能进一步导致椎体的压缩，而造成胸腰椎过渡区多发性压缩性骨折。老年患者通常腰椎前凸减少或消失，而胸腰椎过渡区的多发性压缩性骨折可导致胸椎后凸增加和整个脊柱的后凸畸形。

在脊柱排列正常的情况下保持站立姿势时，人体重心会穿过颈、腰部的椎体。然而，脊柱后凸则会导致重心穿过颈、腰部椎体的前方。除了重心前移之外，腰背肌还需要支撑胸廓的重量，这就需要更多的背伸肌力量。

→ 压缩性骨折
compression fracture

→ 椎体前柱部分
anterior column

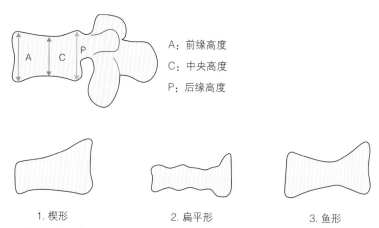

A：前缘高度

C：中央高度

P：后缘高度

1. 楔形　　　　　2. 扁平形　　　　　3. 鱼形

图9-6　挤压程度和脊椎压缩性骨折的种类
（1）楔形：椎体前缘高度减少的变形；A/P小于0.75。
（2）扁平形：椎体全体高度减少的变形；与上位或下位椎体相比，A、C、P各减少20%以上。
（3）鱼形：椎体中央凹陷变形；C/A或C/P小于0.8。
〔日本骨代謝学会骨粗鬆症診断基準検討委員会：原発性骨粗鬆症の診断基準（1996年度改訂版）．日本骨代謝学会雑誌14：219-233，1997より〕

2)脊柱后凸畸形的影响

研究表明，脊柱后凸畸形也会影响下肢关节，导致骨关节炎的发生和发展。例如，据报道，骨盆后倾的增加会导致髋关节骨关节炎，原因是股骨头前部覆盖面积减少，对股骨头局部关节压力增加。也有报道称，

脊柱后凸畸形会减少站立阶段的髋关节外展力矩，并影响膝关节骨关节炎的进展。

在正常的脊柱排列中，重力线经过膝关节的前方，但在脊柱后凸时，重力线经过膝关节的后方，因此股直肌必须过度活动。这会导致肌肉明显疲劳和**继发性肌无力**。

本病例患者两周后抱怨行走时下肢关节感到疲劳。不排除这是由于废用性肌肉萎缩造成的，但也有必要考虑**脊柱排列变化**的影响。

✓3 为什么尿失禁越来越常见？

1）尿失禁的分类

尿失禁是指非自主（不自主）排尿，根据症状可分为以下5种类型：

（1）**急迫性尿失禁**：强烈的尿意会导致尿液漏出。
（2）**压力性尿失禁**：在咳嗽、打喷嚏或其他腹压增高的情况下漏尿。
（3）**充盈性尿失禁**：膀胱充满尿液，尿液从尿道口溢出。
（4）**功能性尿失禁**：例如四肢瘫痪、无法识别厕所等与膀胱功能无关的尿失禁。
（5）**反射性尿失禁**：由脊髓神经异常引起。

→ 尿失禁
urinary incontinence

椎体压缩性骨折是椎体前部的骨折，因此脊髓损伤很少见。严重的压缩性骨折，尤其是涉及**第12胸椎**和**第1腰椎**的骨折，可能会损伤椎体后方椎管内的脊髓（第2~4骶椎脊髓），导致反射性尿失禁。

由于本病例没有脊髓损伤，这种情况下不太可能出现反射性尿失禁。

2）压力性尿失禁和盆底肌群

→ 盆底肌群
muscles of pelvic floor

如果尿失禁是由咳嗽或打喷嚏引起的，就像本病例中的情况，则被称为**压力性尿失禁**。压力性尿失禁在女性中更为常见，因为它是由受孕、分娩、衰老或肥胖导致的盆底肌（**骨盆底部的肌肉**，表9-2）松弛引起的。

盆底肌群的形状就像连接在耻骨和尾骨之间的吊床，其功能是：①支撑盆腔的器官。②弯曲骶尾关节。③控制尿道、肛门排出的大小便。

Nguyen等指出，器官下垂、腰椎前凸减少和骨盆后倾之间存在相关性，在脊柱后凸的情况下，尤其是**胸椎后凸畸形**，腹压更多地指向盆底，盆底肌群更容易被拉伸，导致盆底肌群功能降低。

因此，在脊柱后凸畸形的病例中，**评估盆底肌群**的功能非常重要。例如，盆底肌群的功能之一是屈曲骶尾关节。仰卧位时，将手放在尾骨上，让患者"用力停止排尿"。如果盆底肌群动作正确，骶尾关节就会弯曲，尾骨就会离开手。如果尾骨没有与手分离，则应怀疑盆底肌群功能障碍，并考虑进行详细评估和采取相应方法。

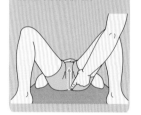
盆底肌群的功能评估
（1）让被检者采取如图所示的肢位，并放松。
（2）检查者从腹侧触诊尾骨前端，轻轻压迫。
（3）检查者向被检者指示"像要停止排尿那样用力夹紧"。
（4）盆底肌群的功能正常时，可触诊到尾骨前端向腹侧移动。

表9-2　盆底肌群

肌肉名		起点	止点
尿生殖三角	浅层　球海绵体肌	男性：阴茎下部的结缔组织 女性：阴核基部的结缔组织	正中缝线，会阴腱中央 会阴腱中央
	坐骨海绵体肌	坐骨支，坐骨结节	阴茎足，阴核足
	会阴浅横肌	坐骨支	会阴腱中央
	深层　会阴深横肌 尿道括约肌	坐骨支 男性：坐骨支，耻骨支 女性：坐骨支，耻骨支	尿生殖隔膜的正中缝线 阴茎基部的正中缝线，内部纤维包围尿道 正中缝线，内部纤维包围尿道
肛门三角	尾骨肌	坐骨棘	尾骨
	肛门外括约肌	尾骨腱	包围肛门
	提肛肌　髂骨尾骨肌	坐骨棘，耻骨	尾骨
	耻骨尾骨肌	耻骨内侧缘	尾骨

当第12胸椎至第1腰椎脊柱压缩性骨折合并骨质疏松症（如本病例）导致脊柱挤压时，盆底肌群可能会因脊柱后凸畸形而松弛，造成压力性尿失禁。

☑4 脊柱压缩性骨折后的康复方法应如何考虑？

保守疗法通常是脊柱压缩性骨折的首选治疗方法，目的是实现骨性融合，防止脊柱后凸畸形。一般来说，患者在躯干石膏固定约4周后，必须穿戴硬质束身衣约8周。康复治疗应分为外固定期和骨愈合期（伴有脊柱后凸畸形）。

1）外固定期间的康复

在外固定期间，促进骨愈合和防止脊柱后凸畸形非常重要，因此应选择尽可能减少脊柱运动的肢位和方案。需要注意的是，当椎体前方压扁的患者在后凸体位下受到挤压时，由于受到重力原因，发生压碎的风险会增加。加强最长肌和髂肋肌等长收缩的肌肉力量训练也是必要的，因为此时脊柱运动最小。但在压缩性骨折后，腰椎前凸减少或消失，脊柱稳定性降低，因此加强脊柱稳定性的肌力也是必要的。

作用于脊柱的肌肉分为**局部肌肉**和**整体肌肉**（表9-3）。在外固定过程中，必须强化局部肌肉才能稳定脊柱。

表9-3 局部肌肉和整体肌肉

局部肌肉	背固有肌内侧肌群（多裂肌等）、腹横肌、腹内斜肌、盆底肌群、横膈膜	与脊柱的稳定性有关，位于躯干深层
整体肌肉	背固有肌外侧肌群、腹直肌、腹外斜肌	与脊柱的运动有关

→ 腹直肌
rectus abdominis m.

→ 腹外斜肌
external oblique m.

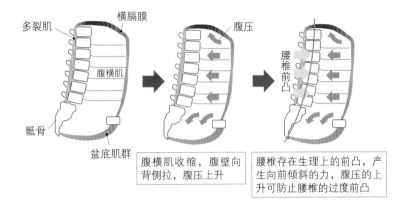

腹横肌收缩，腹壁向背侧拉，腹压上升

腰椎存在生理上的前凸，产生向前倾斜的力，腹压的上升可防止腰椎的过度前凸

a 横膈膜和盆底肌群紧张的正常情况

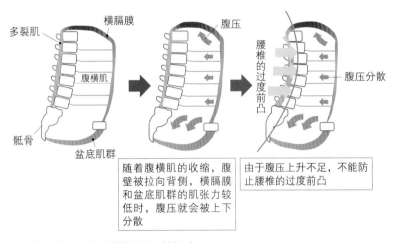

随着腹横肌的收缩，腹壁被拉向背侧，横膈膜和盆底肌群的肌张力较低时，腹压就会被上下分散

由于腹压上升不足，不能防止腰椎的过度前凸

b 横膈膜和盆底肌群的紧张程度较低时

图9-7 横膈膜和盆底肌群对腰椎稳定性的影响

a. 对"深层肌肉-筋膜甲胄"的介入。

预防脊柱后凸畸形意味着尽可能保持脊柱的生理性S弯曲，提升躯干机能至关重要。

从矢状面上看，"**深层肌肉-筋膜甲胄**"包括背侧的多裂肌，前面及侧面的腹横肌，上方的膈肌和下方的盆底肌群。腰椎前凸需要多裂肌收缩，而腹横肌的双侧收缩可增加腹压和腰椎稳定性。要充分发挥这一功能，上面膈肌和下面的盆底肌群必须保持紧绷（**图9-7**）。

b. 膈肌–盆底肌群–腹部肌肉。

　　在**腹式呼吸**过程中，因其上下相对的位置关系，**膈肌**和**盆底肌群**产生相互拮抗的作用。

→ 横膈膜
diaphragm

> ·吸气时 ── 横膈膜：向心收缩，膈肌下降而变平。
> 　　　　　 盆底肌群：离心收缩，同时肌肉舒张。
> ·呼气时 ── 横膈膜：离心收缩使横膈上升。
> 　　　　　 盆底肌群：向心收缩，肌肉缩短。

　　此外，由于腹部肌肉和盆底肌在吸气时离心收缩，而在呼气时向心收缩，因此腹式呼吸同时牵拉腹壁可同时训练膈肌、盆底肌、腹横肌、腹斜肌和腹直肌。

　　如果盆底肌功能受损严重，建议采用俯卧位或前倾四足跪姿（图9-8）进行锻炼，以减轻内脏的重量。

　　针对盆底肌群的其他方法包括使用阴道哑铃、电刺激和凯格尔运动。

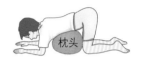

图9-8　前倾四足跪姿
取头低位的四足跪姿，可以去除内脏器官的重量。另外，在腹部垫个枕头等可以防止胸腰椎过度伸展。

c. 多裂肌–腹横肌。

　　多裂肌和腹横肌等局部肌肉负责控制细微的节段间运动和体位变化，因此无法通过脊柱大幅运动的腹部或背部肌肉锻炼来改善。换句话说，在外固定期间脊柱是固定不动的，因此多裂肌和腹横肌等局部肌肉锻炼相对容易。

　　例如，在不改变脊柱排列的情况下，当站立姿势中的上肢向前抬起时，身体的重心会前移。这会在躯干中产生一个屈曲力矩，但要在不改变脊柱排列的情况下支撑脊柱，局部肌肉尤其是多裂肌显得格外重要。如果腹壁向后拉，会激活腹横肌，"深层肌肉–筋膜甲胄"的功能也会得到改善。可以使用Thera-Band®或配重带增加负荷。必须注意避免脊柱排列发生变化。

2）骨愈合后（伴有脊柱后凸畸形）

　　尽管最初治疗得当，但椎体进行性挤压和脊柱后凸畸形患者仍会出现慢性背痛和日常活动能力下降。然而，椎体一旦被压缩，就无法恢复到原来的位置，因此骨愈合后的治疗方案主要是缓解背痛和防止脊柱后凸畸形。

　　导致腰背痛的原因有很多，但在这里我们要讨论的是由于脊柱排列改变而导致的**肌肉痉挛**。

　　根据Claus等的研究，腰椎多裂肌在生理前凸位置时最为活跃，而在后

▶专业词汇解说
肌肉痉挛
由于肌肉的过度紧张，肌肉内充血，疼痛物质积存的状态。临床上，即使肌肉起点和止点靠近的肢位也可发现压痛。

凸畸形位置时则最不活跃。这意味着在脊柱畸形的情况下，多裂肌的肌肉活动会减少，"深层肌肉-筋膜甲胄"的作用也会减弱。在无法获得腰椎骨盆区域稳定性的状况下，腰最长肌和髂肋肌等整体肌肉支撑着重心在椎体前方的胸廓，而使腰背部的整体肌肉受到很大的负荷。如果这种情况长期存在，腰背部的整体肌肉就会变得张力过高，导致肌肉痉挛。对于因肌肉痉挛引起的腰痛，重要的是改善"深层肌肉-筋膜甲胄"的作用，并尽可能训练腰背部的整体肌肉。从脊柱后凸可能导致多发性脊柱压缩性骨折的角度来看，加强整体肌肉的锻炼也很重要。

专栏

放松腰背部

许多腰背痛都与脊柱后凸畸形有关。少数病例会出现迟发性神经根症状，但大多数病例是由腰背部肌肉痉挛引起的。在这种情况下，可以采用放松肌肉痉挛方法，达到"减轻疼痛"的目的。然而，如果腰背部的整体肌肉张力过高，对胸廓是有支撑力的，那么放松可能会降低对胸廓的支撑力，从而加重症状。因此，腰背部的放松应以适当的评估为基础。

☑5 背痛表现为何如此复杂？

1）髋关节与腰椎之间的关系

在四足动物中，髋臼朝向腹侧，以便在屈髋时支撑体重。人类获得了直立双足行走的能力，其髋臼朝**前外侧下方**。另外，由于**颈干角**和**前倾角**的存在，股骨头朝向**前内侧上方**。这意味着髋关节的前方对股骨头覆盖率较低（图9-9）。

股骨头覆盖率低会导致高负荷应力和软骨磨损。相反，增加股骨头的覆盖率可减轻髋关节骨关节炎的症状。当髋关节在**屈曲-内收-内旋位**时髋臼的覆盖面增加，所以骨盆前倾角度增加可能会使髋关节头覆盖面增加（图9-10）。当骨盆前倾时，骨盆上方腰椎的**生理性后凸**会增强。

腰椎通过前方的椎体和左右椎间关节与上下椎体相连，并在3个点上支撑身体重量。腰椎前凸增加时，脊柱后方**椎间关节**所承受的压力也会增加（图9-11）。这种压力会导致椎间关节源性疼痛。

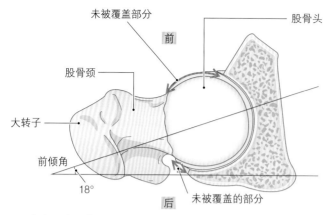

图9-9 右髋关节的横切面
由于髋臼面向前方，股骨头的前方覆盖率低。

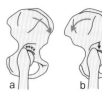

图9-10 骨盆前倾造成的股骨头覆盖率的代偿
a：骨盆前倾，股骨头覆盖率高。
b：骨盆后倾，股骨头覆盖率低。

2）椎间关节相关的疼痛

椎间关节源性疼痛往往会产生**臀部**及**下肢的牵扯痛**。这与椎间关节的神经支配密切相关。

横突和**棘突**从椎体后方的**椎弓**凸出，是肌肉和韧带的附着点。从椎体到椎弓的区域称为**椎弓根**。**椎间孔**是由椎骨的椎上切迹和下一块椎骨的椎下切迹构成的。**神经根**穿过椎间孔到椎管外。换句话说，椎间孔是**椎管**的出口。

从这个出口出来的神经根大部分作为**脊神经前支**分布到四肢，控制四肢的运动和知觉。还有一部分成为**脊神经的后支**，围绕椎间关节的上关节突基部背侧，分为**内侧支**和**外侧支**（图9-12）。

由于椎间关节退化等原因，脊神经后支的内侧支受到刺激，易导致多裂肌和棘间肌痉挛。这可能会导致同一椎间关节的脊旁肌出现压痛。

3）多裂肌的功能

在内侧的背固有肌群中，走行向上止于上位3~5个椎体的肌肉被称为**多裂肌**。在腰部，很少能看到半棘肌，大部分肌肉都是多裂肌。这些腰多裂肌完全被内侧的棘突、前部的横突以及后侧和外侧的胸腰筋膜深层包围，形成一个单一的隔室。因此，持续的腰椎后凸会导致肌肉内压力增高，引起**骨筋膜室综合征**。

另据报道显示，腰椎生理前凸位置时，**腰椎多裂肌**最为活跃，而后凸位置时最不活跃。脊柱压缩性骨折往往会导致整个脊柱的后凸畸形，而多裂肌难以维持腰椎前凸位置也可能会导致骨筋膜室综合征。

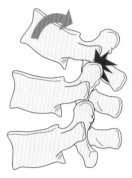

图9-11 腰椎前凸和椎间关节的压缩应力

➡ 椎弓
vertebral arch

➡ 横突
transverse process

➡ 棘突
spinous process

➡ 椎弓根
pedicle

➡ 椎间孔
intervertebral foramen

➡ 神经根
nerve root

➡ 椎管
vertebral canal

➡ 脊神经
spinal nerves

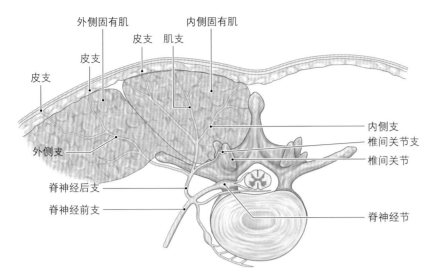

外侧固有肌　　　内侧固有肌

皮支　　　肌支

皮支

皮支

外侧支

脊神经后支

脊神经前支

内侧支
椎间关节支
椎间关节

脊神经节

图9-12　脊神经后支的走行与椎间关节支
脊神经后支分为内侧支和外侧支。内侧支分布于椎间关节，支配椎间关节的知觉，同时支配
多裂肌和棘间肌等内侧背固有肌，外侧支支配最长肌和腰髂肋肌等外侧背固有肌，内侧支和
外侧支分别成为皮支。

脊柱压缩性骨折总结

✅1 脊柱排列和功能解剖

　　脊柱具有支撑躯干和保护脊髓的功能，因此需要稳定性和灵活性。胸腰筋膜对腰椎和骨盆区域的稳定性尤为重要。胸腰筋膜的浅层起于背阔肌和臀大肌，深层起于腹内斜肌和腹横肌。这些肌肉对胸腰筋膜产生的均衡张力可提高腰椎和骨盆区域的稳定性。

✅2 为什么下肢关节更容易疲劳？

　　椎体多发性压缩性骨折导致脊柱后凸畸形。脊柱后凸畸形还会影响下肢关节，导致退行性骨关节炎的发生和发展。此外，脊柱后凸畸形使身体重心落在膝关节后方，迫使股直肌过度活跃。这会导致明显的肌肉疲劳和继发性肌力下降。

✅3 为什么尿失禁越来越常见？

　　由咳嗽或打喷嚏引起的尿失禁称为压力性尿失禁。压力性尿失禁在女性中更为常见，这是因为受孕、分娩、年龄和肥胖导致盆底肌松弛。据报道，盆底肌松弛与腰椎前凸弧度降低和骨盆后倾之间存在相关性，盆底肌松弛会导致尿失禁和脊柱排列异常。

☑4 脊柱压缩性骨折后的康复方法应如何考虑?

在椎体压缩性骨折后,因腰椎前凸减少或消失,脊柱的稳定性降低,故康复需要加强提供脊柱稳定性的局部肌肉力量。骨愈合后,需要加强最长肌和髂肋肌等整体肌肉的力量,以预防脊柱后凸畸形。

☑5 背痛表现为何如此复杂?

与压缩性骨折相关的腰痛通常会在4周后减轻。本病例是由压缩性骨折引起的腰痛,因为发病时间是第2周。此外,佩戴躯干支具会保持腰椎的强制性前凸。椎间关节的退化可能会增加脊神经后内侧支的兴奋性,引起多裂肌痉挛,导致腰背痛。

【参考文献】

[1] 齋藤昭彦: 体幹機能障害の分析および治療. 理学療法科学22: 1–6, 2007.

[2] Ota M, et al: Differences in abdominal muscle thicknesses between chronic low back pain patients and healthy subjects. J Phys Ther Scie 23: 855–858, 2011.

[3] 渡部 亘, 井樋栄二: 加齢に伴う腰椎弯曲異常と股関節症. 整形・災害外科46: 951–961, 2003.

[4] 黒川貴志, ほか: 脊柱後弯を呈する高齢者の歩行時の運動学・運動力学的分析. 理学療法科学25: 589–594, 2010.

[5] Nguyen JK, et al: Lumbosacral spine and pelvic inlet changes associated with pelvic organ prolapse. Obstet Gynecol 95: 332–336, 2000.

[6] 田舍中真由美: 骨盤底筋群機能障害に対する評価とアプローチ. 理学療法学35: 212–215, 2008.

[7] Claus AP, Andrew P, et al: Different ways to balance the spine: Subtle changes in sagittal spinal curves affect regional muscle activity. Spine 34 (6): 208–214, 2009.

[8] 齋藤良彦: 脊椎の分節的安定性のための運動療法. J Clin Phys Ther 7: 11–18, 2004.

[9] 赤羽根良和, ほか: 骨粗鬆症性脊椎圧迫骨折に対する運動療法の意義—椎体圧潰変形の抑止効果について. PT ジャーナル44 (6): 527–533, 2010.

[10] 赤羽根良和, ほか: 脊椎骨折に対するの確・迅速な臨床推論のポイント. 理学療法28: 56–60, 2011.

[11] 荻野 浩, ほか: 腰痛を呈する疾患とその治療—骨祖粗鬆・圧迫骨折. Medical Rehabilitation 98: 141–148, 2008.

[12] 森 諭史: 骨粗鬆症患者の椎体圧迫骨折—脊柱変形とADL 低下の関連. 日本腰痛会誌8: 58–63, 2002.

[13] 大野晴男, ほか: 新鮮脊椎圧迫骨折の予後予測因子の検討. 整形外科と災害外科53: 740–744, 2004.

[14] 渡辺俊彦: 腰痛疾患に対する腰痛体操の意義と臨床経験. 日本腰痛会誌13: 63–70, 2007.

[15] 岡村菊夫, ほか: 高齢者尿失禁ガイドライン. 平成12 年度厚生科学研究費補助金 (長寿科学総合研究事業) 事業, 2000.

[16] 井上貴央 (訳): カラー人体解剖学—構造と機能 ミクロからマクロまで, 第4 版. pp219–221, 西村書店, 2011.

[17] Konno S, et al: The relationship between intramuscular pressure of the paraspinal muscles and low back pain. Spine 19: 2186–2189. 1994.

[18] Andrew P, et al: Different ways to balance the spine: subtle changes in sagittal spinal curves affect regional muscle activity. Spine 34: E208–E214. 2009.

第10章 股骨近端骨折

病例

85岁，女性。1个月前在家附近摔倒，**☑1**被诊断为左股骨颈骨折（Garden分级Ⅲ）（图10-7，➡第113页），**☑2**并接受了人工股骨头置换手术。虽然在步行时腹股沟的疼痛仍然存在，但是可以使用T形拐杖在室外步行，并且在室内能独立行走，因此在患者的强烈要求下，提前出院。

随后，患者在家中再次摔倒，**☑1**造成右股骨粗隆部骨折。本次骨折类型为Evans分类第1型3类（图10-8，➡第114页），**☑2患者接受了切开复位手术（伽马钉技术）**。术后第2天在允许完全负重的情况下开始物理治疗。治疗开始后，患者的大腿立即出现肿胀和皮下出血，翻身、起身和站立时髋关节外侧剧烈疼痛。此外，在起立时，左侧腹股沟内侧在躯干前倾阶段屈髋时疼痛，之前受伤的左侧髋关节屈曲的活动度和髋外展肌力仍处低下状态。**☑4因此通过增强外展肌群力量训练，腹股沟内侧的疼痛减轻**。

术后4周，患者能坐在轮椅上独立完成日常活动，**☑3但在步行时的触地阶段和支撑相，大腿外侧仍存在剧烈疼痛**。患者的主诉是"脚一碰到地面就疼，走路很痛苦"。左右两侧下肢的肌肉力量和关节活动范围没有明显差异。在经过**☑5多次的侧卧位膝关节屈伸运动后**（▶视频10），在负重时大腿外侧疼痛立即得到缓解，步行速度也有所提高。

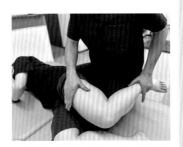

通过膝关节的屈伸运动，改善皮下组织和股外侧肌之间的滑动性

▶ 视频10
（扫描视频目录下方二维码观看）

本病例的解剖学观点

☑1 股骨颈部骨折和股骨粗隆部骨折最容易损伤哪里？

☑2 为什么对不同的骨折部位采取不同的手术方法？

☑3 为什么步行时会出现髋关节外侧疼痛？

☑4 为什么增强外展肌力量能改善腹股沟内侧疼痛？

☑5 为什么反复屈伸膝关节可以缓解大腿外侧疼痛？

疾病说明

股骨近端骨折

多发于患有骨质疏松症的老年人。大致分为关节囊内骨折的股骨颈骨折和关节囊外骨折的股骨粗隆骨折。两种骨折90%以上都是通过外科手术治疗。股骨颈骨折不易愈合，可施行人工股骨头置换手术，股骨粗隆部骨折容易愈合，可施行切开复位术，建议早期步行。由于骨折多发于老年人，需要注意预防废用等并发症。

作为双足直立行走的人类的股骨，在连接下肢和躯干的髋关节处支撑躯干的负重，保持站立姿势以便运动。因受到（躯干）负重的影响，股骨的形态和结构会随着年龄的增长而发生变化。参与负重的股骨发生骨折多为**股骨近端骨折**，根据骨折的部位分为股骨头下骨折、经股骨颈骨折、粗隆部骨折、大粗隆骨折、经粗隆骨折，其中从股骨头下到近端粗隆间线的股骨头下和经股骨颈骨折称为**股骨颈部骨折**，从粗隆间线到小粗隆基底的粗隆部骨折（股骨颈基底部骨折）和经粗隆骨折称为**股骨粗隆部骨折**（**图10-1**）。

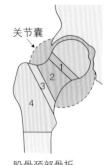

关节囊

股骨颈部骨折
　1：股骨头下骨折
　2：股骨颈骨折
股骨粗隆部骨折
　3：粗隆部骨折
　4：经粗隆骨折

图10-1　股骨近端骨折的分类
〔加藤浩ほか：大腿骨頸部/転子部骨折．理療ジャーナル52（6）：561-573，2018より〕

1）颈干角减小

股骨颈相对于股骨体并不在一条直线上，而是向内倾斜。这种倾斜度用**股骨颈**长轴和**股骨干**长轴之间的角度表示，称为**颈干角**。新生儿的颈干角为150°，但随着（躯干）负荷的增加而减小，成年人的颈干角在**125°～130°**（**图10-2**）之间。颈干角会对股骨颈产生沿负重方向的剪切力，是一种机械性弱点。

2）Ward三角

股骨颈的机械性弱点由股骨颈内侧较厚的骨皮质——Adams弓或被称为**骨小梁**的骨结构来补充。骨结构的构造遵循**沃尔夫定律**，该定律指出："骨骼的形态和构造能够最有效地支撑施加在其上的外力"。骨小梁就是基于这一定律构筑而成的（**图10-3**）。

骨小梁之间相互补强以增加其机械强度，但由主压力骨小梁、主张力骨小梁和次压力骨小梁围成的网状结构的稀疏区域被称为**Ward三角**，是股骨颈骨折的多发部位。

3）骨质疏松症的影响

颈干角随着年龄的增长而减小，形成**髋关节内翻**，负重方向的剪切力就会增大。如果并发**骨质疏松**，骨小梁失去补强的作用，**股骨颈骨折**的风险就会增加。随着骨质疏松症的恶化，主压力骨小梁的萎缩越来越明显，骨单位截面积（横截面积）的负重增加，骨小梁更容易发生**微损伤**。随着年龄的增加，骨骼的修复功能衰退也会加重微损伤的累积，最终导致在生理范围内的负重下出现结构的破坏造成骨折。坪山教授报告指出，股骨颈骨折可能包括仅由站立负重引起的骨折，以及患者因跌倒而引起骨折的病例。

另外也有报告显示，与股骨颈骨折相比，**股骨粗隆部骨折**与相对较大的外力摔倒和受伤时的年龄有关（有较高的相关性）。

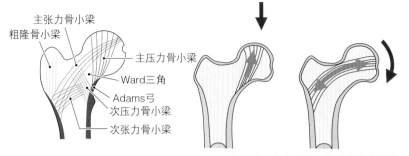

a 股骨近端的骨小梁结构　　b 施加在股骨上的外力（红箭头）和骨小梁应对的力（蓝箭头）的方向

图10-3　股骨的骨小梁结构

主压力骨小梁是应对施加在股骨上的压缩力，主张力骨小梁是应对弯曲力矩而生成可支持骨骼的形态和结构。

〔a中村利孝：第12章检查．内田淳正（監）：標準整形外科学，第11版，p126，医学書院，2011より一部改変〕

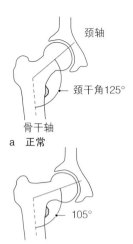

a 正常

b 髋内收

c 髋外翻

图10-2　颈干角

b：颈干角的减小使牵引张力增大，产生更大的弯曲力矩。从而促进了形成承受更多张力的骨小梁。
c：颈干角的增加使压缩力增大，产生更大的压缩应力。从而促进了形成更多压力的骨小梁。

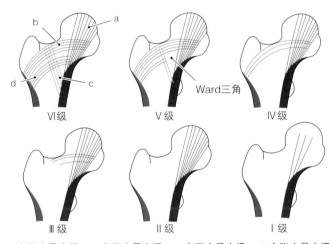

a 主压力骨小梁　b 主张力骨小梁　c 次压力骨小梁　d 次张力骨小梁

图10-4　根据Singh分级的股骨颈部的骨小梁的变化

〔小口茂樹：骨粗鬆症とそのスクリーニング．日健診誌18（4）：61-70，1991より一部改変〕

　　在腰部直接着地或向侧方摔倒的情况下，由于股骨颈基底部上方是主要的压力集中部位，故发生股骨粗隆部骨折的可能性很高，且骨折线位于股骨颈基底部至粗隆部。另外，股骨粗隆部骨折的特点还包括骨质和骨密度的显著下降。换句话说，在股骨粗隆部骨折中，比起骨小梁等的结构问题，骨密度和骨质的影响更大。

　　骨质疏松是通过**Singh分级法**进行评估的，该分级法是通过X线来观察股骨颈骨小梁的损失程度（图10-4）。Ⅰ～Ⅱ级显示骨质高度萎缩，只剩下主压力骨小梁。

　　此外，通过**双能X线吸收测量法（DXA）**测量**骨密度（BMD）**因其在诊断骨质疏松方面的高准确性和低辐射剂量等优点而得到广泛应用。然而，即使是骨密度较高也会发生脆性骨折，近年来，与松质骨微结构相关的指标（TBS）已被应用于临床，以评估骨质。

➜ 双能X线吸收测量法（DXA）
dual-energy X-ray absorpti-ometry

➜ 骨密度（BMD）
bone mineral density

➜ TBS
trabecular bone score

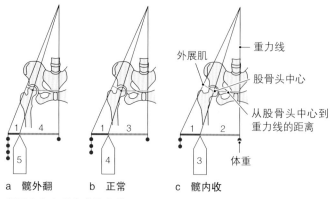

图10-5　颈干角与负重负荷的变化
根据Pauwels的理论，显示的是从股骨头中心到外展肌的距离（红色）和从股骨头中心到重力线的距离（蓝色）（数字表示距离之比）。髋外翻（a）的比例为1∶4，因此需要4倍于体重的外展肌力量。

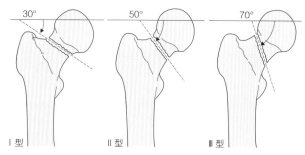

图10-6　Pauwels分类
〔佐藤徹：治療法の決定に有意義な分類法—Garden分類の妥当性．関節外科28（10）：24-29，2009より〕

4）髋关节外展的情况

如果颈干角增大，髋关节外展加重，是否就不会发生股骨颈骨折？

外展的**髋关节**，由股骨头中心到外展肌附着部位的距离缩短，增加了股骨头的负重量，因而需要更大的外展肌力（**图10-5**）。颈干角的增加会降低剪切力，但与髋臼的贴合度会降低，关节面的单位面积的压力会增大。这可以通过髋关节外展时增加主压力骨小梁的压力来理解（**图10-2c，➡第111页**）。压力的增加会使股骨头和髋臼的关节软骨和骨组织变形。此外，合并骨质疏松时，还会增加股骨颈嵌入股骨头内发生的**股骨颈骨折**的风险。

5）股骨颈骨折的分类

股骨颈骨折的**Pauwels分类**法（基于骨折线的方向）和**Garden分类**法（基于骨性–软组织的连续性和碎片移位的方式）被广泛应用于临床（**图10-6，图10-7**）。

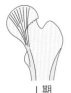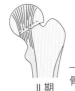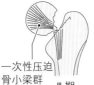

| Ⅰ期 | Ⅱ期 | 一次性压迫
骨小梁群
Ⅲ期 | Ⅳ期 |

图10-7　Garden分类

Ⅰ期：不完全骨折（内侧残留骨性连续）。
Ⅱ期：完全骨折、最小移位（多数情况下，骨片有轻度外翻。软组织的连续性仍然残留）。
Ⅲ期：完全骨折、移位（Weitbrecht）尚残留支持带的连续性，可以在一定程度上保持股骨头的血液循环。如果远端骨片发生移位，股骨头也会被该支持带牵引而发生旋转移位。因此，牵引下肢时，由于此支持带的紧张而恢复稳定。
Ⅳ期：完全骨折、移位（Weitbrecht）支持带断裂，股骨头的血液循环中断。由于股骨颈周围的支持带全部断裂，股骨头无法转动，主压力骨小梁与正常的股骨走行相同）。
〔Garden RS: Low-angle fixation in fractures of the femoral neck. J Bone Joint Surg Br 43：647–663, 1961より〕

6）股骨粗隆部骨折的分类

　　股骨粗隆部骨折的分类广泛采用**Evans分类法**（图10-8）。此外，修复内侧骨皮质（**股骨距**和Adams弓）也很重要，如果能对这一区域进行修复和牢固地固定，就有可能避免内翻变形。因此，通过结合侧位片判断骨皮质是否咬合来分类的**生田分类法**（图10-9）也是一种有用的分类方法。

➡ 股骨距
calcar femorale

☑2　为什么对不同的骨折部位采取不同的手术方法？

　　股骨近端骨折的手术治疗因股骨颈骨折和股骨粗隆部骨折的不同而异。对于股骨颈骨折，通常在Garden分类Ⅱ～Ⅳ期的情况下选择人工股骨头置换术。另外，对于Garden分类Ⅰ～Ⅱ期的相对年轻患者，则采用切开复位手术（如Hans-Son针或带套管松质骨螺钉）。

　　伽马钉（股骨短钉）技术或加压髋关节螺钉等切开复位手术是治疗股骨粗隆部骨折的首选方法。

1）股骨颈骨折和股骨粗隆部骨折的病理差异

　　股骨颈骨折属于**关节囊内骨折**。股骨颈的关节囊内无骨膜，由于存在滑液，不易形成血肿。在骨折修复过程中，骨膜中的成骨细胞、血肿中的白细胞、单核细胞和吞噬细胞以及血小板中的生物活性生长因子共同作用形成骨痂。在骨膜缺失和血肿难以凝固的情况下，骨骼也难以修复。

　　另外，由于股骨粗隆由血流丰富的松质骨组成，因此股骨粗隆部骨折的愈合比股骨颈骨折更好。不过，由于股骨粗隆是松质骨，且有骨膜，因此通常会更加疼痛和肿胀，并经常出现皮下出血。

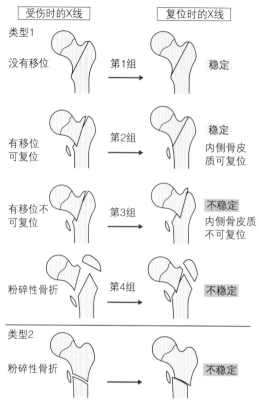

图10-8 股骨粗隆部骨折的Evans分类

关注能否通过牵引复位，将不能复位的定义为不稳定型骨折。

类型1：骨折线通常从大粗隆走向小粗隆的骨折类型。

类型2：骨折线是逆向的稀有的"反粗隆部骨折"，包含在不稳定型中。

（Evans EM, et al：The treatment of trochanteric fractures of the femur. J Bone Joint Surg Br 31：190-203, 1949より））

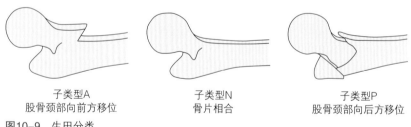

| 子类型A | 子类型N | 子类型P |
| 股骨颈部向前方移位 | 骨片相合 | 股骨颈部向后方移位 |

图10-9 生田分类

（生田拓也：大腿骨転子部骨折における骨折型分類について. 骨折24：p.158, 2022より））

2）股骨头血液循环障碍

骨折时，营养血管受损会导致骨供血不足，从而导致**骨坏死**。

→ 骨坏死
ostwonecrosis

股骨头的营养血管包括以下几种（图10-10）：

（1）**支持带上动脉（SRA）**：滋养股骨头外上2/3区域。

（2）**支持带下动脉（IRA）**：滋养股骨头内下1/3区域。

（3）**股骨头圆韧带动脉**：在圆韧带内穿过，滋养股骨头的一小块区域。

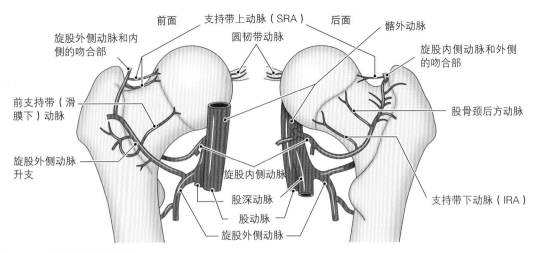

图10-10 股骨头的营养血管
〔中岛康晴：機能解剖とバイオメカニクス．井樋栄二，津村弘（監）：標準整形外科学，第15版，p614，医学書院，2023より〕

股骨颈骨折时，股骨头的血液循环会因SRA和IRA破裂而受阻。Garden分类用于预测SRA和IRA破裂的程度。然而，即使患者被判定为Ⅲ期，实际上SRA和IRA可能都已破裂；或者患者被判定为Ⅳ期，IRA仍然正常的情况（**表10-1**）。对此，佐藤教授的报告称，由于Ⅰ～Ⅱ期和Ⅲ～Ⅳ期股骨头的血液循环存在显著差异，将骨折类型分为四型意义不大，将Ⅰ～Ⅱ期分为**非移位骨折**，Ⅲ～Ⅳ期分为**移位骨折**，并以此来选择治疗方式更为实际。在极少数情况下，IRA与SRA之间可能存在吻合，或者由于圆韧带动脉分布异常广泛，可以防止股骨头坏死。

→ 支持带上动脉（SRA）
superior retinacular artery

→ 支持带下动脉（IRA）
inferior retinacular artery

→ 股骨头圆韧带动脉
artery of ligament of head of femur

3）股骨颈骨折手术技术选择要点

股骨头坏死的风险可以通过股骨头血液循环情况进行预测，治疗方法是切开复位手术或人工股骨头置换术。**切开复位手术**可以避免人工股骨头置换术的并发症，如脱臼、感染、松动和磨损以及对髋臼侧的影响。然而，假关节形成及骨愈合后出现**晚期部分塌陷**的风险较高。

股骨颈骨折更容易发生在患有骨质疏松的老年人身上。骨折会造成步行障碍。由于步行障碍，下床活动时间就会减少，从而导致废用综合征和认知功能下降，对生命预后有很大影响。如果能通过手术进行牢固的固定，患者就可以**尽早下床活动**，并尽早开始负重行走锻炼。

综上所述，股骨颈骨折的治疗方法，对于Garden分类中的非移位骨折，选择切开复位内固定术；对于移位骨折，选择人工股骨头置换术。主要目的是早日恢复稳定的步行。

表10-1　Garden分类和血管损伤的关系

Garden分类	SRA	IRA
Ⅰ期	残存	残存
Ⅱ期	残存	残存
Ⅲ期	损伤	残存
Ⅳ期	损伤	损伤

◀专业词汇解说▶
晚期部分塌陷
骨折、脱臼等外伤后发生骨坏死的骨骼，因运动或负重而塌陷变形。

即使是在移位概率很低的Garden分类Ⅰ～Ⅱ期的切开复位术患者中，也要考虑迟发性股骨头坏死的风险，患者必须避免负重或部分负重两周左右。因此当患者年老且无法避免负重时，通常会选择人工股骨头置换术。

4）选择股骨粗隆部骨折手术的要点

股骨粗隆由血流丰富的松质骨组成，因此需要进行切开复位手术。手术方法选择股骨短钉或加压髋关节螺钉等方式。手术方式的选择虽然受外科医生（施术者）的影响，但近年来有报道称，在日本，超过80%的股骨粗隆部骨折的手术都使用的是股骨短钉。**股骨短钉**（伽马钉）手术具有杠杆臂短、易于固定和可治疗不稳定骨折等优点。因此，在笔者所在的机构中，股骨粗隆部骨折病例的切开复位术通常采用股骨短钉。股骨短钉手术的特点是通过**滑动装置**压迫住骨折部位，但由于内部骨皮质不足等原因，需要注意可能会发生过度telescoping或cut out。

☑3 为什么步行时会出现髋关节外侧疼痛？

1）对皮肤的影响

在人工股骨头置换术和人工全髋关节置换术中，有一种方法叫作**微创关节置换术**（MIS）。由于MIS对皮肤、肌肉、肌腱切除较少，可以进行早期康复。不过，在MIS中，为了确保手术时所需要的视野，过度的皮肤牵引可能会造成撕裂伤和挫伤。此外，还存在手术时间和出血量均增加，以及因人工关节没在合适的位置所导致的脱臼和发生骨折等并发症的问题。

→ 微创关节置换术（MIS）
minimally invasive surgery

人工关节的材料更新和手术技术都有显著的提高，目前正在研究更安全、位置更理想、长期效果更好的方法。

2）对肌肉的影响

尽管在术后采取了适当的负重和步行的训练，但仍有髋关节外侧出现疼痛的病例。

人工股骨头置换术和人工全髋关节置换术的入路有前侧、前外侧、外侧、后侧、后外侧等多种。入路不同，涉及的肌肉和软组织也不同，但在所有入路中，外侧的**阔筋膜张肌**和**臀中肌**及其筋膜通常都会被切开（图10–11）。阔筋膜张肌和臀中肌的作用是在步行中单腿站立位时，保持骨盆水平，此时，这些**外展肌**需要提供体重2～3倍的外展肌肌力（Pauwels理论）（图10–5，➡第112页）。

→ 阔筋膜张肌
tensor fasciae latae m.

→ 臀中肌
gluteus medius m.

表10-2　附着在大转子上的肌肉和滑囊

大转子的附着面	附着的肌肉	滑囊
AF前面（anterior facet）	臀小肌	臀小肌下滑囊
LF侧面（lateral facet）	臀中肌	臀中肌下滑囊
SPF后上面（superoposterior facet）	梨状肌	梨状肌下滑囊
PF后面（posterior facet）	臀中肌和臀大肌的一部分	臀肌股骨滑囊

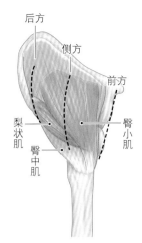

图10-11　附着在大转子上的肌肉，外侧面
虚线表示手术入路方法。

　　人工全髋关节置换术后，外展肌肌力需要数日才能恢复。如果过早开始负重训练和行走锻炼，受创的外展肌可能会出现疼痛。相泽教授等的报告说，如果不采取合适的方法，即使患者"能够"完成动作，异常和低效的关节运动也不会得到纠正，而且还会引起不正确的运动控制。这种不正确的步态可能导致外展肌在术后数月仍无法发力，患者可能不仅会出现髋关节外侧疼痛，还会有身体其他部位疼痛。由于构成臀部的肌肉的止点集中在大转子附近（图10-11），因此肌肉之间存在（表10-2）滑囊以减少它们之间的摩擦力。手术可能导致的滑囊炎和瘢痕化是潜在的治疗目标。

　　虽然术后关注髋关节外展肌很重要，但在那之前必须确定哪些部位受到了影响以及修复的程度，以防止手术部位形成瘢痕。

　　另外，在股骨粗隆部骨折中，骨折线延伸到附着大量肌肉的大转子。在这种情况下，疼痛往往发生在髋关节的外侧（大转子）。臀大肌、臀中肌、臀小肌分别附着在**大转子**的4个区域上（图10-12）。这种分类是观察臀肌群压痛的解剖学指标。换句话说，仔细检查骨折线，对了解受伤时的软组织（肌肉）损伤情况，并控制因肌肉收缩导致骨移位的风险起到重要作用。

　　另外，据池添等的报告，在臀中肌的前部、内侧纤维和阔筋膜张肌中，单腿站立时的肌肉活动与最大自主收缩时相比仅为约1/4，健康人在单腿站立时，髋关节外展肌有充足的肌肉活动。在行走时，外展肌不需要发挥最大收缩肌力，重要的是它们要发挥出与动作相符的肌力输出。

3）对神经的影响

　　股骨颈骨折患者受伤前的行走能力越强，骨折后行走能力越不易出现减退。对老年患者来说，由于术前髋关节畸形或挛缩，可能存在**腿长差异**。当人工股骨头置换术后腿长加长时，**股神经**、**闭孔神经**和**坐骨神经**会受到牵引并处于过度紧张的状态，从而导致神经病变。

　　此外，肌肉、韧带和关节囊等的张力可能会失去平衡，活动度也可能会受到限制。正确评估术前状况，并尽早采取措施使步态更接近正常是非常重要的。

→ 股神经
femoral nerve

→ 闭孔神经
obturator nerve

→ 坐骨神经
sciatic nerve

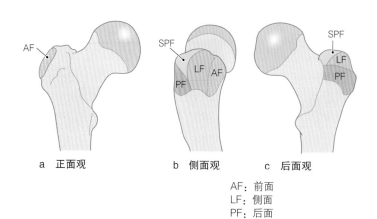

a 正面观　　　　b 侧面观　　　　c 后面观

AF：前面
LF：侧面
PF：后面
SPF：后上面

图10-12　大粗隆的四部分

✅4 为什么增强外展肌力量能改善腹股沟内侧疼痛?

1）髋关节的稳定性

髋关节是由股骨头和髋臼组成的**球窝关节**。股骨颈有一个颈干角和一个前扭转角，而髋骨外侧面上的髋臼向前外方倾斜。

股骨头的髋臼**覆盖面**在站立位（髋关节伸展）时向前方减少，在四足位（髋关节屈曲/外展/外旋）时覆盖整个股骨头并使之稳定。这种覆盖范围的变化会影响股骨头的稳定性，但通过关节囊、韧带、肌肉的补充，可以保持一定程度的稳定性。肌肉的稳定作用在运动过程中尤为重要，只要**髋关节周围肌肉**协同工作，关节运动轴就一定会稳定。

人工股骨头置换术会对关节囊、韧带和肌肉造成伤害，会降低髋关节的稳定性。在后入路（后方进入）术中，髋关节在过度屈曲和屈曲-内收-旋转时更容易脱位，而在前入路（前方进入）术中，髋关节在伸展位外旋时更容易脱位。

2）髋关节运动

髋关节的运动是由**髂腰肌**和其他屈髋肌肉力量与向后推股骨头的力量（图10-13）之间相互协调而产生的。**髋深外旋六肌**（图10-14）有效对抗了向后方推股骨头的力。近藤等报告称，髋深外旋六肌在抑制股骨头后移以及将股骨头保持在向心位置方面发挥着非常重要的作用。6块外旋肌能使髋关节外旋，同时有将股骨头保持在对髋臼的向心位置的作用。

谷埜报告说，为了进行单纯的髋关节屈曲，也就是内收/外展方向和内旋/外旋方向均为中立位时的屈曲，必然会产生股骨头在髋臼内的内旋滑动。

➡ 髂腰肌
iliopsoas m.

➡ 髋深外旋六肌
· 梨状肌
· 股方肌
· 闭孔内肌
· 闭孔外肌
· 上孖肌
· 下孖肌

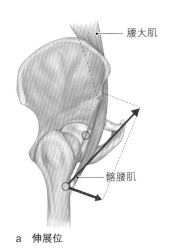

a 伸展位   b 屈曲位

髂腰肌的屈曲成分
随屈髋而增大

图10-13 髋关节屈曲时力量的分配
髋关节屈曲时髂腰肌等分配了屈髋方向的力和将股骨头推向后上方的力。髋深外旋六肌拮抗了股骨头向后上方的力。
〔J.Castaing，他（著），井原秀俊（訳）：図解関節・運動器の機能解剖下肢編．p48，協同医書出版社，1986より改変〕

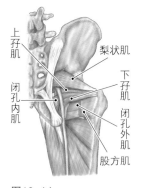

图10-14
髋深外旋六肌的走行

那么，髋关节屈曲时伴随的内旋运动是如何调节的呢？在髋关节伸展时，外旋肌群的力矩大于内旋肌群的力矩。然而，当髋关节屈曲改变肌肉的走向时，这种关系也会发生变化。在髋关节屈曲时，由于髋关节后部6块外旋肌的支撑，股骨头保持相对于髋臼的一个向心位置。在髋关节前内侧，由于**臀中肌**产生的内旋力矩的增加，导致股骨头向内旋方向滑动，此时的髋关节屈曲是稳定的（**图10-15**）。

→ 臀中肌
gluteus medius m.

如果这种平衡被打破，导致关节运动偏离正常状态，关节表面就会受到挤压（如撞击）、牵引或旋转应力，从而刺激关节囊、肌肉和肌腱中的痛觉感受器，引起疼痛。

本例患者骨折发生在左侧股骨颈，除了臀中肌肌力，髋关节周围其他肌肉力量也受手术影响下降，导致髋关节屈曲位时内旋运动无法正常进行，屈曲100°时髋关节前部受到压力，引起腹股沟内侧出现疼痛。

3）起立动作与腹股沟内侧疼痛之间的关系

在起立运动时，骨盆前倾，身体重心向前移动。骨盆前倾的增加与髋关节屈曲同步。此外，骨盆前倾也会增加股骨头的髋臼覆盖面积。

如果不正确的起立动作迫使躯干和骨盆过度前倾，髋关节就会相对过度屈曲，导致髋关节前部的冲击。葛山等报告称，采取后侧入路的患者，在过度屈曲和屈曲-内收-内旋运动时，或前侧入路，而在伸展位置外旋时，均会导致假体柄和假体窝发生碰撞，容易发生脱位（**图10-16**）。

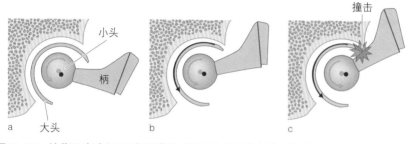

图10-16 关节运动时人工双极股骨头（BHA）的结构与脱臼的关系
人工双极股骨头（Bipolar Hip Arthroplasty；BHA）有2个运动轴（●：小头运动轴，●：大头运动轴）。关节运动初期，小头可动（a），随着关节运动幅度的增加，会变为以大头为中心（b）。如果关节运动幅度过大，假体柄和假体窝就会接触（c），导致脱臼。

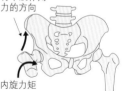

髋关节中间位
臀中肌作用力的方向

内旋力矩
髋关节屈曲位

图10-15 髋关节屈曲运动时的旋转
髋关节屈曲时随着屈曲角度增大，臀中肌等的内旋力矩增加而内旋。如果这种运动受到阻碍，股骨头就不能很好地进入髋臼，就会造成髋关节前方的挤压和撞击。

4）对髋关节运动的干预

髋关节可因骨盆前倾导致过度屈曲而脱臼。如果在发生脱臼前的屈曲角度下也无法正常运动，应考虑髋关节前侧受到额外压力的可能性。

在本病例中，对臀中肌等外展肌的治疗，促进了髋关节屈曲时的内旋运动，使患者能够很好地完成屈髋动作。因此可以认为，减轻了由于站立时骨盆前倾导致的髋关节的前部压力，从而改善腹股沟内侧的疼痛。

因此，当人工股骨头置换术或人工全髋关节置换术导致髋关节运动偏离正常范围时，就有发生撞击或脱臼的风险。但是，如果治疗师对脱臼过度紧张，或过度指导患者回避动作，可能会导致其活动度受限、身体其他部位因代偿动作而疼痛，以及日常活动能力下降。

重要的是检查术前和术后的ROM，把握脱臼的风险，准确评估问题所在及髋关节运动是否正常，并提供指导和治疗方案。

☑5 为什么反复屈伸膝关节可以缓解大腿外侧疼痛？

1）大腿外侧中央部的解剖学特征

在大腿外侧中部，自表皮顺序为：皮肤、皮下组织、阔筋膜（髂胫束）、股外侧肌、股中间肌（**图10-17**）。阔筋膜覆盖着股外侧肌，其中一部分是外侧肌间隔膜。**阔筋膜（髂胫束）**在大腿远端与股外侧肌相连，而在大腿中部则是一个独立的组织。也就是说，在阔筋膜张肌、髂胫束和皮下组织之间是可以滑动的解剖结构。

→ 髂胫束
iliotibial tract

2）大腿外侧疼痛和组织间的滑动性不良的问题和因素

步行时大腿外侧中央部疼痛的病例绝大多数是股骨粗隆部骨折。股骨粗隆部骨折属于**关节囊外骨折**，与属于关节囊内骨折的股骨颈骨折相比，其围手术期的出血量（约为438.7mL）大约是后者的2倍。由于股骨粗隆部骨折出血量大，且为关节囊外骨折，因此出血会扩散到大腿后外侧的股外侧肌和股二头肌的肌间以及皮下。因此，预计这将导致大腿外侧中部组织间的滑动性降低。作者团队的一项调查研究发现，在股骨粗隆部骨折的恢复期，步行时大腿外侧的疼痛越严重，组织之间的滑动性就越差。此外，皮下组织增厚和阔筋膜致密化也是与组织间滑动有关的重要因素。

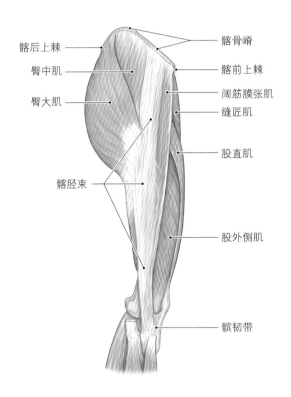

图10-17　大腿外侧中间部的结构

3）步态（首次触地开始的支撑反应期）与大腿外侧疼痛之间的关系

　　在步行过程中，从首次触地开始的支撑反应期是**臀大肌**和**股外侧肌**同时动作的阶段。据报道，臀大肌和股外侧肌附着在阔筋膜上，随着它们的收缩，臀大肌向近端牵拉筋膜，股外侧肌向远端牵拉筋膜。这意味着大腿外侧会产生拉伸的压力。当股骨粗隆部骨折后大腿外侧组织间的滑动性降低时，如前文所说，大腿外侧拉伸应力增加，从而导致大腿外侧的剧烈疼痛。

➜ 臀大肌
gluteus maximus m.

➜ 股外侧肌
vastus lateralis m.

4）组织间滑动的应对方法

在本病例中，左右髋关节在内收时的活动范围没有差异，臀中肌等肌肉的伸展性没有降低。此外，通过髋关节外展肌肌力训练，肌肉力量的左右差异也略有改善。因此，行走时大腿外侧疼痛被认为是由于大腿外侧组织间的滑动性降低所致。

解决组织间滑动性降低问题的方法是，在仰卧位（髋关节屈曲约45°），同时以轻度压迫大腿外侧皮下组织的方式握持大腿外侧，反复屈伸膝关节，以促进股外侧肌、皮下组织和髂胫束之间的滑动。

综上所述，在股骨粗隆部骨折后的康复过程中，必须注意大腿区域的肿胀和皮下出血，并在急性期进行治疗时需要着重考虑到组织间的滑动性。

股骨近端骨折总结

☑1 股骨颈部骨折和股骨粗隆部骨折最容易损伤哪里？

由于颈干角的原因，股骨颈在负重方向上受到剪切力的作用，成为机械弱点。股骨颈由骨小梁加固，但骨小梁稀疏的区域被称为Ward三角，是股骨颈骨折的常见部位。此外，随着年龄的增长，颈干角的减小会增加对股骨颈的负荷。在骨质疏松导致骨强度减弱的老年人中，会导致骨小梁明显萎缩的区域发生骨折。

股骨粗隆部骨折是由于腰部直接着地跌倒或侧向跌倒时产生的相对较大的外力造成的。由于压缩主应力集中在股骨颈基底部以上，因此在股骨颈基底部至粗隆之间容易发生断裂。

☑2 为什么对不同的骨折部位采取不同的手术方法？

股骨颈骨折属于关节囊内骨折，不易进行骨修复。如果营养血管因骨折而受损，就会引发股骨头坏死。因此，营养血管的保留程度非常重要，根据Garden分类，对于非移位骨折，切开复位手术是首选治疗方法，而对于移位骨折，人工股骨头置换术是首选治疗方法。切开复位手术存在假关节和骨愈合后晚期部分塌陷的风险较高。对于老年患者来说，尽早下床活动对预防废用综合征非常重要，因此通常会选择能让患者尽早下床活动的人工股骨头置换术。

股骨粗隆部骨折属于关节囊外骨折，由于粗隆部由血运丰富的松质骨组成，骨愈合良好。因此，首选的治疗方法是切开复位手术。这种疾病更容易发生在老年患者身上，并受到骨质和骨密度损失的影响。术后恢复内侧骨皮质（股骨距）很重要，在X线检查的同时进行负重和步行锻炼也很重要。

☑3 为什么步行时会出现髋关节外侧疼痛?

受手术影响的外展肌不能正常发挥肌力作用。因此，在术后行走练习中获得不正确的步态可能会导致髋关节外侧疼痛。重要的是，要在了解受影响区域（粗隆间的骨折线，即外展肌的附着点的手术部位）的情况下进行治疗。

☑4 为什么增强外展肌力量能改善腹股沟内侧疼痛?

髋关节屈曲时，由于臀中肌引起的内旋力矩增加，股骨头向内旋方向滑动，使髋关节屈曲稳定。在本病例中，通过对臀中肌等外展肌的治疗，促进髋关节屈曲时的内旋运动，使患者能够很好地完成髋关节屈曲。此外，减少起立时骨盆前倾导致的髋关节前部的压力，可以改善腹股沟内侧区域的疼痛。

☑5 为什么反复屈伸膝关节可以缓解大腿外侧疼痛?

股骨粗隆部骨折后负重时出现大腿外侧疼痛的情况，是由于皮下组织（包括髂胫束）和股外侧肌之间的滑动因术后肿胀等因素的影响而减弱的。重要的是，不仅要拉伸外展肌和髂胫束，促进组织间滑动的干预也是非常重要的。

【参考文献】

[1] 加藤浩, ほか: 大腿骨頸部/転子部骨折. 理療ジャーナル52: 561-573, 2018.

[2] 日本整形外科診療ガイドライン委員会 編: 大腿骨頸部/転子部骨折 診療ガイドライン2021 改訂第3版. pp17-20, 南江堂, 2021.

[3] 島津晃, 浅田莞爾: バイオメカニクスからみた整形外科, 改訂第2版. p22, 金原出版, 1993.

[4] 坪山直生: 大腿骨近位部骨折の発生機序. 関節外科23: 14-17, 2004.

[5] Koval KJ, et al: Patients with femoral neck and intertrochanteric fractures. Are they the same? Clin Orthop Relat Res 330: 166-172, 1996.

[6] 森田伸: 大腿骨近位部骨折の疫学と発生機序. 理療ジャーナル55: 1298-1304, 2021.

[7] 松本卓二: 大腿骨頸部骨折と転子部骨折の違いは骨密度と大腿骨近位部骨形態指標が関連する. 骨折42: S416, 2020.

[8] 小口茂樹: 健康長寿に果たす総合検診の役割―骨粗鬆症とそのスクリーニング. 日健診誌18: 61-70, 1991.

[9] Cummings SR, et al: Clinical use of bone densitometry: scientific review. JAMA 288: 1889-1897, 2002.

[10] Siris ES, et al: Predictive value of low BMD for 1-year fracture outcomes is similar for postmenopausal women ages 50-64 and 65 and Older: results from the National Osteoporosis Risk Assessment (NORA). J Bone Miner Res 19: 1215-1520, 2004.

[11] 佐藤徹: 治療法の決定に有意義な分類法―Garden 分類の妥当性. 関節外科28: 24-29, 2009.

[12] 伊藤鉄夫: 大腿骨頸部内側骨折の病態. 宮城成圭: 整形外科MOOK 10 大腿骨頸部骨折, pp1-13, 金原出版, 1979.

[13] 越智龍弥, ほか: 大腿骨頸部内側骨折Garden stage Ⅲ―骨接合術か人工骨頭置換術か. 別冊整形外科37: 96-99, 2000.

[14] 越智龍弥, ほか: 大腿骨頸部内側骨折に対するCHS固定法の治療成績. 整形・災害外科49: 737–740, 2000.

[15] 中澤明尋: 大腿骨頸部骨折に対する骨接合術pin固定かscrew固定か? ―cancellous screw固定の立場から. 整形・災害外科53: 929–932, 2010.

[16] 前原孝: SFNの立場から. Loco Cure 3: 160–170, 2017.

[17] 石橋英明: 大腿骨頸部骨折のリハビリテーション. 理学療法20: 227–233, 2005.

[18] 相沢純也, ほか: 片側下肢術後の動作障害に対する理学療法アプローチ. 理学療法27: 154–166, 2010.

[19] 池添冬芽, ほか: 片脚立位時における股関節周囲筋の筋活動について. 運動・物理療法9: 24–28, 1998.

[20] 近藤仁, ほか: 抵抗位置の違いが関節運動に与える影響―股関節屈曲筋力からみた低位抵抗の有効性. Journal of Athletic Rehabilitation 3: 95–100, 2000–2001.

[21] 加藤浩, ほか: 変形性股関節症. 理学療法23: 338–349, 2006.

[22] 谷埜予士次: 下肢のバイオメカニクス―筋の機能解剖と関節運動. 関西理学5: 37–40, 2005.

[23] 葛山智宏, ほか: 変形性股関節症に対するセルフエクササイズ. 理学療法25: 1044–1051, 2008.

[24] Stecco A, et al: The anatomical and functional relation between gluteus maximus and fascia lata. J Bodyw Mov Ther 17: 512–517, 2013.

[25] 植木正明, ほか: 大腿骨近位部骨折患者の隠れた出血量. 整形外科73: 101–103, 2022.

[26] Kawanishi K: Relationship Between Gliding and Lateral Femoral Pain in Patients With Trochanteric Fracture. Arch Phys Med Rehabil 101: 457–463, 2020.

[27] Kawanishi K, et al: Investigation of factors associated with decreased gliding between tissues after trochanteric fracture surgery. J Bodyw Mov Ther 32: 13–18, 2022.

[28] Perry J: 歩行分析　正常歩行と異常歩行. 医歯薬出版, 2007.

[29] Robert Schleip, ほか (著), 竹井仁 (監訳): 人体の張力ネットワーク　膜・筋膜―最新知見と治療アプローチ. 医歯薬出版, 2015.

第 11 章

退行性髋关节炎

　　46岁，女性。年轻时患者曾因髋部疼痛就诊，诊断为 **☑1 髋臼发育不良**。最近，当患者坐在榻榻米上或蹲下时，髋关节疼痛加剧，于是患者再次就诊，诊断为**退行性髋关节炎**，并开始接受物理治疗。

　　站立姿势时，患者髋关节为内旋位，骨盆前倾和腰椎前凸加剧。行走时，从足跟着地期到站立中期，腰椎前凸和骨盆前倾增强，髋关节前侧出现疼痛。此外，在站立中期，**☑2 观察到 Trendelenburg步态**，此时出现髋关节疼痛的症状。**☑3 髋关节活动度**为屈曲95°、伸展–10°、外展35°、内收20°、外旋30° 和内旋0°，髋关节疼痛出现在各个方向，尤其是在屈曲/内收/内旋和髋关节屈曲/外展/外旋位置的左右差异明显，髋关节疼痛在最大活动度时再现。Thomas试验阳性，髋关节周围肌力为MMT 3～4级。**☑4 对股直肌周围进行手法治疗后**（▶视频11），髋关节屈曲、内收、内旋时的疼痛减轻。

 视频11

（扫描视频目录下方二维码观看）

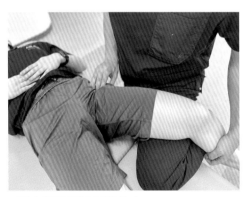

对股直肌周围进行手法治疗

本病例的解剖学观点

☑1 髋臼发育不良与退行性髋关节炎之间有什么关系？

☑2 为什么会出现Trendelenburg步态？

☑3 为什么髋关节活动度受限？

☑4 为何对股直肌周围的治疗有效？

退行性髋关节炎

由于髋关节的关节软骨的退化、磨损导致关节的破坏，随后，引起反应性的骨增殖的一种疾病。在日本，先天性髋关节脱臼和髋臼发育不全、股骨头坏死等各种各样的疾病、外伤相继发生的情况很多。由于髋关节的活动度下降或肌力降低等机能发生障碍，从而妨碍日常生活。

✅1 髋臼发育不良与退行性髋关节炎之间有什么关系?

1) 髋关节和肩关节

髋关节是由**髋臼**和**股骨头**组成的球窝关节。

它与肩关节相似,能够进行屈伸/伸展、外展/内收、外旋/内旋等大幅度运动。但是,与肩关节不同的是能支撑体重。

在人类从四足进化到直立双足行走的过程中,肩关节没有了支撑体重的功能,但获得了更大的活动能力,例如觅食。

另外,髋关节因需要负担包含上肢在内的体重,牺牲了灵活性以获得更高的支撑性。因此,髋臼比肩关节盂更深、更大。

2) 髋臼发育不良

髋臼发育较差的髋关节(**髋臼发育不良**)会导致负重功能降低(图11-1)。

在正常的髋关节中,髋臼内表面的上方部分在负重时与股骨头接触,存在一种被称为**月状面**的关节软骨。髋臼就像一个托盘,大范围地包住股骨头以支撑体重。

髋臼发育不良的髋关节髋臼较浅,无法充分包裹股骨头。被包进去的少部分需要支撑体重,而使月状面关节软骨所受的压力负荷增加,导致软骨磨损和破坏。

股骨头被包覆的比例称为**股骨头覆盖率**(图11-2)。股骨头覆盖率随髋臼在额面上的倾斜度而变化,这种倾斜度在出生后会逐渐改变。

→ 髋关节
hip joint

→ 髋臼
acetabulum

→ 股骨头
femoral head

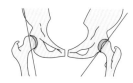

图11-1 髋臼发育不良或(右)和正常髋关节(左)

→ 月状面
lunate surface

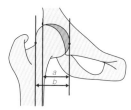

图11-2 股骨头覆盖率的测量方法
从股骨头内侧边缘到髋臼嘴的距离(a)除以从股骨头内侧边缘到股骨头外侧距离(b)。

专栏

🖊 髋臼撞击综合征(FAI)

髋关节与肩关节一样,在髋臼边缘也有一个关节唇,可以增加股骨头覆盖率。髋关节深度屈曲时,关节唇的前上方部分可能被夹在股骨头或股骨颈与髋臼之间。这被称为**髋臼撞击综合征**(FAI)。

FAI也被认为是退行性髋关节炎的早期病变。

FAI的原因大致可分为股骨侧(凸轮型)和髋臼侧(钳型)两种。**凸轮型**是由于股骨颈前方的骨性隆起而引起的,**钳型**是由于髋臼边缘的骨性隆起等原因导致髋臼深度相对增加而引起的。

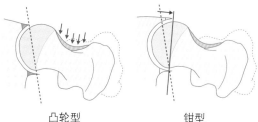

凸轮型　　　　　钳型

✓2 为什么会出现Trendelenburg步态?

1) 什么是Trendelenburg步态?

在步行的站立中期，站立侧髋关节外展肌群的肌肉不活跃会导致摆动侧骨盆下降。这种现象被称为**Trendelenburg步态**。

在Trendelenburg步态中，**重心晃动**较大，行走效率低下。此外，骨盆在承受负荷最大时会下降，使髋臼在额面上倾斜，而相对变浅。

退行性髋关节炎患者因髋关节应力的增加，导致软骨的磨损和破坏。

2) 臀中肌和臀小肌的结构和功能

在站立中期，**臀中肌**是支撑骨盆的重要肌肉。

臀中肌起于**髂骨翼**的臀前线和臀后线之间，止于股骨**大粗隆**。臀中肌又被称为髋关节外展肌，但在单脚支撑时，它能抑制骨盆倾斜。换句话说，臀中肌的作用是抬高摆动腿一侧的骨盆，如果臀中肌无力，摆动腿一侧的骨盆就会下降（图11-3）。

臀小肌位于臀中肌的深层与臀中肌一起作用于髋关节外展。**臀小肌**起于髂骨翼的臀下线，止于大粗隆。

臀中肌和臀小肌均由臀上神经支配。由于臀中肌的肌腹更大，因此臀中肌被认为是髋关节外展运动中的主要作用肌，而臀小肌被认为是辅助肌。

然而，臀小肌从臀下线的下面向前延伸，绕过股骨大粗隆的前方（图11-4）。换句话说，臀小肌的作用是将股骨头拉近到髋臼上。

➡ 臀中肌
gluteus medius m.

➡ 髂骨翼
iliac wing

➡ 大粗隆
greater trochanter

➡ 臀小肌
gluteus minimus m.

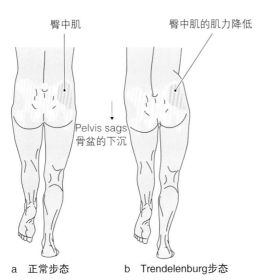

臀中肌　　　　臀中肌的肌力降低

Pelvis sags
骨盆的下沉

a　正常步态　　b　Trendelenburg步态

图11-3　臀中肌的肌力降低和Trendelenburg步态

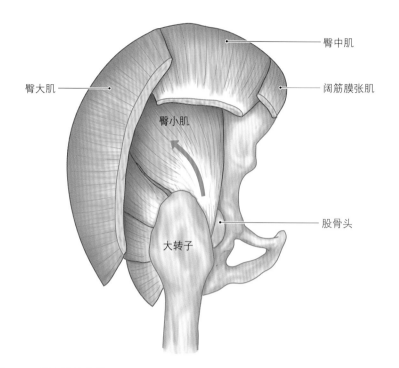

图11-4　臀小肌的走行
因为臀小肌起始于髂骨翼的臀下线的下面，向前面、股骨的大转子的前方迂回走行，可以推测有将股骨头拉向髋臼的作用。

臀中肌 —— 图中上方
阔筋膜张肌 —— 图中右上
臀大肌 —— 图中左
臀小肌 —— 图中中部
股骨头 —— 图中右
大转子 —— 图中下部

如果臀小肌肌力下降，在髋关节外展时股骨头就不能完全进入髋臼，臀中肌肌力就无法发挥出来。换句话说，重要的是要将臀小肌视为能充分发挥臀中肌作用的肌肉，而不仅仅是协助臀中肌的肌肉。

3）臀大肌的结构和功能

臀大肌位于臀中肌和臀小肌的浅层。**臀大肌**在髂骨翼臀后线的后方，起于骶骨，止于股骨后面的臀肌粗隆。它受臀下神经支配，是**髋关节伸肌**之一。

➜ 臀大肌
gluteus maximus m.

然而，臀大肌从髂骨翼开始，覆盖髋关节的内收-外展轴。因此，其上部肌束也对髋关节外展起作用。

4）对Trendelenburg步态的运动疗法

在行走时，髋关节在屈曲位着地并发挥支撑骨盆和将重心向前上方移动的作用。臀中肌具有支撑骨盆的作用，而臀大肌具有伸展髋关节并将重心向前上方移动的作用。因此，在进行只改善Trendelenburg步态的运动疗法时，有必要同时准确评估臀中肌以外的肌肉功能，并进行针对性的训练。

专栏

✏️ 连接腰椎和大腿的弦

除腰大肌以外，所有髋关节周围肌肉都始于骨盆。

腰大肌从腰椎开始，向前方延伸，穿过股骨头前面，然后转向后方，止于小转子。因此，在直立体位时，将股骨头压向后方，具有提高髋关节稳定性的作用，而当腰大肌缩短时，腰椎向前下方的牵引力量就会增强，从而增加腰椎的前凸。

仰卧位时，当一侧髋关节屈曲时，腰椎的前凸会减小，对侧的腰大肌伸展，可察觉到使髋关节屈曲的力量。**Thomas试验**就是利用这一现象来检查髂腰肌的缩短情况。

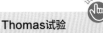

Thomas试验
使患者平躺，非检查侧的髋关节屈曲。此时，检查侧（对侧）的髋关节如果发生屈曲，说明 Thomas 试验阳性。

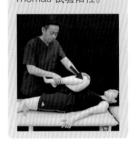

→ 腰大肌
psoas major m.

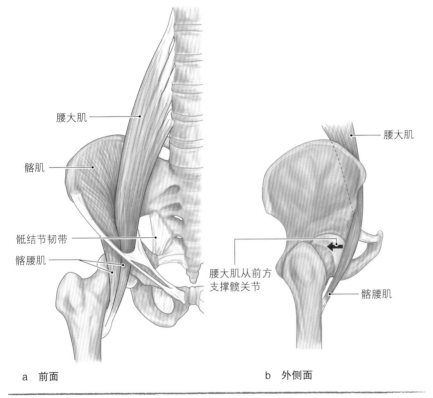

腰大肌

髂肌

骶结节韧带

髂腰肌

腰大肌从前方
支撑髋关节

腰大肌

髂腰肌

a 前面　　　　　　　　　　　　　　　b 外侧面

✅3 为什么髋关节活动度受限？

退行性髋关节炎是由于髋关节活动度降低导致疼痛，从而限制了各种日常活动。髋关节屈曲–内收–内旋和屈曲–外展–外旋的活动度受限和疼痛，尤其是在坐位和蹲位时更容易出现问题。活动度受限有3个主要原因：**骨骼变化；关节囊、韧带变化；肌肉变化**。每一种变化都需要考虑。

1）骨骼变化

根据X线片，退行性髋关节炎的进展可分为初期、早期、中期和晚期4期。

在**初期髋关节炎**中很少出现较大的骨骼变形。

在**早期髋关节炎**中，髋臼上部可能会形成**骨赘**。这些骨赘在X线片上看起来像一根刺，但实际上，如果把髋臼比作是髋关节的屋顶，这些骨赘看起来就像伸出的屋檐。它的形成增加了髋关节承重的稳定性。在髋臼发育不良的情况下，仅有髋臼顶并不能充分覆盖股骨头，而通过这个延伸的屋檐可以覆盖股骨头。但与正常髋臼不同的是，该屋顶延伸出的部分没有被关节软骨覆盖，因此无法承受足够的负荷，导致活动度受限。

→ 骨赘
osteophyte

在**中期髋关节炎**中，关节间隙会逐渐变窄。

在**晚期髋关节炎**中，关节间隙消失，活动度进一步受限。

此外，近年来，股骨头至股骨颈的骨隆起，即所谓的**凸轮畸形**，也被称为与退行性髋关节炎发病有关的骨性畸形。在65岁以下的成年人中，髋臼发育不良患者罹患退行性髋关节炎的风险是健康人的2.6倍，而凸轮畸形患者罹患退行性髋关节炎的风险是健康人的3.1倍。换句话说，虽然在日本人中，髋臼发育不良是一种导致退行性髋关节炎的骨骼形态，但凸轮畸形患者导致本病的风险更高。这种凸轮畸形往往出现在股骨头与股骨颈相移行部位的前上方。因此，髋关节的屈曲/内收/内旋会导致凸轮畸形部与髋臼前部发生碰撞，从而限制了活动度。

2）关节囊、韧带变化

髋关节被关节囊和强韧的关节囊韧带覆盖。

关节囊由两层结构组成：**浅层纤维关节囊**和深层**滑膜**。当患上退行性髋关节炎时，深层滑膜会出现炎症。组织会伴随此滑膜炎进行修复，而关节囊也会紧缩。

围绕关节囊浅层的髋关节韧带包括**髂股韧带**、**耻股韧带**和**坐股韧带**（图11-5，表11-1）。围绕髋关节囊的3条韧带控制着除髋关节屈曲以外的所有运动。如果这些韧带中的一条或几条增厚或缩短，那么受到其控制的动作就会被严重限制。

→ 髂股韧带
iliofemoral ligament

→ 耻股韧带
pubofemoral ligament

→ 坐股韧带
ischiofemoral ligament

另外，如果不将这些韧带视为加固关节囊的韧带，而把关节囊看成一个袋子的其中一部分增厚了，则可以从另一个角度理解其病理变化。关节囊部分增厚和延展性下降的状态与关节囊内体积缩小的状态相近。不难想象，关节囊局部体积越小，关节运动时在多个方向上偏歪就越大。因此，可以理解为退行性髋关节炎造成的关节活动度的受限是发生在多个方向上的。

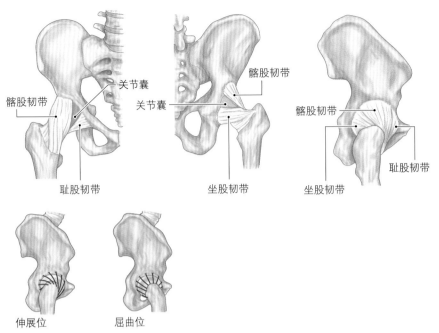

伸展位　　　　屈曲位

图11-5　髋关节韧带

表11-1　髋关节韧带

髂股韧带： 最强韧，附着在髂前下棘和股骨转子间嵴
·覆盖髋关节的前面→髋关节屈曲时松弛，伸展时紧张 ·穿过髋关节的内收/外展轴的上方→髋关节外展时松弛，内收时紧张 ·在水平面上存在于内旋/外旋轴的前方、后方→无论是内旋还是外旋都紧张
耻股韧带： 附着在髋臼的耻骨部和股骨转子间的前面
·存在于髋关节的前下方→髋关节伸展、外展、外旋时紧张
坐股韧带： 附着在髋臼的坐骨部和转子间嵴
·在股骨颈部的上方迂回走行。此走行方式像拧毛巾一样 　→髋关节屈曲时，韧带像拧毛巾时放松一下那样变得松弛，伸展时像更用力地拧毛巾那样变得紧张。髋关节的内展、内旋运动时都紧张

　　此外，Tsutsumi等分别拍摄了髋关节轻度屈曲位、伸展位、屈曲/外展/外旋位的MRI结果显示，在**屈曲/外展/外旋位置**时，关节腔的容积最大。这表明髋关节在屈曲/外展/外旋体位，关节囊较为松弛。当关节囊受限时，无法充分摆出松弛的肢位，从而导致左右侧髋关节屈曲、外展、外旋位置的差异。

3）肌肉变化

　　在退行性髋关节炎患者中，髋关节在站立姿势下经常处于屈曲、内收、内旋位置，这通常会导致髋关节外展、外旋的活动度受限。

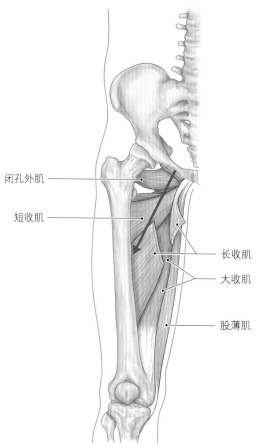

闭孔外肌 ——

短收肌 ——

—— 长收肌

—— 大收肌

—— 股薄肌

图11-6　内收肌群对骨盆的支撑
髋关节外展肌群的肌力下降，导致外展肌群不能支撑骨盆。因此，髋关节内收肌群将骨盆引向股骨。

a. 内收肌群的代偿作用。

　　具有髋关节内收/内旋作用的**内收肌群**限制髋关节的外展/外旋运动。内收肌群中最浅层的**长收肌**，由耻骨结节斜向股骨骨干中央内侧走行。**股薄肌**位于它的内侧，**大收肌**位于这两块肌肉的深处（图11-6）。

　　在负重姿势下，因为下肢是固定在地面上的，因此当这些肌肉收缩时，会将骨盆拉向负重侧。因此，在髋外展肌无法支撑骨盆的情况下，骨盆可通过内收肌群的收缩来支撑（图11-6）。这种状态持续下去会导致内收肌挛缩，从而限制外展/外旋的活动度。

→ 长收肌
adductor longus m.

→ 股薄肌
gracilis m.

→ 大收肌
adductor magnus m.

b. 预期外的肌肉内收作用。

　　当髋关节被迫外展/外旋时，大转子后部可能会出现疼痛。大转子后方有**股方肌**和**闭孔外肌**。这两块肌肉均为髋深外旋六肌之一（专栏➡第134页），对髋关节具有外旋作用，并且它们不太容易在髋外旋时被拉伸。

→ 股方肌
quadratus femoris m.

→ 闭孔外肌
obturator externus m.

股方肌起于坐骨结节，呈矩形，止于转子间嵴。闭孔外肌起于闭孔的骨缘和闭孔膜，止于转子间嵴。由于这两块肌肉都穿过内收、外展轴下方，因此具有**内收作用**。因此，当大粗隆后方受到外展运动的拉伸时，可能会出现拉伸痛。

✅4 为何对股直肌周围的治疗有效？

1）股直肌返折头与关节囊之间的关系

股直肌是股四头肌中唯一的双关节肌，起于髂前下棘，经髌骨止于胫骨粗隆。然而，虽然起于髂前下棘的肌腱被称为**直头**，但还有一条起于髋臼上缘的肌腱被称为返折头。这个起自返折头的腱通过关节囊与关节唇相连。因**返折头**靠近股骨和髋臼之间的碰撞区域，在髋关节屈曲、内收、内旋过程中，该起点紧张度的增加可能会更容易引起撞击。

→ 股直肌
rectus femoris m.

→ 直头
straight head

→ 返折头
indirect head

2）股直肌直头与关节囊及周围肌肉的关系

说起股直肌与髋关节之间的关系，返折头和关节囊的关系往往是关注的焦点，但了解股直肌直头与髋关节囊及周围肌肉之间的关系在临床上也至关重要。

股直肌直头不直接与关节囊相连。然而，在股直肌直头的深层和关节囊的浅层均有**脂肪性疏松结缔组织**。另据Kaya报告，在给髋臼撞击综合征患者实施关节镜手术时，观察到脂肪性结缔组织会发生纤维化，切除后可减轻疼痛。

此外，此脂肪性疏松结缔组织并不只存在于股直肌和关节囊之间，同样延伸到邻近的髂腰肌、臀小肌、缝匠肌、阔筋膜张肌和股外侧肌之间。疏松结缔组织是肌肉间松散地连接，其功能是允许肌肉组织之间的滑动。由于神经末梢和血管分布较多，所以它是一个容易产生疼痛的结构。如上所述，为了扩大髋关节屈曲/外展/外旋位置时关节囊腔的容积，需要增加关节囊周围肌肉的滑动性。股直肌下广泛存在的疏松结缔组织能确保这种滑动。

作者团队的研究表明，与传统的静态拉伸相比，超声可视化引导下对股直肌周围进行增加肌肉间滑动的手法治疗可更好地改善髋关节屈曲、内收、内旋的活动度。

🖋 髋深外旋六肌和梨状肌综合征

存在于髋关节深层的外旋肌有梨状肌、上孖肌、下孖肌、闭孔内肌、闭孔外肌和股方肌等6块肌肉，合称为**髋深外旋六肌**。正如肩关节的肩袖能增强肩关节的动态稳定性一样，髋深外旋六肌能增强髋关节的动态稳定性。

在髋深外旋六肌中，**梨状肌**起于骶骨前面，穿过大坐骨切迹，止于股骨大粗隆上面。大坐骨切迹被梨状肌分为**梨状肌上孔**和**梨状肌下孔**，是神经和血管的通道。**臀上神经**，动静脉经梨状肌上孔通过；**臀下神经**，动静脉，**坐骨神经**则经梨状肌下孔通过。因此，梨状肌张力的增加会导致这些神经和血管受到挤压，从而引起从臀部到大腿后侧的放射性疼痛。这就是**梨状肌综合征**。

坐骨神经与梨状肌之间的位置关系是梨状肌综合征的问题所在，其相对位置容易出现变异。例如，坐骨神经穿入梨状肌，其坐骨神经分为胫神经和腓总神经两个分支，有两个分支都穿过梨状肌的病例，也有仅腓总神经穿入梨状肌的病例，还有坐骨神经从梨状肌上孔穿出的病例。这些变异发生在同一部位，可知坐骨神经容易受到梨状肌卡压为一大要因。

坐骨神经穿过梨状肌的深层，走行于上孖肌、闭孔内肌和下孖肌的浅层。也就是说，坐骨神经容易受到梨状肌从上面的压迫，以及上孖肌、闭孔内肌、下孖肌上推的压迫，这些肌肉都是坐骨神经受压的因素。由于这些肌肉与梨状肌一起作用于髋关节的外旋，因此当梨状肌紧张时，这些肌肉也会紧张。

梨状肌综合征可被视为坐骨神经受到以梨状肌为中心的髋关节深层的外旋肌群（髋深外旋六肌）压迫的一种综合征。

➜ 梨状肌
piriformis m.

➜ 梨状肌上孔
suprapiriform foramen

➜ 梨状肌下孔
infrapiriform foramen

➜ 臀上神经
superior gluteal nerve

➜ 臀下神经
inferior gluteal nerve

➜ 坐骨神经
sciatic nerve

➜ 梨状肌综合征
piriformis syndrome

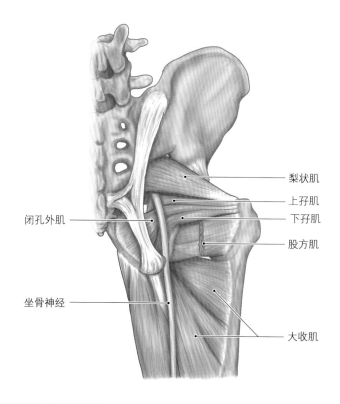

闭孔外肌

坐骨神经

梨状肌
上孖肌
下孖肌
股方肌

大收肌

☑1 **髋臼发育不良与退行性髋关节炎之间有什么关系?**

当髋臼发育不良时，髋臼会变浅，股骨头覆盖率会降低。此时，以正常的力量作用于髋关节时，会导致月状面关节软骨承受的压力负荷增加，从而导致软骨磨损和破坏。

☑2 **为什么会出现Trendelenburg步态?**

臀中肌的作用是抬高摆动腿一侧的骨盆，当臀中肌无力时，摆动腿一侧的骨盆会下降，造成此步态。此外，臀小肌具有将股骨头拉往髋臼的作用，臀大肌的上肌束具有髋关节外展作用，皆可支持骨盆运动。因此，臀小肌和臀大肌皆是造成Trendelenburg步态的原因。

☑3 **为什么髋关节活动度受限?**

活动度受限是由骨赘、凸轮畸形、关节囊增厚和缩短以及肌肉伸展性降低造成的。当出现髋关节多向活动度受限时，怀疑关节囊相关问题，尤其要评估是否存在凸轮畸形。此外，因髋关节外展肌肌力下降而无法支撑骨盆的患者，会依靠内收肌群的收缩来支撑骨盆。这种持续状态会导致内收肌痉挛，并限制外展/外旋的活动度。此外，具有外旋作用的股方肌和闭孔外肌会因外展运动而伸展，从而导致大转子后方疼痛。

☑4 **为何对股直肌周围的治疗有效?**

对于髋关节屈伸/内收/内旋活动度受限，我们要观察是否存在从股直肌深层及其外周分布的脂肪性疏松结缔组织的问题。此外，在髋关节屈曲/外展/外旋等复合运动中，肌肉的位置关系会发生显著变化，因此同一部位的疏松结缔组织的滑动性也很重要。

【参考文献】

[1] Ganz R, et al: The etiology of osteoarthritis of the hip: An integrated mechanical concept. Clin Orthop Relat Res 466: 264–272, 2008.

[2] 名倉武雄, ほか: MR 画像を用いた大腰筋機能の3 次元モデル解析. 日本臨床バイオメカニクス学会誌 18: 131–135, 1997.

[3] Yoshio M, et al: The function of the psoas major muscle: Passive kinematics and morphological studies using donated cadavers. J Orthop Sci 7: 199–207, 2002.

[4] Hosnijeh S, et al: Cam deformity and acetabular dysplasia as risk factors for hip osteoarthritis. Arthritis Rheumatol 69: 86–93, 2017.

[5] Tsutsumi M, et al: In vivo magnetic resonance imaging study of the hip joint capsule in the flexion abduction external rotation position. Sci Rep 12: 6656, 2022.

[6] Tsutsumi M, et al: Spatial distribution of loose connective tissues on the anterior hip joint capsule: a

combination of cadaveric and in-vivo study. Sci Rep 11（1）：22813, 2021.

[7] Kaya M：Impact of extra-articular pathologies on groin pain：An arthroscopic evaluation. PLoS One 13（1）：e0191091, 2018.

[8] 川谷義行, ほか：骨盤出口部における絞扼性坐骨神経障害（梨状筋症候群を含む）の寝台と治療. 関節外科21（1）：65-74, 2002.

第12章 后交叉韧带损伤

病例

　　男性，30岁。在乘车时，患者与迎面驶来的汽车相撞，右膝盖撞在仪表盘上。事故发生后，患者的膝关节无法活动，随即被送往急诊室。患者被诊断为☑1**右膝后交叉韧带损伤**，虽然影像学没有表现出任何问题，但膝关节严重肿胀，胫骨凹陷。石膏固定两周后，开始进行物理治疗。

　　物理治疗开始时，患者的主诉是☑2**膝关节展/屈曲运动时后外侧疼痛**，关节活动度伸展为-15°，屈曲为100°。通过运动疗法和物理治疗，膝关节活动度稳步改善。然而，☑3**在步行的支撑相，膝关节仍不稳定**，残存后外侧疼痛。膝关节不稳定在内翻应力测试、后抽屉测试和后外侧旋转不稳定（PLRI）测试中均呈阳性。患者腘窝内侧有明显压痛，行走时右下肢总是外旋。在对作为后外侧支撑结构的腘肌进行徒手治疗（▶视频12）、对股二头肌和腓肠肌外侧头进行拉伸以及在膝关节屈曲的同时进行引导小腿内旋的活动度练习后，行走时疼痛有所减轻。

▶ 视频12
（扫描视频目录下方二维码观看）

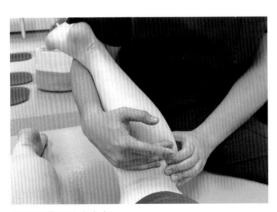

对腘肌进行手法治疗

本病例的解剖学观点

☑1 为什么会发生后交叉韧带损伤？

☑2 为什么膝关节运动会导致后外侧疼痛？

☑3 什么原因导致行走不稳？

疾病说明

后交叉韧带损伤
交通事故或运动等膝盖前面遭遇强烈撞击时发生的情况较多。虽然膝关节发生功能障碍的情况很少，但是作为强烈后方不稳的案例，主诉是在运动时或上下楼梯时有疼痛感和不稳定感。

137

☑1 为什么会发生后交叉韧带损伤?

1)前交叉韧带(ACL)和后交叉韧带(PCL)

膝关节囊内有两条韧带相交。在前方的是**前交叉韧带**(ACL),后方的是**后交叉韧带**(PCL)(图12-1)。

PCL长约40mm,宽约15mm,厚度几乎是前交叉韧带的2倍。因此,PCL损伤的发生率低于ACL损伤,**部分撕裂**比完全撕裂更常见。

ACL损伤通常是由体育活动中的转身或起跳等落地动作造成的。要造成PCL损伤,膝关节应受到相对大的外力作用。

→ 前交叉韧带(ACL)
anterior cruciate ligament

→ 后交叉韧带(PCL)
posterior cruciate ligament

2)后交叉韧带(PCL)的结构和功能

PCL是连接股骨内髁外侧面和胫骨髁间嵴后方的韧带。因此,PCL的功能是防止胫骨相对于股骨的**后方**半脱位。在对PCL进行详细检查时,可以观察到2条纤维束,就像ACL一样。它们是**前外侧纤维束**(ALB)和**后内侧纤维束**(PMB)(图12-2)。ALB穿过膝关节屈伸轴的前方,因此在屈曲时处于紧张状态,而PMB穿过膝关节屈伸轴的后方,因此在伸展时处于紧张状态。然而,最近的研究表明,ALB和PMB的长度都会随着膝关节屈曲而增加,也就是说,在膝关节屈曲时,这两条纤维束都会限制胫骨的后移。

→ 前外侧纤维束(ALB)
antero-lateral bundle

→ 后内侧纤维束(PMB)
postero-medial bundle

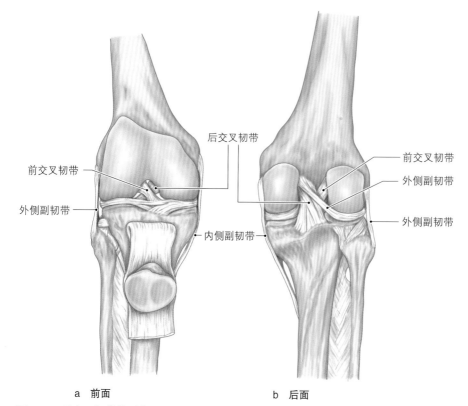

前交叉韧带
后交叉韧带
外侧副韧带
内侧副韧带
前交叉韧带
外侧副韧带
外侧副韧带

a 前面   b 后面

图12-1 后交叉韧带的形态

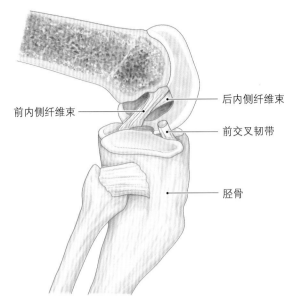

图12-2　后交叉韧带的纤维束
后交叉韧带被分为前外侧纤维束和后内侧纤维束，前外侧纤维束的直径大约是后内侧纤维束的2倍。

前内侧纤维束

后内侧纤维束

前交叉韧带

胫骨

在仰卧位，当膝关节**屈曲90°**时，重力会在胫骨上产生一个向后的位移的矢量。在PCL损伤的膝关节中，尤其是当ALB受伤时，因为无法拮抗这一矢量，胫骨会向后半脱位。这种现象被称为**胫骨后坠（sagging现象）**（图12-3）。

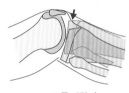

图12-3　胫骨后坠（sagging现象）
蓝色是正常胫骨的位置，红色是胫骨后坠时胫骨的位置。

专栏

✎ **造成PCL损伤的肢体位置**

体育活动中PCL的损伤通常发生在跌倒时，踝关节跖屈时膝盖受到撞击。如果踝关节处于背屈状态，则小腿远端不接触地面跪地。在这种情况下，股骨髁比胫骨近端更容易触地。另外，在踝关节跖屈时，胫骨近端接触地面，因此来自地面的冲击力是导致胫骨向后移动的外力。

患者很少记得跌倒时踝关节的位置。通过详细询问受伤现场的情况来推断受伤时的肢位，无论从康复还是从预防复发的角度来看，都具有重要的意义。

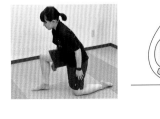
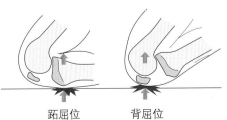

跖屈位　　　　背屈位

因此，当膝关节处于屈曲位，胫骨近端从前方到后方受到较大外力作用时，就会发生PCL损伤，例如在车祸中膝关节撞击仪表盘，或在跌倒时膝关节受到撞击。

☑2 为什么膝关节运动会导致后外侧疼痛？

许多患者在PCL损伤后都会主诉膝关节后外侧疼痛。然而，PCL附着在股骨内侧髁的外壁上，并不存在于膝关节后外侧。

1）膝关节浅层的结构

观察膝关节的后外侧，髂胫束、股二头肌和腓肠肌外侧头位于最浅层（图12-4）。

> （1）**股二头肌**：从大腿后侧下行，附着于**腓骨头**。因此，它对膝关节的屈曲和小腿的外旋起作用。
> （2）**腓肠肌外侧头**：起于股骨外上髁后方，成为跟腱，止于跟骨粗隆。因此，随着膝关节的屈曲，这块肌肉也会影响小腿的外旋。

➜ 股二头肌
biceps femoris m.

➜ 腓骨头
head of fibula

➜ 腓肠肌外侧头
gastrocnemius lateral head

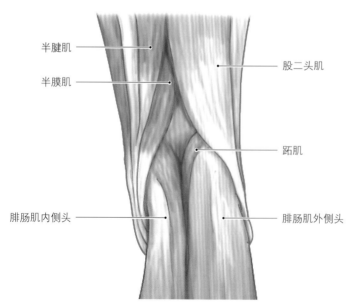

半腱肌
半膜肌
股二头肌
跖肌
腓肠肌内侧头
腓肠肌外侧头

图12-4　后外侧支持结构的浅层

2）膝关节深层的结构

在膝关节深处，有一个条索状韧带，从股骨外上髁上的腓肠肌外侧头起点的前方，走行于膝关节后下方，在腓骨头之前与股二头肌腱融合。这就是**外侧副韧带**。这条韧带限制了膝关节的内翻以及小腿相对于**股骨的后移**和**外旋**。

➡外侧副韧带
lateral collateral ligament

在外侧副韧带的深处，可以发现一条附着于股骨外上髁外侧的肌腱。这条肌腱被后关节囊环绕，然后变成肌腹，向内下方移动，附着在胫骨后上面。这就是**腘肌**。

➡腘肌
popliteus m.

3）包围后方关节囊的韧带

后方关节囊形态的个体差异很大，但其中央处必定存在一**腘斜韧带**，起始于半膜肌止点旁的胫骨附着处，面向腓肠肌外侧头走行。其外侧的关节囊较为厚实且呈Y形，此部分即为**腘弓状韧带**。Y形内侧的纤维束会跨越腘肌腱，和腘斜韧带结合（**图12-5**）。外侧部分在腓肠肌外侧头起始处附近与关节囊相交。

➡腘斜韧带
oblique popliteal ligament

➡腘弓状韧带
arcuate popliteal ligament

此外，腘弓状韧带的外侧还有一条纤维，从腓肠肌外侧头的起点附近一直延伸到腓骨头。被称为**短侧副韧带**。该韧带的内侧缘与腘弓状韧带的外侧部分相连（**图12-6**）。如果该韧带缺失，**腘弓状韧带的外侧**就会变得较发达。

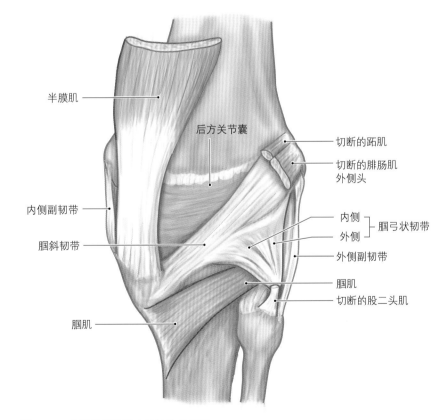

图12-5 典型的后外侧支持结构的深层
起始于在中央的半膜肌止点旁的胫骨附着处，面向腓肠肌外侧头的起始点走行的腘斜韧带。
其外侧的关节囊较为厚实且呈Y形的叫腘弓状韧带，Y形内侧的纤维束跨越腘肌腱，和腘斜韧带结合。

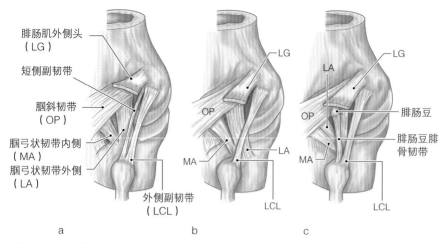

图12-6　后外侧支持结构的个体差异
a：在外侧副韧带的深层存在短侧副韧带。
b：如果短侧副韧带缺损，腘弓状韧带的外侧部会发达。
c：如果在腓肠肌外侧头的深层存在腓肠豆，腓肠豆腓骨韧带会发达。

4）腓肠豆的存在

大约20%的人有**腓肠豆**（fabella），它是腓肠肌外侧头的籽骨，位于股骨外侧髁的后方。

在没有腓肠豆的情况下，短侧副韧带往往有缺损或较细。

当存在腓肠豆时，则会有一条连接腓肠豆和腓骨头的强韧韧带，被称为**腓肠豆腓骨韧带**（FFL）。腓肠豆腓骨韧带的厚度与外侧副韧带相似，并与外侧副韧带平行，因此其功能也与外侧副韧带相似，可避免膝关节的内翻以及小腿相对于股骨的后移和外旋。

➜ 腓肠豆腓骨韧带（FFL）
fabella–fibula ligament

5）膝关节后外侧支撑结构

膝关节后外侧关节囊有很大的个体差异，在腓肠豆腓骨韧带缺损的情况下，腘弓状韧带便会代偿性地较为发达。换句话说，这些组织并非单独发挥作用，而是共同为膝关节后外侧提供静态稳定机制。

此外，**腘肌**通过筋膜与腘弓状韧带相连。因此，可调节此静态稳定结构的张力，腘肌和上述静态稳定结构统称为**后外侧支持结构**（PLS）。

➜ 后外侧支持结构（PLS）
postero–lateral structure

6）PCL损伤和PLS损伤

PCL损伤发生时，膝关节会受到较大的向后的拉力。因此，在PCL损伤的膝关节中经常会伴有**PLS损伤**。

PLS在膝关节伸展到最大活动度时绷紧，并使胫骨外旋。在屈膝的早期，腘肌收缩增加了后方关节囊的紧张度。

PLS受损，伸膝运动引起的牵伸力会造成**膝关节后外侧疼痛**。此外，如果屈曲时腘肌的收缩不足，关节囊就会被夹到膝关节后外侧处。从而造成PLS损伤，膝关节在屈伸时都会出现疼痛。

✎ 前交叉韧带松弛（slooppy ACL）

PCL损伤会导致胫骨向后方坠落。一旦胫骨向后方坠落，ACL附着端之间距离变短，从而变得松弛。

长年的PCL损伤会导致ACL张力的下降，从而引起ACL中胶原纤维的数量减少，单位面积上胶原纤维的含有量减少，以及直径减小等ACL形态的变化。ACL的这种情况被称为**前交叉韧带松弛**（slooppy ACL）。运动员等长期PCL功能不全的人，会增加ACL受伤的风险，需要引起重视。

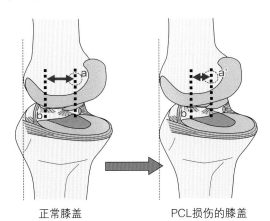

正常膝盖　　　　　　PCL损伤的膝盖

a、a'：ACL的股骨附着部；b、b'：ACL的胫骨附着部
比起a-b的距离，a'-b'的距离变短，ACL松弛。

☑3 什么原因导致行走不稳?

PCL受伤后，膝关节可能会在步行的支撑相中段出现不稳定。PCL有防止膝关节后方不稳定的功能。然而，在进行如行走等向前运动时，胫骨会向前倾斜，因此不会受到使胫骨向后移动的应力的影响。

1）PCL和ACL的位置关系

PCL与ACL一样，具有控制胫骨旋转运动的功能。

在内旋/外旋的中间位置，从前方观察两条交叉韧带时，PCL与ACL交叉（图12-7）。当胫骨相对于股骨内旋时，两条韧带的交叉会更明显，呈现彼此纠缠的走向，且紧张度增强。另外，当胫骨相对于股骨外旋时，两条韧带的交叉会解开，紧张度也会降低。

如上所述，ACL和PCL相互交叉，控制着胫骨的旋转。因此，膝关节的旋转中心位于胫骨髁间棘内侧髁一侧。PCL损伤的膝关节会无法借助PCL和ACL的交叉来控制胫骨的旋转运动。

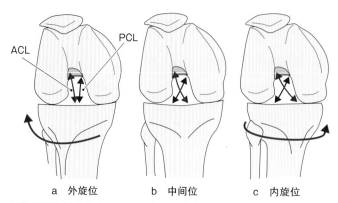

a　外旋位　　　　b　中间位　　　　c　内旋位

图12-7　根据胫骨旋转肢位的不同PCL和ACL的位置关系的变化
a：PCL与ACL的相互交叉程度较中间位变少。
b：PCL与ACL相互交叉。
c：PCL与ACL更加强烈地相互交叉。

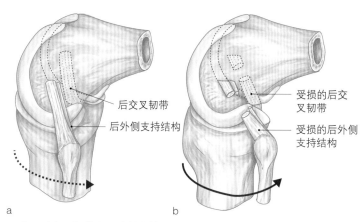

后交叉韧带

后外侧支持结构

受损的后交
叉韧带

受损的后外侧
支持结构

a　　　　　　　　　　b

图12-8　由于后交叉韧带和后外侧支持结构的损伤导致的后外侧旋转不稳定
a：正常。
b：由于后交叉韧带和后外侧支持结构的损伤，不能限制小腿向后外侧旋转的矢量。

2）PLS损伤和后外侧旋转不稳定（PLRI）

当PCL损伤伴有PLS损伤时，表现为**后外侧旋转不稳定**（PLRI）（图12-8）。在这种情况下，膝关节屈曲90°和小腿外旋的姿势下，将胫骨压向后方，胫骨后移量会增加。

一般来说，在达到伸膝的末端活动度时，胫骨会**发生外旋**，以增加膝关节的稳定性。胫骨的这种运动被称为**"旋锁机制"**。

若有PLRI的情况，膝关节往胫骨后外侧的失稳程度会增加，造成在进行走路等活动时，于膝关节伸展活动度末端出现不稳定感或疼痛的情况。

→ 后外侧旋转不稳定（PLRI）
postero-lateral rotatory in-
stability

后交叉韧带损伤总结

☑1 为什么会发生后交叉韧带损伤?

PCL的功能是防止胫骨相对于股骨发生后方半脱位。因此，当胫骨近端在膝关节屈曲位受到由前向后的巨大外力作用时，如车祸中膝关节撞击仪表盘或跌倒时膝关节受到撞击，就会发生PCL损伤。

☑2 为什么膝关节运动会导致后外侧疼痛?

PLS在膝关节伸展活动度末端时绷紧，并使胫骨外旋。此外，在屈膝的早期腘肌收缩，增加了后方关节囊的张力。在PCL损伤的膝关节中，通常会出现PLS损伤，膝关节伸展运动带来的牵拉会造成膝关节后外侧疼痛。如果在屈膝时腘肌无法发挥充分的收缩力，关节囊会被夹入膝关节后外侧处。

☑3 什么原因导致行走不稳?

ACL和PCL相互交叉，控制着胫骨的旋转运动，膝关节的旋转中心位于胫骨髁间棘的内侧。PCL损伤的膝关节无法控制胫骨的旋转运动。再加上在PLS损伤时，会出现PLRI，膝关节往胫骨后外侧的活动度会增加。这可能会在走路等活动时于膝关节伸展活动度末端出现不稳定和疼痛的情况。

【参考文献】

[1] Girgis FG: The cruciate ligament of the knee joint: Anatomical functional and experimental analysis. Clin Orthop Relat Res 106: 216-231, 1975.

[2] Winkler PW, et al: Evolving evidence in the treatment of primary and recurrent posterior cruciate ligament injuries, part 1: anatomy, biomechanics and diagnostics. Knee Surg Sports Traumatol Arthrosc 29: 672-681, 2021.

[3] Kaplan EB: The Fabellofibular and short lateral ligaments of the knee joint. J Bone Joint Surg Am 43: 169-179, 1961.

[4] 出家正隆, 越智光夫: 総論. 臨床スポーツ医学20: 633-637, 2003.

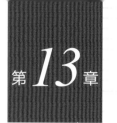

第13章 髂胫束综合征

病例

17岁，女性。田径长跑运动员，长期以来一直感到跑步时右膝外侧疼痛。最近疼痛加剧，无法继续训练，于是她咨询了骨科医生。

患者右股骨外上髁疼痛，压迫试验（compression test）和Ober试验阳性，没有任何影像学问题，☑1 被诊断为髂胫束综合征。

膝关节活动度无异常，但髋关节屈曲活动度受限。外上髁处、股外侧肌、阔筋膜张肌和臀大肌都有压痛。在**静态排列**（static alignment）下观察到**青蛙眼**（frog's eye）现象。膝关节伸展肌力在伸膝终末端表现为无力，股内侧肌萎缩。

跑步停止后，☑2 **对阔筋膜张肌和臀大肌进行放松**。结果，疼痛虽获得改善，但在恢复跑步时又会复发。☑3 **在对股外侧肌进行放松**（▶视频13）和对股内侧肌进行强化训练后，静态排列和伸膝肌力得到改善，跑步时疼痛也消失了。

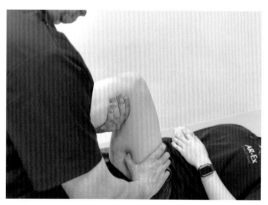

股外侧肌的放松

> **◀专业词汇解说**
> **静态排列**
> （static alignment）
> 是指安静时的骨骼和骨骼之间的排列。不良的静态排列会使加在关节或软组织的应力增强，从而出现问题。

> **◀专业词汇解说**
> **青蛙眼**
> （frog's eye）
> 是指髌骨向外侧移位的一种静态排列。从前侧看，髌骨在外侧的样子像青蛙的眼睛，因此得名。

> ▶ 视频13
> （扫描视频目录下方二维码观看）

本病例的解剖学观点

☑1 为什么跑步会导致髂胫束综合征？

☑2 为什么要对阔筋膜张肌和臀大肌进行放松？

☑3 为什么放松股外侧肌就能消除髂胫束疼痛？

> **疾病说明**
> **髂胫束综合征**
> 属于跑步后损伤的一种。跑步时膝盖的屈伸使髂胫束和股骨外上髁摩擦导致的疾病。

✅1 为什么跑步会导致髂胫束综合征？

1）髂胫束的结构和功能

髂胫束是一个强韧有力的结缔组织筋膜束，向下走行于大腿外侧，越过**股骨外上髁**，附着在胫骨粗隆外侧的一个结节（**Gerdy结节**）上。因此，它具有控制髋关节和膝关节运动的功能（图13-1）。对膝关节疼痛的患者，它有抑制**膝关节内翻和小腿内旋**的作用。

髂胫束在膝关节屈伸运动的运动轴上滑行，其作用方向以膝关节屈曲45°位置为界发生变化（图13-2）。

> **（1）从45°屈曲位伸展**：髂胫束通过在膝关节屈伸轴的前方，起**伸膝**作用。
> **（2）从45°屈曲位屈曲**：髂胫束通过在膝关节屈伸轴的后方，起**屈膝**作用。

→ 髂胫束
iliotibial band

→ 股骨外上髁
lateral epicondyle of femur

2）跑步动作的运动学

在跑步动作中，膝关节以屈曲姿态着地，进一步屈曲以缓冲地面的冲击。然后，伸膝动作提高身体重心，就在脚离开地面之前，膝关节发生屈曲动作，将下肢向上摆动。最后，伸膝动作使脚回到地面。因此，在一个跑步周期中，膝关节要进行两次屈伸运动。因此，重复快速的屈伸运动（例如在跑步过程中）会使髂胫束和股骨外髁之间产生**巨大的摩擦力**（图13-3）。

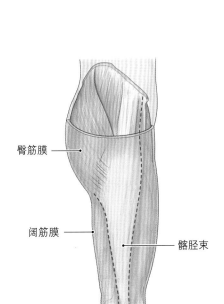

臀筋膜

阔筋膜

髂胫束

图13-1 髂胫束
阔筋膜在大腿外侧是最厚的，这一部分叫作髂胫束。

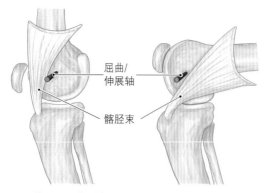

屈曲/伸展轴
髂胫束

a 从45°屈曲位伸展　　b 从45°屈曲位屈曲

图13-2　髂胫束对膝关节的作用（外侧面）
a：髂胫束穿过运动轴的前方，使膝盖伸展。
b：髂胫束穿过运动轴的后方，使膝盖屈曲。

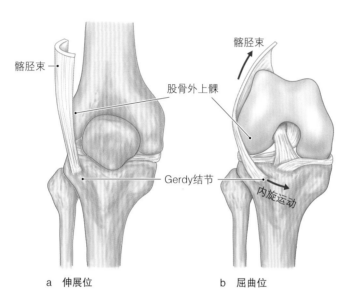

髂胫束
股骨外上髁
Gerdy结节
髂胫束
内旋运动

a 伸展位　　b 屈曲位

图13-3　膝关节肢位和髂胫束的走行（前面）
与膝盖伸展位（a）相比，在屈曲位（b）上，髂胫束越过外上髁之后，向前内下方走行，被外上髁推向表层。

3）髂胫束的走行

　　由于股骨处于生理性外翻状态，因此在膝关节伸展时，髂胫束会越过股骨外上髁直奔Gerdy结节。然而，当膝关节屈曲时，小腿的内旋，髂胫束越过股骨外上髁后，被迫向**前下方**走行（图13-3）。结果，髂胫束被向外突出的**股骨外上髁**挤向外侧。因此当压迫股骨外上髁近端1~2cm处同时伸膝进行疼痛再现检查即**压迫试验**（compression test）时，出现阳性结果。

试着
压迫试验
（compression test）
压迫股骨外上髁的近端，并进行膝关节的屈曲伸展运动，髂胫束在股骨外上髁施加摩擦力时，能发现膝关节外侧疼痛。

4）髂胫束综合征的发病机制

髂胫束综合征是指股骨外上髁附近的髂胫束及其深层滑囊发炎。

不过，最近的一些研究表明，髂胫韧带炎症可能是脂肪垫炎症，而不是滑囊炎，因为在髂胫束和股骨外上髁之间没有滑囊，而是**脂肪垫**，其中包含许多神经末梢和血管。

像本病例这种情况，跑步时膝关节内翻和小腿内旋增加，对髂胫束或位于髂胫束下方的脂肪垫的压力增加，因此就要尝试**改善患者的跑步形式**，以及对髋关节和足踝关节进行运动治疗。

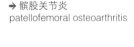

→ 髂胫束综合征
iliotibial band friction syn-drome

专栏

✎ 髂胫束与髌股关节炎

髂胫束附着于胫骨的Gerdy结节，但髂胫束最浅、最前方的纤维束从髌骨外侧延伸至表面。在膝屈曲过程中髂胫束向后滑动时，该纤维束就会绷紧并将髌骨压向股骨，从而起到稳定髌股关节的作用。

外侧型髌股关节炎是由于将髌骨往外的牵引力增大而发病的，主要问题是股外侧肌柔韧性降低，但也应注意髂胫束的柔韧性。

→ 髌股关节炎
patellofemoral osteoarthritis

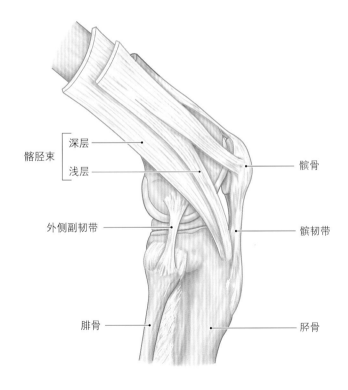

✅2 为什么要对阔筋膜张肌和臀大肌进行放松？

1）髋关节周围肌肉的结构

在髂胫束综合征的运动疗法中，对髋关节周围肌肉的功能评估非常重要。包裹髋关节周围肌肉的筋膜包括**阔筋膜**和**臀肌筋膜**，二者为彼此连续的筋膜。

➡ 阔筋膜
fascia lata

➡ 臀肌筋膜
fascia glutea

> （1）**阔筋膜**：包裹大腿肌肉的筋膜，外侧部分最厚，这部分称为髂胫束（图13-1➡第147页）。
> （2）**臀肌筋膜**：覆盖臀肌群的筋膜。它在覆盖臀大肌的地方最厚，是臀中肌起点。

髂胫束近端纤维束的结构可分为两层：浅层和深层。

> （1）**浅层**：主要由臀大肌浅层腱膜移行组成。
> （2）**深层**：由臀大肌上部3/4肌束、臀中肌浅层肌束及其筋膜、**阔筋膜张肌**移行筋膜组成。这3块肌肉起于髂骨，起到**外展髋关节**的作用（图13-4）。

➡ 臀大肌
gluteus maximus m.

➡ 臀中肌
gluteus medius m.

➡ 阔筋膜张肌
tensor fasciae latae m.

2）髂骨和臀线

双足直立行走的人类，**髂骨**非常发达，因此可扩大髋外展肌群的附着处，使髋外展肌群的整体力量更大。**髂骨翼**有前、后、下3条臀线。**臀线**是由肌肉张力所致的线状的凸起，将每块肌肉的起点分开。

➡ 髂骨翼
iliac wing

➡ 臀线
gluteal lines

> （1）**臀大肌**：起始于**后臀线**的后方。
> （2）**臀中肌**：起始于**前臀线**和**后臀线**之间。
> （3）**阔筋膜张肌**：位于**前臀线**前方，起于髂前上棘的外侧。

每块肌肉的缩短都会增加髂胫束的张力，因此有必要确定哪块肌肉的缩短导致了髂胫束张力的增加。

3）阔筋膜张肌的结构和功能

阔筋膜张肌起于髂前上棘的外侧，然后通过**大粗隆前方**到达髂胫束。因此，除了在髋关节外展时起作用外，它还在髋关节屈曲和内旋时起作用，顾名思义，它还能调节阔筋膜的张力。当阔筋膜张肌缩短时，髋关节伸展位的内收运动就会受到限制，Ober试验就会呈阳性。

Ober试验

取患侧在上的侧卧位，使非检查侧的髋关节屈曲，检查侧的髋关节外展。在此状态下，使髋关节被动内旋，并观察能否与非检查侧的下肢接触。
能接触为阴性，不能接触为阳性。此时，充分把持住（检查侧）不让检查侧的骨盆下降是很重要的。

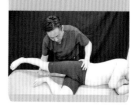

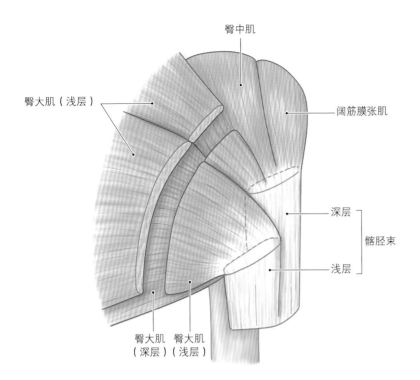

臀中肌

臀大肌（浅层）

阔筋膜张肌

深层 ⎤
     ⎬ 髂胫束
浅层 ⎦

臀大肌   臀大肌
（深层）   （浅层）

图13-4　髂胫束近端的构造
浅层：主要由臀大肌的表层筋膜移行而成。
深层：臀大肌上3/4的肌束，臀中肌的浅层肌束与其筋膜、阔筋膜张肌的肌束具有连续性。

4）臀大肌的结构和功能

臀大肌大致分为浅层和深层。

（1）浅层：起于腰背筋膜和骶尾骨外侧缘，其筋膜移行至髂胫束。
（2）深层：起于髂骨翼和骶结节韧带，止于股骨**臀肌粗隆**。
　　臀大肌的作用是根据髋关节外展/内收运动轴来划分的（图13-5）。
（3）外展/内收运动轴上方的肌束：**髋关节外展** ⎱
　　　　　　　　　　　　　　　　　　　　　　 ⎰ 总体**髋关节伸展**动作。
（4）外展/内收运动轴下方的肌束：**髋关节内收**

➡ **臀肌粗隆**
gluteus tuberosity

当臀大肌缩短导致髂胫束缩短时，患者会主诉在髋关节屈曲到最大范围时从**臀部到大腿后外侧有拉伸感**。

5）臀中肌的结构和功能

臀中肌止于大粗隆的上方，因此它是单纯的髋外展肌。

其作用可根据髋关节屈伸轴的不同，做以下区分（图13-5）：

（1）通过髋屈曲/伸展轴前方的肌束：**屈髋**。
（2）通过髋屈曲/伸展轴后方的肌束：**伸髋**。

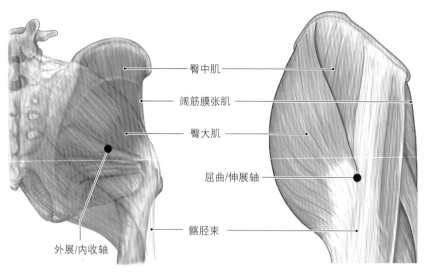

图13-5 臀大肌和臀中肌的作用
臀大肌具有髋关节伸展的作用，同时具有使存在于外展/内收轴的上部的肌束外展，使下部的肌束内收的作用。臀中肌具有使髋关节外展的作用，同时具有使存在于屈曲/伸展轴前方的肌束屈曲，使后方的肌束伸展的作用。

专栏

🖊 髂胫束的伸髋作用

髂胫束在大腿外侧从髂骨向下延伸至胫骨，因此具有控制髋关节内收和膝关节内翻的静态作用。另外，髂胫束的近端部分由于与臀大肌、臀中肌和阔筋膜张肌的肌束相连，也可能具有一定的动态作用。髂胫束深层部分的纤维束与臀大肌、臀中肌和阔筋膜张肌的肌束相互交织，伸髋时在大粗隆后方形成复杂而立体的交错。

与其他动物不同，双足直立行走的人类要将髋关节保持在伸展位置。在髋关节伸展时，髂胫束深层纤维束形成立体交叉从后面支撑着大粗隆，以固定髋关节。人类以外的哺乳动物没有髂胫束。

总之，髂胫束可保持髋关节伸展，在直立运动时对稳定髋关节起着重要作用。

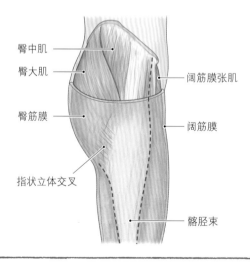

因此，前方肌束缩短会导致和阔筋膜张肌同样的Ober试验阳性；后方肌束缩短会导致和臀大肌缩短一样，屈髋活动受限。

6）本病例的评估

在进行运动疗法时，不能仅仅依靠骨科测试和关节活动度检查，还要加上准确的肌肉触诊，以明确病因。

在本病例中，Ober试验阳性，髋关节屈曲活动度受限，但由于臀中肌无压痛，因此认为病因在于**阔筋膜张肌**和**臀大肌**。因此，患者接受了运动疗法，以增强这两块肌肉的柔韧性。

☑3 为什么放松股外侧肌就能消除髂胫束疼痛？

1）股外侧肌的结构和功能

股外侧肌起于股骨后侧的**粗线外侧唇**，附着于髌骨，并通过髌腱止于**胫骨粗隆**。它是一块大肌肉，广泛覆盖于大腿外侧，且理所当然地被阔筋膜所覆盖（**图13-6**）。

髂胫束是大腿筋膜外侧最厚的部分。髂胫束的张力增大会增加阔筋膜的张力，并造成包围股外侧肌**区间**的内压增加。这种内压的增加会增加股外侧肌的张力，因此在髂胫束张力亢进的**髂胫束综合征**患者中经常会观察到股外侧肌张力过高的现象。

➜ 股外侧肌
vastus lateralis m.

➜ 粗线外侧唇
lateral lip of linea aspera

➜ 胫骨粗隆
tibial tuberosity

➜ 区间
compartment

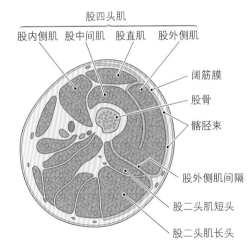

股四头肌
股内侧肌　股中间肌　股直肌　股外侧肌
阔筋膜
股骨
髂胫束
股外侧肌间隔
股二头肌短头
股二头肌长头

图13-6　股外侧肌和阔筋膜、髂胫束的位置关系
股外侧肌是广泛覆盖在大腿外侧的肌肉，被阔筋膜覆盖。

2）和脂肪垫的相对位置

如前所述（➜ 第149页），髂胫束综合征的发病机制可能是脂肪垫发炎。脂肪垫位于由外侧的**髂胫束**、内侧的**股骨外上髁**和近侧的**股外侧肌**组成的空间内（**图13-7**）。

当髂胫束张力过高时，该间隙变窄，内压增加。此外，膝关节屈曲或股外侧肌收缩时，股外侧肌向远端滑动，使该间隙变窄，内压增加（**图13-7**）。这一间隙内压力的增加被认为会增加对脂肪垫的压迫并导致疼痛。

针对髂胫束的运动治疗除了可有效改善髂胫束的柔韧性外，同时可改善股外侧肌的柔韧性。

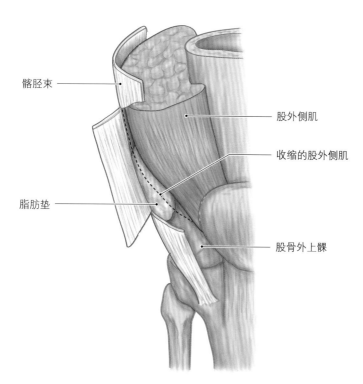

图13-7　髂胫束、股外侧肌和脂肪垫的位置关系
脂肪垫存在于外侧由髂胫束，内侧由股骨外上髁，近侧由股外侧肌构成的空间内。股外侧肌紧张兴奋时，此区间的内压上升，发生髂胫束综合征。

髂胫束综合征总结

☑1 为什么跑步会导致髂胫束综合征?

类似跑步使膝关节反复快速屈曲、伸展运动，会在髂胫束和股骨外侧髁之间产生巨大的摩擦力。脂肪垫位于髂胫束和股骨外侧髁之间。在跑步过程中，如果膝关节内翻和小腿内旋增加，髂胫束或位于髂胫束下方的脂肪垫所受的压力就会增加，从而导致髂胫束综合征。

✅2 为什么要对阔筋膜张肌和臀大肌进行放松?

髂胫束近端分为两层:浅层和深层。浅层主要由臀大肌浅层腱膜移行而成。深层是臀大肌上部3/4的肌束。与臀中肌的浅层肌束及其筋膜和阔筋膜张肌的肌束彼此相连而成。因此,治疗这些肌肉可以提高髂胫束的柔韧性。

✅3 为什么放松股外侧肌就能消除髂胫束疼痛?

股外侧肌广泛覆盖于大腿外侧,并被阔筋膜所覆盖。髂胫束是阔筋膜外侧最厚的部分,因此如果髂胫束过度紧张,阔筋膜也会过度紧张。因此,在髂胫束综合征中经常会观察到股外侧肌张力过高的情况。当膝关节屈曲或股外侧肌收缩时,脂肪垫受到的压力就会增加,从而导致疼痛。

【参考文献】

[1] Fairclough J, et al: The functional anatomy of the iliotibial band during flexion and extension of the knee: implications for understanding iliotibial band syndrome. J Anat 208(3): 309–316, 2006.

[2] 三浦真弘, ほか: 腸脛靱帯遠位部の線維構築と大腿—膝外側支持機構との関連性について. 臨床解剖研究会記録7: 20–21, 2007.

[3] 三浦真弘, ほか: 腸脛靱帯の構成線維とその機能解剖学的意義について. 臨床解剖研究会記録6: 6–7, 2006.

[4] Kaplan EB, et al: The Iliotibial Tract: Clinical and Morphological significance. J Bone Joint Surg Am 40: 817–832, 1958.

第14章

半月板损伤

54岁，女性。患者感觉下楼梯时左膝后侧疼痛，观察了一段时间后发现，在左膝屈曲时出现腘窝疼痛，屈膝困难，膝关节无法完全伸展，于是到作者所在医院就诊。

左膝关节内侧至后侧区域出现疼痛，MRI结果显示☑**1内侧半月板出现脱出和变性撕裂**，诊断为内侧半月板损伤。保守治疗未能改善疼痛，因此患者接受了☑**2关节镜下内侧半月板缝合术**。

术后，膝关节伸直固定3周，固定期间进行股四头肌等长收缩训练和踝及足趾的主动运动。术后3个月，膝关节的伸展被动活动度为0°，屈曲活动度为130°，☑**3膝关节伸展主动活动度为-10°**。☑**4上下楼梯时，髌股关节上外侧出现疼痛**。患者的髌骨向上活动度减小，髌韧带周围有压痛。为了改善髌骨的活动度，对髌下脂肪垫进行了手法治疗（▶视频14），并加强股四头肌肌力，从而改善膝关节主动活动度。术后6个月，患者疼痛消失，可以正常生活。

▶ 视频14
（扫描视频目录下方二维码观看）

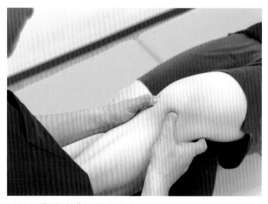

对髌下脂肪垫进行手法治疗

本病例的解剖学观点

☑**1** 为什么半月板会移位？

☑**2** 为什么要进行关节镜下内侧半月板缝合术？

☑**3** 为什么术后无法主动完全伸展？

☑**4** 为什么上下楼梯时髌股关节上外侧会出现疼痛？

疾病说明

半月板损伤

大体分为遭受一次较大外力所发生的急性半月板损伤和频繁地向膝关节施加外力所发生的慢性半月板损伤。由于膝关节疼痛和活动受限，会让体育运动和日常生活受到影响。在年轻人中多因运动外伤导致，在老年人中多因年龄增长导致半月板的退化撕裂。虽然在半月板边缘部的纵向撕裂处可施行关节镜下半月板缝合术，但水平撕裂和横向撕裂都需要部分切除。

✅1 为什么半月板会移位?

1) 抗环压力结构

　　半月板是一种弹性纤维软骨组织,位于胫骨和股骨之间,像软垫一样起到缓冲的作用。不过,软垫除了能起到缓冲垂直方向的压力外,还能缓冲由于股骨髁曲度造成的水平方向的压力。作用在纵面或圆柱壁上的拉应力称为**环压力**(hoop stress)。为了对抗这种压力,半月板前根和后根附着在胫骨上,半月板边缘必须附着在内侧关节囊上,内侧关节囊必须绷紧。例如,在搭帐篷时,先将帐篷固定在骨架上,然后将骨架插入地面,使其固定得更牢固。如果我们把半月板在胫骨的连接处看作是固定在地面上的部分,而把关节囊看成是帐篷与骨架,就更容易理解了。只要满足这些条件,半月板就能抵抗环压力。

→ 半月板
meniscus

2) 后根部撕裂的分类和损伤机制

　　内侧半月板后根部的撕裂被称为**MMPRT**(图14-1)。在这种情况下,半月板无法承受环压力而向内侧脱出。MMPRT被认为会加速膝关节骨关节炎的进展,一旦发现,最好用手术介入修复半月板。

→ MMPRT
medial meniscus posterior
root tear

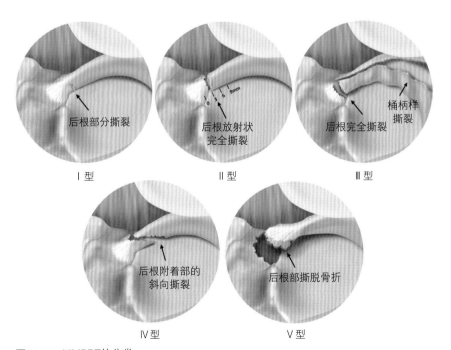

图14-1　MMPRT的分类
〔Laprade MC: Meniscal Root tears, A classification system based on tear morphology. AMJSM 43(2): 363-369, 2014 より転載〕

　　Frumatsu等对100名有膝关节后内侧撕裂声(pop声)、疼痛感觉并诊断为MMPRT的患者进行了访谈，详细询问了他们的受伤史。结果表明，最常见的是下楼运动（38%）、行走运动（18%）和深蹲等膝关节极度屈曲运动（13%）。Yokoe等估算了在步行、慢跑、下楼和着地运动时施加在内侧半月板后根的剪切力，结果表明，剪切力随膝关节屈曲而增加，在下楼梯运动时尤为明显。

3）内翻对位不良的影响

内翻对位不良是指关节力线向内侧移动，膝关节内侧承受的压力负荷增加。因此，环压力会增加，而内翻对位不良被认为是导致内侧半月板移位的因素之一。

Ishii等的研究表明，穿外侧楔形鞋垫来矫正内翻对位不良可减少内侧半月板移位量。

4）骨赘增生

内侧型退行性膝骨关节炎是膝内侧关节间隙边缘的**骨赘**增生。在边缘处有一个滑膜性的关节囊。这种滑膜关节囊与浅层纤维层无法分离，其与半月板相连接部分被称为**半月板胫骨韧带**和**半月板股骨韧带**。换句话说，在关节运动过程中，该关节间隙的边缘会不断受到机械应力的作用。正因为有机械应力作用，为了稳定软组织，从而产生骨赘。此外，这种骨赘增生是软骨化骨，即使在放射学检查中看起来没有骨赘，但实际上也可能长出软骨赘。由于骨赘或软骨赘的形成，半月板胫骨韧带和半月板股骨韧带的附着点向内侧移动，导致**内侧半月板向内侧移动**。

➜ 骨赘
osteophyte

➜ 半月板胫骨韧带
meniscotibial ligament

➜ 半月板股骨韧带
meniscofemoral ligament

换句话说，为防止内侧半月板移位的发生，半月板的胫骨附着处要固定在胫骨平台上，以吸收环压力，含有滑膜层的内侧关节囊必须充分绷紧。Tsutsumi等的研究表明，半膜肌的腱鞘结构附着于内侧关节囊。另据报道，拉伸半膜肌等运动疗法可改善内侧半月板脱出。以上研究结果表明，针对附着于内侧关节囊的结构进行运动疗法可能会改善内侧半月板移位，因此有必要开展进一步研究。

◎2 为什么要进行关节镜下内侧半月板缝合术？

1）胫股关节的结构

股骨的**内、外髁**是**胫股关节**的关节头，呈大而圆的形状。另外，胫骨内、外髁的关节窝小而浅。因此，胫股关节的稳定性不高。补偿这种稳定性结构之一是**半月板**。

➜ 胫股关节
femorotibial joints

➜ 内髁
medial condyle

➜ 外髁
lateral condyle

2）半月板的结构和功能

半月板处于胫股关节中的内侧和外侧。半月板在胫股关节边缘较厚，与关节囊相连，越向中心越薄（**图14-2**）。

这种结构符合股骨髁的形状，增加了胫股关节的稳定性，同时也分散了重力对胫股关节造成的**压力负荷**（**图14-3**）。即使在膝关节运动时改变了胫股关节的契合度，半月板也会在屈膝时向后移，在伸膝时向前移，来增强胫股关节的契合度。

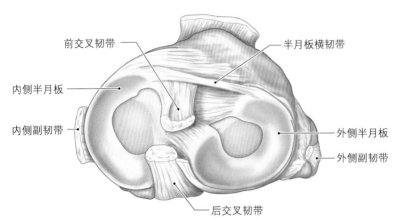

前交叉韧带　半月板横韧带

内侧半月板

内侧副韧带　外侧半月板

外侧副韧带

后交叉韧带

图14-2　半月板
内侧半月板呈C形，外侧半月板呈O形，内侧半月板比外侧半月板大。

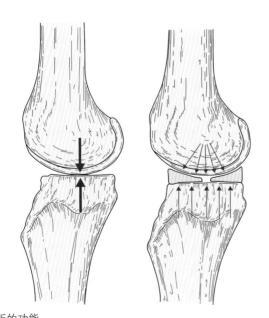

图14-3　半月板的功能
由于半月板的存在，施加给胫骨关节的重力负荷被分散。
〔滝正徳，木村雅史（著），越智光夫（編）：最新整形外科学大系第17巻 膝関節·大腿.
p312，中山書店，2006より〕

内侧半月板通过关节囊与内侧副韧带最深处的**半月板股骨韧带**和**半月板胫骨韧带**相连。**外侧半月板**与外侧副韧带不相连（图14-4）。内侧半月板和外侧半月板都在**髁间棘前区**和**髁间棘后区**与胫骨相连，但内侧半月板的附着点之间的距离更长（图14-5）。因此，与外侧半月板相比，内侧半月板在膝关节屈伸过程中的活动度较小。

半月板的组织学结构为**纤维软骨**，可缓冲膝关节所承受的压力负荷。内侧半月板的后部就像胫骨内髁后方的堤坝，避免**胫骨向前移**。

3）半月板损伤的类型

最常见的半月板损伤类型是伴有边缘剥离的前后方向撕裂即**纵向撕裂**。高龄病例则多为中间处上下撕裂的**水平撕裂**和**变性**。此外，还有一些复合型损伤，如内外侧方向撕裂的**横向撕裂**，也有横向和纵向联合撕裂的**鹦鹉喙撕裂**（parrot beak tear），同时有纵向撕裂或横向撕裂和水平联合撕裂的**瓣状撕裂**（flapping tear），以及像本病例这样的纵向撕裂和断端边缘卷起的**桶柄样撕裂**（图14-6）。

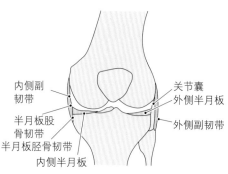

图14-4 内侧、外侧半月板和内侧、外侧副韧带的关系
内侧半月板：与内侧副韧带相连。
外侧半月板：不与外侧副韧带相连。

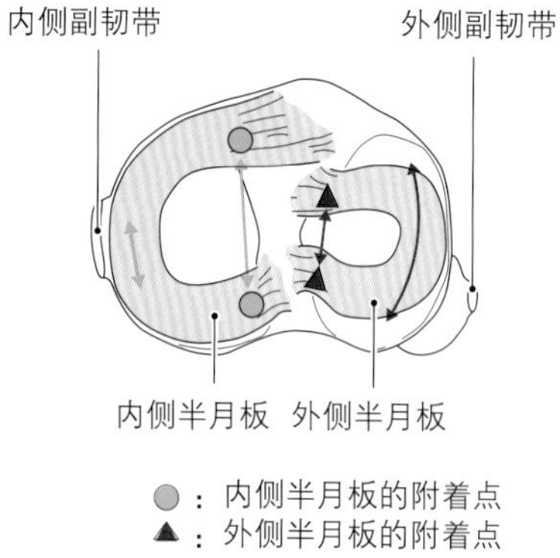

内侧副韧带　　　　　　外侧副韧带

内侧副韧带
关节囊
外侧半月板
半月板股骨韧带
外侧副韧带
半月板胫骨韧带
内侧半月板

内侧半月板　外侧半月板

●：内侧半月板的附着点
▲：外侧半月板的附着点

图14-5 半月板的附着点和移动距离
由于内侧半月板的附着点间的距离更长，移动距离变小。

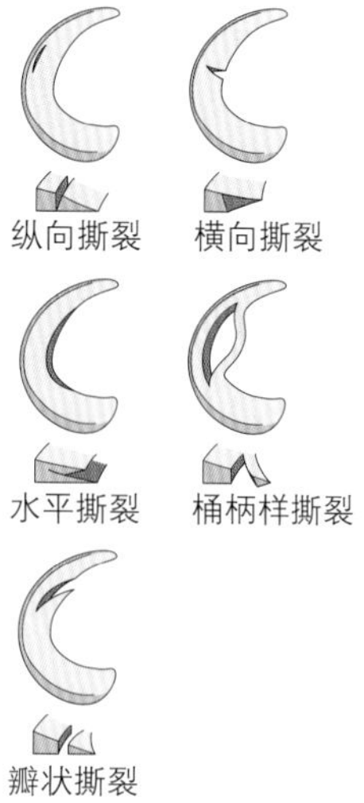

纵向撕裂　　横向撕裂

水平撕裂　　桶柄样撕裂

瓣状撕裂

图14-6
半月板的损伤形态

4）半月板周围的动脉

为了修复受损的半月板，有必要了解半月板和膝关节的血流运行情况。向膝关节供血的血管有从**腘动脉**分支出来的**膝上内侧动脉**、**膝上外侧动脉**、**膝中动脉**、**膝下内侧动脉**、**膝下外侧动脉**和股动脉分出来的**膝降动脉**（图14-7）。

外侧半月板主要由膝下外侧动脉滋养。膝下外侧动脉穿过腓肠肌起点的深层，由**后向前的方向**绕着外侧半月板外的关节囊以单纯的方向走行。

内侧半月板在中央1/3处的**内侧副韧带**前后的血管支配不同。后方部分分布着直接从腘动脉分支出来的**无名血管**，这样的例子很多。在中央-

➡ 内侧半月板
medial meniscus

➡ 半月板胫骨韧带
meniscotibial ligament

➡ 外侧半月板
lateral meniscus

➡ 髁间棘前区
anterior intercondylar area

➡ 髁间棘后区
posterior intercondylar area

➡ 纵向撕裂
longitudinal tear

➡ 水平撕裂
horizontal tear

➡ 变性
degeneration

➡ 横向撕裂
transverse tear

➡ 腘动脉
popliteal artery

➡ 膝上内侧动脉
superior medial genicular artery

➡ 膝上外侧动脉
superior lateral genicular artery

➡ 膝中动脉
middle genicular artery

➡ 膝下内侧动脉
inferior medial genicular artery

➡ 膝下外侧动脉
inferior lateral genicular artery

前方部分提供养分的**膝下内侧动脉**，走行于胫骨内髁外缘的前下方后，往髌韧带的内侧上行，再从内侧半月板外围的关节囊前方向中央走行（图14-8）。此外，也有分支出膝降动脉和膝上内侧动脉的案例，以及仅分支出膝降动脉的案例。

在半月板外周走行的动脉以1mm至数毫米的间隔分支出营养半月板的粗支。然而，从外围面向中枢部的血管会在外缘10%～25%范围内终止，故半月板中枢部并没有血管到达，只能由滑液提供养分（图14-8）。

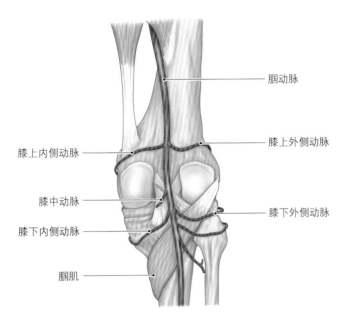

图14-7　腘部的动脉分支
从腘动脉分支出来膝上内侧动脉、膝上外侧动脉、膝中动脉、膝下内侧动脉、膝下外侧动脉。

专栏

✎ 绞锁现象和桶柄样撕裂

在纵向撕裂中，半月板会裂成内侧断端和外侧断端。如果股骨髁卡在两个断端之间，内侧断端就会被拉向股骨髁间窝中部，使膝关节无法伸展。这种情况就是膝关节**绞锁现象**（嵌顿），即绞锁更容易发生在纵向撕裂中。当交锁发生时，内侧断端会像水桶柄一样向上浮起，即桶柄样撕裂。

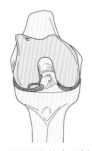

绞锁损伤的半月板

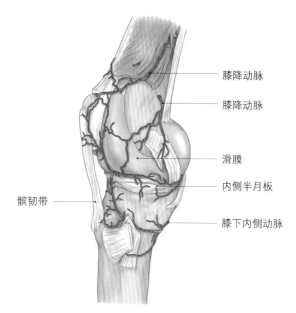

图14-8 内侧半月板的营养血管
从中央开始，前方部分是膝下内侧动脉，后方部分由腘动脉分支的无名血管分布较多，膝降动脉或膝上内侧动脉等也有分布。

膝降动脉
膝降动脉
滑膜
内侧半月板
髌韧带
膝下内侧动脉

5）半月板切除术和缝合术

由于半月板是一种缺乏血运的组织，因此被认为修复能力较差，切除半月板一直被用作治疗半月板损伤的手术方法。然而，半月板的缓冲作用会因切除而受损。胫股关节上的应力负荷增加，分散应力负荷的能力降低。因此，应力负荷集中在胫股关节上，胫股关节的关节软骨更容易发生退化。部分切除术在过去很常见，但近年来**缝合技术**迅速发展，部分切除术在日本有所减少。

半月板的边缘部分有血运，但中央部分的血运特别少。然而，通过骨穿孔将骨髓血诱导到关节内、**纤维蛋白凝块**（fibrin clot）和**富血小板血浆（PRP）疗法**等技术的合并应用，缝合技术已可用于无血运区域的撕裂。

6）半月板移位的影响

当半月板部分切除时，半月板的功能就会受损，**退行性膝骨关节炎（OA）**就会发展。同样，如果半月板移位其在胫股关节之间的位置，退行性膝骨关节炎也会发生。半月板移位会导致半月板覆盖的胫股关节表面的覆盖面减少，软骨承受的压力负荷增加。因此，半月板移位与关节间隙狭窄密切相关。与半月板损伤或退化相比，人们认为半月板移位与OA的进展关系更为密切。特别是在半月板移位超过3mm的退行性膝骨关节炎疾病中，出现膝关节疼痛的频率增加。因此，治疗半月板移位对于预防退行性膝骨关节炎的加重非常重要（图14-9）。

▶专业词汇解说

纤维蛋白凝块
由患者自身血液或骨髓制备而成的血凝块。由于它含有大量生长因子，故有望治疗无法仅靠缝合治愈的部位。

▶专业词汇解说

PRP（富血小板血浆）疗法
从患者自身血液中分离出血小板，并将其注射到患处，以期望应用血小板丰富的修复能力来恢复患处的一种疗法。

→ 退行性膝骨关节炎
Gonarthrosis

✎ 支撑半月板活动度的结构

半月板通过移动可配合在膝关节屈伸过程中胫股关节的适合度。因此，针对半月板损伤的运动疗法必须侧重于参与半月板活动度的结构。

在半月板的前部，**半月板髌韧带**通过关节囊连接髌骨和半月板。因此，当股四头肌收缩、髌骨向上运动时，半月板就会向前移动。

内侧半月板中部的1/3与**半月板股骨韧带**和**半月板胫骨韧带**相连，后部与**半膜肌**相连。另外，外侧半月板后1/3处有一个**腘肌腱**的止点，但该止点肌腱的形态有许多变异。

→ 半月板髌韧带
meniscopatella ligament

→ 半膜肌
semimembranosus m.

→ 腘肌
popliteus m.

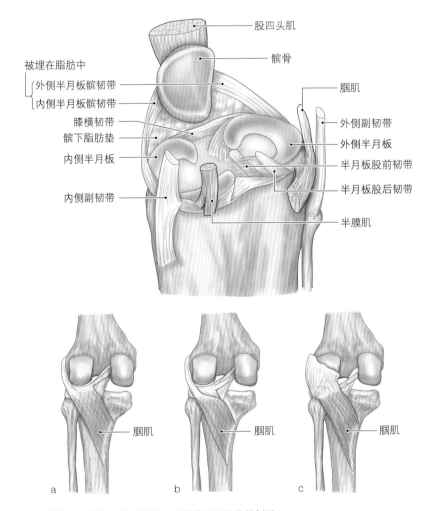

a：从腘肌的内侧发出的腱纤维与外侧半月板相连的例子。
b：腘肌被分成浅层和深层，从深层发出的肌纤维与外侧半月板相连的例子。
c：腘肌穿过后方关节囊与半月板相连的例子。
〔a～c：Last RJ, et al：The popliteus muscle and the lateral meniscus：With a note on the attachment of the medial meniscus. J Bone Joint Surg Br 32（1）：93–99, 1950を参考に作成〕

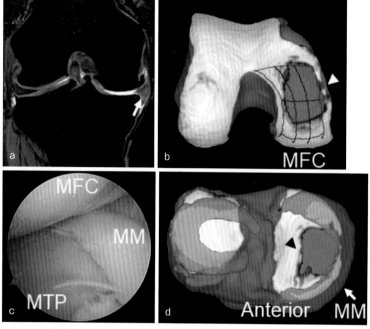

MM：内侧半月板
LM：外侧半月板
MFC：股骨内侧踝
MTP：胫骨内侧平台

图14-9　右膝的内侧半月板移位的状态
a：在冠状断层可发现内侧半月板偏移（白箭头）。在内侧间隔可确认软骨缺损。
b：使用3D MRI可确认MFC的软骨缺损（白三角）。
c：根据关节镜所见，MTP的半月板覆盖面积减少，可确认在MFC和MTP上的软骨缺损。
d：使用3D MRI可确认内侧半月板（白箭头）的突出和MTP的软骨缺损（黑三角）。
〔Ozeki N et al：Degenerative Meniscus in Knee Osteoarthritis：From Pathology to Treatment. Life（Basel）. 12（4）：603, 2022 より転載〕

☑3　为什么术后无法主动完全伸展？

1）术后注意事项

　　半月板损伤的手术治疗通常在关节镜下进行，创伤较小，患者术后早期可以开始进行负重练习和关节活动度练习，从而缩短回归社会和重返运动的时间。另外，过早回归社会或重返运动可能会导致膝关节疼痛复发或关节水肿等问题，需要谨慎对待。

　　此外，像本病例这样，在缝合术后缝合部稳定之前会限制其活动范围，这可能会导致术后关节挛缩和肌力下降等问题。尤其是**伸展滞后**（extension lag）现象，即主动运动无法达到被动运动所达到的伸展角度，这一点不容忽视。很多情况下，例如本病例，术后早期膝关节即使在被动运动时也会受到限制，但即使伸展不再受限，膝关节也无法通过主动运动进行伸展。在这种情况下，使膝关节伸展的肌肉及其支持机制被认为是问题所在。

◀专业词汇解说▶

伸展滞后
（extension lag）
无法通过主动运动达到被动运动的伸展活动度的现象，这是伸膝装置的问题。

2）股内侧肌的功能

　　股四头肌在伸膝过程中，**股内侧肌**的肌纤维束与股骨长轴之间的夹角越向远端角度变得越大，与股外侧肌的肌纤维束成角相比角度扩大程度也更大（**图14-10**）。与股骨长轴平行的肌肉在屈曲时更容易被拉伸，因此股外侧肌在膝关节屈曲位置下较易收缩。股内侧肌不易受到在膝关节屈伸运动时拉伸的影响，故可在**膝关节最终伸展范围**发挥强大张力。而众所周知，即使股内侧肌瘫痪，膝关节也可以完成主动完全伸展运动，因此单纯认为伸展滞后（extension lag）的原因是股内侧肌肌无力可能是不够的。

→ 股四头肌
quadriceps femoris m.

→ 股内侧肌
vastus medialis m.

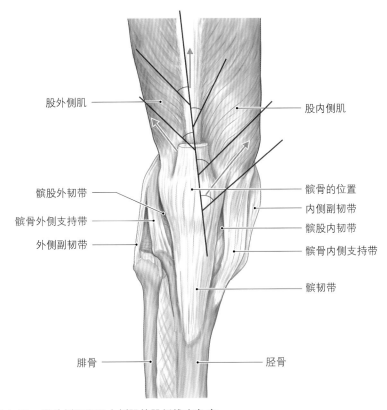

图14-10　股外侧肌和股内侧肌的肌纤维束角度
股内侧肌的肌纤维束角越向远端角度越大，与股外侧肌的肌纤维束角度相比角度更大。箭头是股内侧肌、股直肌、股外侧肌的矢量方向。

3）髌腱的作用

　　伸膝的力量来自股四头肌。股四头肌附着于髌骨，并通过髌腱连接到胫骨粗隆。股四头肌的张力通过**髌腱**传递到胫骨，而**髌骨**存在的意义就是有效传递此张力。

　　股四头肌的收缩会导致髌骨向近端滑动，从而在髌腱中产生张力，使胫骨伸展。如果这两个过程中的任何一个受到抑制，膝关节的伸展就会变得困难。

→ 髌腱
patella tendon

→ 髌骨
Patella

4）关节镜手术的影响

关节镜只侵入髌腱的内侧和外侧，故手术创伤较小。同一区域包含**髌下脂肪垫**以及**髌骨内侧支持带**和**外侧支持带**，可造成少量术后粘连和瘢痕。

髌下脂肪垫是一种脂肪性疏松结缔组织，位于关节囊的纤维层和滑膜层之间。它比纤维组织更有弹性，靠近髌腱和纤维层的浅层有大量脂肪滴，很容易被压力压碎。深层的脂肪垫较小，在膝关节屈伸运动时活动灵活。当这些髌下脂肪垫发生纤维化时，膝关节运动时脂肪垫的灵活性就会受到限制。Kitagawa等的研究表明，髌下脂肪垫的纤维化跟缺氧有关，而关节镜侵入和术后制动导致的缺氧被认为是髌下脂肪垫发生纤维化的原因。Katayama等报告称，在膝关节伸直位进行股四头肌等长收缩可增加髌下脂肪垫的硬度，等长收缩后可改善其缺氧的状况。因此，术后早期进行等长收缩不仅可预防伸膝肌力的丢失，而且对预防髌下脂肪垫纤维化也有重要意义。

延续自股内侧肌的**髌骨内侧支持带**和延续自股外侧肌的**髌骨外侧支持带**与阔筋膜合并形成纵向纤维束。这些组织限制髌骨向近端滑动。当这些组织发生粘连、形成瘢痕时，髌骨向近端的滑动就会受到抑制，膝关节的主动伸展就会变得困难。

髌骨下方组织（如髌骨下脂肪垫和髌骨支持带）的粘连和瘢痕被认为是导致伸展滞后的因素之一。换句话说，考虑伸展滞后的原因时，不能简单地将其视为股内侧肌萎缩，还应考虑到髌骨滑动性的降低、**伸膝装置的破坏**，并应对其实施运动疗法。

➔ 髌下脂肪垫
infrapatellar fat pad

➔ 髌骨内侧支持带
medial patella retinaculum

➔ 髌骨外侧支持带
lateral patella retinaculum

✓4 为什么上下楼梯时髌股关节上外侧会出现疼痛？

髌股关节上外侧的疼痛似乎与胫股关节中的半月板切除无关。然而，在半月板切除术后出现股内侧肌肌力下降的患者中，往往会发现上下楼梯时髌股关节上外侧疼痛。

在上下楼梯时，髌骨所承受的压力比平地行走时更大。上下楼梯时髌股关节上外侧的疼痛被认为是**髌骨受到压力**所致。

髌股关节的股骨外侧髁比内侧髁小。髌骨运动发生在内侧髁和外侧髁之间。髌骨运动由股内侧肌和股外侧肌巧妙控制（图14-11）。

由于外侧髁比内侧髁小，髌骨更倾向于向外侧移动。股内侧肌向内侧牵拉髌骨时，髌骨正常运动。然而，当股内侧肌的力量减弱时，髌骨往往会向外侧移动。当这种情况发生时，髌骨外侧髁上的压力就会增加，髌股关节外侧部位就会疼痛。

➔ 髌股关节
patellofemoral joint

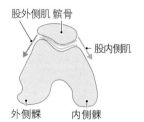

图14-11　髌股关节
发生在内侧髁和外侧髁之间髌骨的运动，由股内侧肌和股外侧肌控制。

☑1 为什么半月板会移位?

半月板因负重而对外缘产生压力,而加在其上的力被称作环压力(hoop stress)。内侧半月板通过附着于胫骨和关节囊来对抗环压力。因此,要改善内侧半月板移位,就必须使关节囊和与关节囊相邻组织的张力恢复正常。

☑2 为什么要进行关节镜下内侧半月板缝合术?

半月板可增加胫股关节的稳定性,分散重力对胫股关节造成的应力负荷,像软垫一样缓冲膝关节的压力。此外,它还能通过在屈膝时向后移动和在伸膝时向前移动,调节膝关节运动时胫股关节的对合。内侧半月板的后部由腘动脉直接分支的无名血管提供营养,中部至前部则由膝下内侧动脉提供营养。半月板的中央部分因没有血运而接受滑液的营养,故自我修复能力较低。为了保留半月板的功能,近年来半月板缝合术成为一种积极的选择。

☑3 为什么术后无法主动完全伸展?

伸展滞后的原因之一是股内侧肌肌无力。股四头肌的收缩会导致髌骨向近端滑动,从而使髌腱产生张力,使胫骨伸展,膝关节产生伸展运动。如果这两个过程中的任何一个受到限制,膝关节的伸展运动就会变得困难。因此,髌骨下方的组织粘连瘢痕也可能是导致伸展滞后的一个因素。

☑4 为什么上下楼梯时髌股关节上外侧会出现疼痛?

股骨内侧和外侧髁之间的髌骨运动受股内侧肌和股外侧肌的巧妙控制。当股内侧肌的力量减弱时,髌骨向外侧移动。这会增加髌骨对外侧髁的压力,导致髌股关节上外侧部位疼痛。

【参考文献】

[1] Laprade MC: Meniscal Root tears, A classification system based on tear morphology. AMJSM 43: 363–369, 2014.

[2] Furumatsu T, et al: Injury patterns of medial meniscus posterior root tears. Orthop traumatic Surg Res 105: 107–111, 2019.

[3] Yokoe T, et al: Shear stress in the medial meniscus posterior root during daily activities. Knee 43: 176–183, 2023.

[4] Ishii Y, et al: Effects of lateral wedge insole application on medial compartment knee osteoarthritis severity evaluated by ultrasound. Knee 24: 1408–1413, 2017.

[5] Tsutsumi M, et al: Posteromedial capsular anatomy of the tibia for consideration of the medial meniscal

support structure using a multidimensional analysis. Sci Rep 13：12030, 2023.

[6] Yoshizuka H, et al：Decrease in medial meniscal extrusion after physical therapy to improve knee pain and range of motion in patients with knee osteoarthritis：A retrospective study. PLoS One 17：e0277628, 2022.

[7] Wang YJ, et al：An anatomical and histological study of human meniscal horn bony insertions and peri-meniscal attachments as a basis for meniscal transplantation. Chin Med J 22：536–540, 2009.

[8] 押田翠, 島田和幸：半月板の解剖学的血管分布. 整形・災害外科44：725–731, 2001.

[9] Kawata M, et al：Annual trends in arthroscopic meniscus surgery：Analysis of a national database in Japan. PLoS One 13：e0194854, 2018.

[10] Katano H, et al：Trends in isolated meniscus repair and meniscectomy in Japan, 2011–2016. J Orthop Sci 23 （4）：676–681, 2018.

[11] 木村由佳, ほか：半月板損傷治療のオーバービュー. 整形外科サージカルテクニック11：426–432, 2021

[12] Adams JG, et al：Contribution of meniscal extrusion and cartilage loss to joint space narrowing in osteoarthritis. Clin Radiol 54：502–506, 1999.

[13] Last RJ, et al：The popliteus muscle and the lateral meniscus：With a note on the attachment of the medial meniscus. J Bone Joint Surg Br 32：93–99, 1950.

[14] Reider B, et al：The anterior aspect of the knee joint. J Bone Joint Surg Am 63：351–356, 1981.

[15] Macchi V, et al：The Characteristics of the Lobular Arrangement Indicate the Dynamic Role Played by the Infrapatellar Fat Pad in Knee Kinematics. J Anat 235：80–87, 2019.

[16] Nakanishi S, et al：Difference in Movement between Superficial and Deep Parts of the Infrapatellar Fat Pad during Knee Extension. J Funct Morphol Kinesiol 6：68, 2021.

[17] Kitagawa T, et al：Inhibitory effect of low-intensity pulsed ultrasound on the fibrosis of the infrapatellar fat pad through the regulation of HIF-1α in a carrageenan-induced knee osteoarthritis rat model. Biomed Rep 17：79, 2022.

[18] Katayama N, et al：Effects of isometric contraction of the quadriceps on the hardness and blood flow in the infrapatellar fat pad. J Phys Ther Sci 33：722–727, 2021.

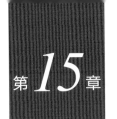

第15章 前交叉韧带损伤和内侧副韧带损伤

病例

16岁，女性。在篮球训练中，患者起跳着地时右膝关节外翻，迫使小腿外旋导致受伤。紧接着，患者的右膝关节明显肿胀和疼痛，无法进行屈伸运动，于是前往骨科就诊。

医生对其进行关节穿刺，抽出60mL血性关节液。MRI显示前交叉韧带不连续，内侧副韧带的股骨附着处受损，诊断为☑**1右膝前交叉韧带损伤**和**右膝内侧副韧带损伤**，膝关节固定2周后开始进行物理治疗。

在膝关节☑**2屈曲到最大活动度时股骨内上髁处出现疼痛**，屈曲超过120°很困难。经过2周的运动治疗后，患者的屈曲度达到了145°，疼痛也减轻了。前抽屉试验、Lachman试验、☑**3轴移试验**（pivot-shift test）和30°屈曲位外翻应力试验均为阳性，显示其不稳定性，而在伸展位的外翻应力试验为阴性。患者在肌力训练后恢复了运动，但由于在☑**4比赛中存在强烈的不稳定感**，因此患者接受了用腘绳肌实施前交叉韧带重建手术。

术后3周，膝关节伸展仍然受限，因此对半膜肌进行了手法治疗（▶视频15）。此后，膝关节伸展受限情况有所改善。术后8个月，膝关节前抽屉试验、Lachman试验、N试验和30°屈曲位外翻应力试验均为阴性，肌力和体育活动均有所改善，患者恢复了完全竞技状态。

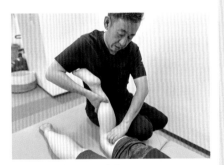

对半膜肌进行手法治疗

▶ 视频15
（扫描视频目录
下方二维码观看）

疾病说明

前交叉韧带损伤
滑雪摔倒和跳跃落地是最常见的受伤原因之一。受伤时可能会听到断裂声。急性期过后，膝关节可能不会影响日常生活，但疼痛和活动受限往往会妨碍运动。特别是在内侧副韧带损伤合并半月板损伤的复杂病例中，膝关节会有强烈的不稳定感，需要进行适当的治疗，如进行韧带重建术或运动疗法。

本病例的解剖学观点

☑**1** 前交叉韧带的结构和功能是什么？

☑**2** 为什么屈曲时股骨内上髁处会出现疼痛？

☑**3** 为什么轴移试验呈阳性？

☑**4** 哪些肌肉可以代偿关节不稳？

169

✅1 前交叉韧带的结构和功能是什么？

股胫关节由股骨髁和胫骨髁组成，是一个**铰链关节**，也是人体最大的承重关节，但其结构并不稳定。**前交叉韧带**（ACL）和其他韧带组织的存在就是为了稳定这个不稳定的关节。

→ 前交叉韧带（ACL）
anterior cruciate ligament

1）前交叉韧带损伤的特点

ACL损伤通常发生在篮球和足球运动员在起跳落地、转身或接触性比赛中扭伤膝盖时。一旦发生ACL损伤，膝关节的严重**不稳定性**会影响患者的日常生活和体育活动。此外，本病需要较长的治疗时间并需要长期退出体育活动。因此，从受伤后的早期阶段到重返运动场，提供全面的康复计划非常重要。

2）前交叉韧带（ACL）的形状和查体

ACL连接股骨外髁内侧和胫骨近端髁间棘前端。它是一条膝关节囊内的韧带，总长约3cm，宽约1cm（图12-1，见→第138页）。

无论膝关节的角度如何，这条韧带始终保持恒定的张力，阻止胫骨相对于股骨的**前移**（图15-1）。

从生物力学角度考虑，其原理如下：

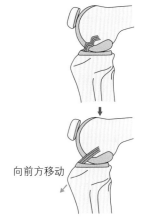

向前方移动

> （1）膝关节完全伸展位置：承受前方拉力的75%。
> （2）膝关节屈曲30°/90°位：承受前方拉力的85%。

这意味着ACL阻止胫骨前移的力量在关节屈曲30°和90°时增加。因此，ACL损伤的查体包括**Lachman试验**（在屈曲30°时施加前方拉力）和前抽屉试验（在屈曲90°时施加**前方拉力**）。

图15-1 ACL的功能
ACL随着胫骨向前方移动而紧张。

3）前内侧纤维束（AMB）和后外侧纤维束（PLB）

ACL可分为**前内侧纤维束**（AMB）和**后外侧纤维束**（PLB）（图15-2）。ACL的股骨附着处垂直方向呈长椭圆形，AMB位于近端内侧，PLB位于远端外侧。胫骨附着处在前后分布，AMB位于前方，PLB位于后方。

→ 前内侧纤维束（AMB）
antero-medial bundle

→ 后外侧纤维束（PLB）
posteo-lateralbundle

表15-1列出了AMB和PLB切断后的差异。

这是因为AMB在膝关节屈曲时绷紧，而PLB在膝关节伸展时绷紧。两条纤维束分别绷紧，因此无论膝关节角度如何，整体张力始终保持恒定。

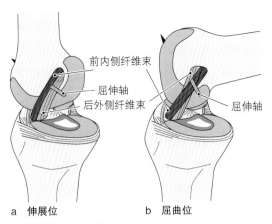

图15-2　膝关节肢位和ACL的纤维束
a：膝关节伸展位；后外侧纤维束（PLB）紧张。
b：膝关节屈曲位；前内侧纤维束（AMB）紧张。

表15-1　向前移动量的变化

	向前移动量
如果切断AMB	屈曲45°/90°时会增加，但伸展时则不会
如果切断PLB	屈曲时不增加，但伸展时增加

专栏

✎ ACL在关节内还是关节外？

【ACL位于何处？】答案【它位于关节囊内】是正确的，但【它位于关节腔内】是不正确的。

关节囊是由浅层纤维膜和深层滑膜组成的双层结构。包围关节囊的部分为关节腔，并充满由滑膜分泌的滑液。膝关节滑膜的后部呈前凸状，胫骨髁间棘前后未被滑膜覆盖。换句话说，ACL位于膝关节纤维膜和滑膜之间，故虽然位于关节囊内，但不在关节腔内。

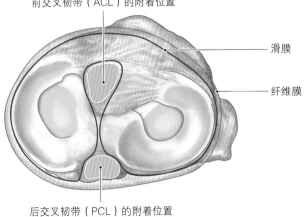

Lachman试验

患者取仰卧位，膝关节屈曲30°。一手握住患者的大腿远端，另一手握住患者的胫骨近端，施加向前的拉力。此时需要确保腘绳肌放松。

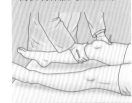

〔松田秀一：靭带损伤.井樋栄二、津村弘（監）：標準整形外科学第15版. p686. 医学书院，2023より〕

前抽屉试验

患者取仰卧位，膝关节屈曲90°。双手握住胫骨近端，在固定患者脚部的情况下，用力将胫骨近端向前拉。

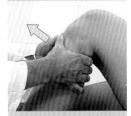

〔松田秀一：靭带损伤、井随栄二、津村弘（監）：標準整形外科学第15版、p686，医学书院、2023より〕

✅2 为什么屈曲时股骨内上髁处会出现疼痛？

1）ACL损伤的发病机制

在这个病例中，患者主诉屈膝时股骨内上髁疼痛。ACL并不附着于股骨内上髁，但引起**内侧副韧带**（MCL）合并损伤。

➡ 内侧副韧带（MCL）
medial collateral ligament

2）内侧副韧带（MCL）的结构

内侧副韧带被认为由3层组成（**图15-3**）：

> （1）第1层：髌骨内侧支持带到缝匠肌筋膜之间的大腿深筋膜。
> （2）第2层：**浅层的MCL**。
> （3）第3层：后内侧关节囊为**深层MCL**。

除了上述的MCL以外，还有一条**后斜韧带**，它起于股内收肌结节，斜向穿过膝关节后内侧，然后分成3条纤维束，分别附着在胫骨后缘、腘斜韧带近端到**后方关节囊**，半膜肌腱及其腱鞘上。

➡ 后斜韧带
posterior oblique ligament

3）外翻应力试验和静态稳定机制

MCL和后斜韧带位于膝关节内侧，可抵抗**外翻**的力量。因此，当对MCL受伤的膝关节施加外翻应力时，膝关节内侧会感到疼痛和不稳定。这就是所谓的**外翻应力试验**。

第1层MCL是大腿深筋膜的一部分，第3层MCL是关节囊的一部分，故无法发挥较大的抗外翻力量。第2层在MCL浅层，在膝关节屈曲5°时发挥抵抗外翻力量的57%，在屈曲25°时则可发挥78%。因此，第2层即MCL浅层是主要的**静态稳定结构**。

如果MCL的第2层受损，则可通过在轻度屈曲位进行外翻应力试验来确认不稳定性。

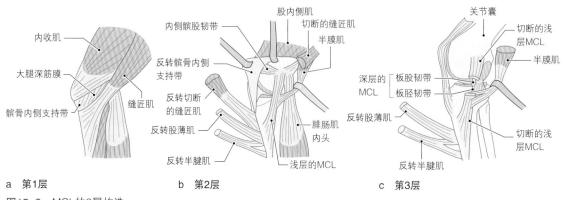

a 第1层　　　b 第2层　　　c 第3层

图15-3　MCL的3层构造

另外，当膝关节向伸展位接近时，MCL的后斜韧带会绷紧，因此发生不稳定的可能性较小。换句话说，如果在膝伸展位外翻应力试验也呈阳性，则MCL损伤的严重程度很高。

在本病例中，MRI观察到MCL损伤位于MCL的股骨附着处，30°屈曲位外翻应力试验阳性。

4）MCL嵌顿现象

第2层MCL浅层起点附着于股骨内上髁的屈伸运动轴上，止于距膝关节内侧关节间隙远端5~7cm处的胫骨内侧髁近端。其长度约为11cm，宽度约为1.5cm。

因其位于屈伸轴上，因此它们似乎很少随屈伸运动而变化。事实上，MCL浅层的一些纤维束长度变化不大。然而，宽度为1.5cm且起于内上髁在屈伸轴前方的纤维束会随着膝关节屈曲而变得更加紧张（图15-4）。

在屈曲过程中，纤维束会螺旋样缠住股骨内上髁处的MCL起点，从而增加张力。这种现象被称为**"缠绕现象"**。这导致在最大屈曲位时，MCL起点处的张力增加。因此，MCL损伤患者通常在**最大屈曲位**时出现股骨内上髁疼痛。

第1层，即大腿深筋膜，不附着于股骨内上髁。第3层的后内侧关节囊位于屈伸轴的后方，因此在膝关节伸展时处于紧张状态。这意味着第1层和第3层的MCL不可能是屈膝时股骨内上髁疼痛的原因。

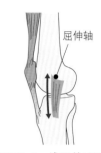

屈伸轴

图15-4　浅层的MCL在屈曲/伸展运动时的变化
由于浅层的MCL起始于股骨内上髁的屈伸轴上，所以可以考虑是为了在做屈曲伸展运动时不使韧带的紧张程度发生很大的变化。但是，从屈伸轴前方起始的纤维束在屈曲运动时紧张程度增强。

✓3　为什么轴移试验呈阳性？

1）检查旋转的不稳定性

在篮球和足球比赛中，经常会出现突然变向和急停的动作。这些动作会在膝关节处产生较大的旋转力。

ACL损伤的膝关节无法控制小腿的旋转运动，故常有旋转不稳定的现象。在变向和急停等动作时，会反复出现**膝关节突然无力**（giving way）的情况，这会对半月板和软骨造成损伤，因此了解是否存在旋转不稳定非常重要。

2）轴移试验的原理

若对正常的膝关节施加外翻和小腿内旋作用力，同时使其伸展，会在膝关节伸展的最后范围发生胫骨外旋。这种运动被称为**"螺旋归位运动"**（screw home movement）。与股骨外侧髁相比，股骨内侧髁的曲度更大，而且胫骨外侧髁的关节面是凸面或平面，而内侧髁是凹面，这些都是造成

"螺旋归位运动"的原因。所以，退行性膝关节病患者的关节已经出现变形，故无"螺旋归位运动"现象。在ACL损伤的膝关节中，胫骨在伸膝活动度末端不会发生外旋，轴移试验阳性。在没有关节退变的情况下，为什么"螺旋归位运动"会失败？

ACL在膝关节内从后向前延伸，从而抑制胫骨的前移。同时，ACL从外侧斜向内侧，也抑制**胫骨的内旋**（图15-5）。在伸膝活动度末端，胫骨发生前移，导致ACL紧张并抑制胫骨内旋。

ACL损伤的膝关节在胫骨前移时，ACL松弛。因此，无法抑制胫骨内旋，患者主诉担心膝关节脱位。

MCL在膝关节内侧斜向前方和下方延伸。因此，会随着外翻抑制**胫骨的前移和外旋**。

3）ACL和MCL合并损伤

就像本病例一样，胫骨内侧髁相对股骨往前内侧移位，导致**前内侧旋转不稳定**（图15-6）。在这种情况下，将小腿外旋并进行前抽屉试验时，与小腿的中间或内旋位置相比，不稳定感会增加。

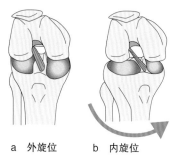

a　外旋位　　b　内旋位

图15-5　伴随胫骨的内旋运动前交叉韧带走行的变化
在内旋运动时ACL紧张。

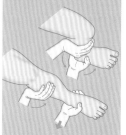

轴移试验
（pivot-shift test）

患者仰卧位，膝关节从屈曲位伸展，同时进行膝关节外翻和胫骨内旋并伸直膝关节，患者会主诉在伸膝终末端有脱臼感。

〔松田秀一：靱带损伤.井樋荣二，津村弘（监）：標準整形外科学第15版.p686，医学书院，2023より転載〕

→ 前内侧旋转不稳定（AMRI）
antero-medial rotatory instability

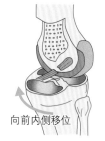

向前内侧移位

图15-6　前内侧旋转不稳定（AMRI）
ACL和MCL复合损伤时，不能限制胫骨内侧髁向前内侧移位的运动，而发生AMRI。

☑4　哪些肌肉可以代偿关节不稳？

对ACL损伤患者的物理治疗中，重要的是增加膝关节周围肌肉的力量，以尽量减少膝关节前方不稳定和旋转不稳定。

1）腘绳肌的分类

代偿前方不稳定性的肌肉是将**胫骨向后拉的肌肉=腘绳肌**。

腘绳肌不仅对髋关节的伸展和膝关节的屈曲起作用，还参与小腿的旋转。

→ 腘绳肌
hamstrings

（1）作用于小腿内旋：**半腱肌和半膜肌**=内侧腘绳肌。

（2）作用于小腿外旋：**股二头肌**=外侧腘绳肌。

➜ 半腱肌
semitendinosus m.

➜ 半膜肌
semimembranosus m.

➜ 股二头肌
biceps femoris m.

2）腘绳肌的走行和功能

腘绳肌起于坐骨结节，是一条绳状的粗肌腱。这条肌腱很快分离成两个肌腹，并沿着大腿后侧向下延伸。两个肌腹中，内侧的是**半腱肌**，外侧的是**股二头肌**（图15-7）。

半腱肌只有近端的1/2是肌腹，远端1/2是一条细长的肌腱，止于胫骨粗隆的内侧。由于半腱肌的肌腱部分较长，因此在ACL重建中常将其用作移植物。半腱肌肌腹的深层被膜状肌腱所覆盖。膜状肌腱越往远端延伸，肌腹变得越厚，被称为半膜肌。

半膜肌肌腹厚度从大腿中部开始增厚，位于肌腱的深层。向膝关节后内侧下行的止点肌腱分为5束。2束止于胫骨后内侧的关节间隙下方，3束止于**后斜韧带**（见POL，第16章➡ 第182页）、**腘斜韧带和腘肌筋膜**（图15-8）。

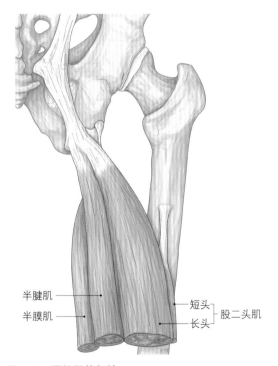

图15-7　腘绳肌的起始
从坐骨结节发起的一条绳状的粗的肌腱分成半腱肌和股二头肌。半腱肌肌腹的深层被半膜肌的起始腱膜覆盖。

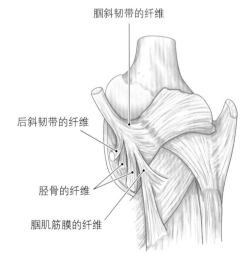

图15-8　半膜肌的止点
半膜肌的止点分成5束。2束止于胫骨后内侧的关节间隙下方，3束止于POL、腘斜韧带、腘肌筋膜。

半膜肌止点的位置比半腱肌更深，也具有调节参与膝关节稳定性的相关韧带和肌肉张力的作用。仅从平面看，腘绳肌可分为内侧和外侧，但从三维角度看，则分为浅层和深层。位于深层的半膜肌与腘肌均对膝关节的稳定性起很大作用。因此，对于稳定性低的膝关节来说，增加半膜肌的力量非常重要。

前交叉韧带损伤和内侧副韧带损伤总结

☑1 前交叉韧带的结构和功能是什么?

ACL是连接股骨外髁内侧面和胫骨近端髁间前区的韧带，位于膝关节囊内。无论膝关节的角度如何，它都能保持恒定的张力，阻止胫骨相对于股骨的前移。解剖学上，它分为在膝关节屈曲时绷紧的AMB和在膝关节伸展时绷紧的PLB。

☑2 为什么屈曲时股骨内上髁处会出现疼痛?

起于股骨内上髁的MCL由3层组成：第1层是大腿深筋膜，从髌骨内侧支持带到缝匠肌筋膜；第2层是MCL表层；第3层是后内侧关节囊。主要的静态稳定结构是MCL浅层。MCL浅层宽1.5cm，起于内上髁。因此，起于屈伸轴前方的纤维束会因屈曲运动而绷紧，从而在股骨内髁处造成"缠绕现象"。这增加了最大屈曲时MCL起点处的张力，导致股骨内上髁处疼痛。

☑3 为什么轴移试验呈阳性?

ACL除了抑制胫骨前移，还能抑制其内旋。ACL损伤的膝关节在进行外翻和小腿内旋的同时伸膝，即使发生胫骨前移，ACL张力也不会增加。因无法抑制胫骨内旋，所以患者会主诉膝关节脱臼感。

☑4 哪些肌肉可以代偿关节不稳?

腘绳肌由作用于小腿内旋的半腱肌和半膜肌以及作用于小腿外旋的股二头肌组成，其中半膜肌对膝关节前方不稳定的补偿尤为重要，因为它具有调节参与膝关节稳定性的韧带和肌张力的功能。

【参考文献】

[1] Freddie HF, et al: Biomechanics of knee ligaments: Basic concepts and clinical application. J Bone Joint Surg Am 75: 1716–1727, 1993.

[2] 八木正義, ほか: 生体力学的な検討から考えられるACL再建術—生理学的な機能の再現を目指して. 臨床スポーツ医学22: 239–245, 2005.

[3] Furman W, et al: The anterior cruciate ligament: Functional analysis based on postmortem studies. J Bone Joint Surg Am 58: 179–185, 1976.

[4] Warren LF, et al: The supporting structures and layers on the medial side of the knee: An anatomical

analysis. J Bone Joint Surg Am 61: 56–62, 1979.

[5] Robinson JR, et al: Structural properties of the medial collateral ligament complex of the human knee. J Biomech 38 (5): 1067–1074, 2005.

[6] Slocum DB, et al: Rotatory instability of the knee: Its pathogenesis and a clinical test to demonstrate its presence. J Bone Joint Surg Am 50: 211–225, 1968.

[7] Robinson JR, et al: The posteomedial corner revisited: An anatomical description of the passive restraining structures of the medial aspect of the human knee. J Bone Joint Surg Br 86: 674–681, 2004.

第16章 退行性膝关节炎

64岁，女性。近年来，患者一直饱受膝关节疼痛的折磨。最近，患者行走和站立时疼痛加剧，于是前往骨科就诊。X线检查诊断为退行性膝关节炎，并开始接受物理治疗。

初步检查发现，膝关节伸展明显受限，伸展为–15°，屈曲为130°。患者主诉膝关节伸展时膝关节后内侧有拉伸感。压痛发生在半膜肌、缝匠肌和股薄肌的肌腹、鹅足的止点以及内侧副韧带股骨附着处。膝关节屈伸肌的MMT为4级，**☑2步行过程中两个膝关节始终呈屈曲状态**，支撑相中膝关节也伸不直，患侧足跟抬起延迟。做了20次踝关节跖屈的MMT后，患者脚跟已无法抬高到最大活动度。

患者还说，**☑1起立时膝关节内侧至髌骨内侧下方疼痛**，大腿内侧近端出现压痛。

在隐神经周围实施手法治疗后，站立时疼痛消失，步行时疼痛依然存在。因此，对半膜肌和腓肠肌内侧头实施手法治疗（▶视频16-1）后，肌张力降低，压痛消失，活动范围也有所改善。进一步实施了改善后方关节囊和腓总神经滑动的手法治疗，在其完全伸展的基础上，**☑3做了离心提踵（eccentric calf raises）**（▶视频16-2），从而改善了步态和行走时的疼痛。

▶ 视频16-1
（扫描视频目录下方二维码观看）

▶ 视频16-2
（扫描视频目录下方二维码观看）

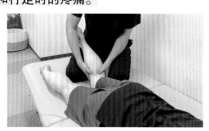

对腓肠肌内侧头进行手法治疗

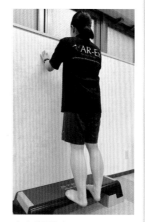

离心提踵（eccentric calf raises）

本病例的解剖学观点

☑1 为什么在站立时膝关节内侧会疼痛？

☑2 为什么膝关节不能伸直？

☑3 为什么训练小腿三头肌能减轻疼痛？

疾病说明

退行性膝关节炎

膝关节炎是随着年龄的增加，膝关节软骨发生退化和破坏，在关节周围和软骨下骨形成骨赘的一种退行性病变。这种疾病表现为关节痛、关节水肿、活动范围受限和畸形。通常采用药物和矫形器等保守疗法。

在日本，膝关节炎主要表现为内侧型，即股骨内侧髁和胫骨内侧髁软骨退化和骨质增生，并伴有**内侧**畸形。因此，像本病例这种膝关节内侧疼痛的主诉非常常见。从膝关节内侧的深层结构来研究的话，可以看到关节内膜（即**滑膜**）、表层的**内侧关节囊**以及被称为**鹅足**的肌腱和筋膜。因此，有必要评估是这些组织中的哪一个导致疼痛的发生。

1）滑膜和内侧关节囊

关节囊深层由**滑膜**，表层由**纤维关节囊**组成。膝关节内侧的滑膜附着在股骨内侧髁上，略微向近端折叠，而在胫骨侧，滑膜略微向远端折叠。这种**折叠结构**存在于所有关节囊中，以此来保证关节的灵活性。纤维关节囊存在于表层，但其边界模糊不清，纤维关节囊和滑膜之间没有分界线。组织学切片显示，内侧半月板和关节囊，特别是滑膜，拥有连续的结构。换句话说，滑膜的活动性会影响**内侧半月板**的活动性，因此可以联想到滑膜纤维化会限制内侧半月板的活动性。

内侧关节囊的肥厚部称为**内侧副韧带**（MCL）。尽管有关MCL的结构细节在第15章"前交叉韧带损伤和内侧副韧带损伤"（➡第172页）中有详细介绍，但MCL也可能是骨关节炎发生疼痛的原因。

→ 内侧副韧带（MCL）
medial collateral ligament

MCL在膝关节屈曲时向后滑动，在伸展时向前滑动。如果这种滑动功能受损，膝关节的屈伸运动就会变得困难。MCL滑囊的存在就是为了促进这种滑动运动。

MCL滑囊位于膝关节内侧中部1/3，在MCL浅层和深层之间（图16–1）。例如，因膝关节炎导致膝关节内侧形成骨赘，就会增加MCL滑动时的阻力。所以，滑囊发炎会导致**MCL滑囊炎**。

MCL滑囊炎可由膝关节外翻、外伤或类风湿性关节炎引起。在膝关节内侧经常受到摩擦的运动选手中，滑囊炎也很常见，如骑马者和越野摩托车手。

2）鹅足的结构和疼痛再现

缝匠肌腱、股薄肌腱和半腱肌腱的止点像腱膜一样在胫骨内侧呈扇形样展开。由于其形状类似鸟足，因此被称为**鹅足（浅鹅足）**（图16–2）。此外，半膜肌腱的止点由于它呈扇形附着在胫骨内侧也被称为**深鹅足**。这两组肌肉都是双关节肌肉，作用于髋关节并有屈曲膝关节的作用。

→ 鹅足
pes anserinus

在浅鹅足中，缝匠肌腱位于最近端，附着在筋膜层的表层。股薄肌腱和半腱肌腱比缝匠肌腱的附着点更深。

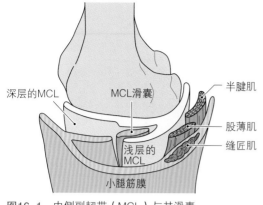

图16-1　内侧副韧带（MCL）与其滑囊

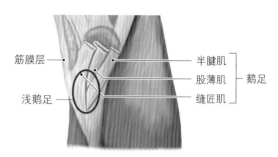

图16-2　鹅足
最近端的缝匠肌腱与浅层的筋膜层相连。股薄肌腱、半腱肌腱止于其深层。

　　深鹅足的半膜肌腱广泛附着于胫骨内侧、内侧副韧带浅层、腘斜韧带、内侧半月板、内侧副韧带、POL、后关节囊和腘肌。

　　如果鹅足部出现疼痛，为了鉴别引发疼痛的肌肉，可选择性地使肌肉紧张并评估有无疼痛。

> （1）髋关节伸展、内收、内旋和膝关节伸展时 ➡ **缝匠肌**最紧张。
> （2）髋关节伸展、外展、外旋和膝关节伸展时 ➡ **股薄肌**最紧张。
> （3）髋关节屈曲、外展，膝关节伸展时 ➡ **半腱肌**最紧张。
> （4）髋关节屈曲、外旋，膝关节伸展时 ➡ **半膜肌**最紧张。

3）隐神经

　　隐神经从髋关节水平的股神经开始分支，穿过由长收肌、股内侧肌、大收肌和缝匠肌下筋膜形成的管道（称为**Hunter管**），然后分为髌骨下方的分支和向小腿内侧下降的分支，支配髌骨下方和小腿远端内侧的感觉（图16-3）。

　　在本病例中，Hunter管受压导致知觉异常加重，因此怀疑是同一部位的绞窄性神经病变。周围神经分为运动支、关节支和皮支。**运动支**进入肌肉，控制肌肉的收缩和放松。**关节支**进入关节囊和韧带，支配位置觉和运动觉。**皮支**支配皮肤的感知。如果疼痛源于隐神经，则可能出现隐神经支配的肌肉萎缩等异常现象。

　　Thiranagama发现，**股内侧肌斜行肌纤维**（VMO）拥有最丰富的**股神经**分支。还有部分研究表明，**隐神经**的运动支到达了VMO。Günal等认为，在60例样本中，VMO受到股神经和隐神经的支配，因此表明隐神经不仅仅是支配感觉的神经。

　　如本病例，即使实施了早期治疗，但VMO仍然无法得到改善，则应考虑股神经或隐神经运动支受损的可能性。

➡ 缝匠肌
sartorius m.

➡ 股薄肌
gracilize m.

➡ 半腱肌
semitendinosus m.

➡ 半膜肌
semimembranosus m.

➡ 隐神经
saphenous nerve

➡ Hunter管
Hunter tunnel

➡ 股内侧肌斜行肌纤维
（VMO）
vastus medialis obliquus

➡ 股神经
femoral nerve

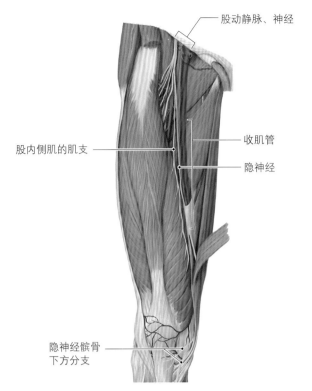

股动静脉、神经

收肌管

隐神经

股内侧肌的肌支

隐神经髌骨
下方分支

图16-3　隐神经的走行
隐神经从Hunter管出来之后分为膝关节水平的髌骨下方的分支和向胫骨内侧走行的分支。髌骨下方分支穿过缝匠肌深层，走行到髌腱。当髌骨支持带切开髌腱时，有可能切断髌骨下方分支。

✅2　为什么膝关节不能伸直？

　　胫股关节在膝关节伸展过程中，使股骨贴着胫骨向前滚动，并在达到极限时向后滑动。因此，股骨在极限伸展范围内的后滑动（以及胫骨移动时胫骨的前滑动）是必要的。所以，利用物理治疗来辅助胫骨的前滑动。然而，关节运动并不完全依赖于骨骼运动，还受到肌肉、肌腱、皮下组织和皮肤的影响。因此，对膝关节后面的评估和治疗应从皮肤、肌肉、肌腱和关节囊开始，按以下①至④的顺序进行。

→ 胫股关节
tibiofemoral joint

专栏

✎ **VM和VMO**

　　VM有两类纤维：一类起始于粗线内侧唇，通过髌骨和髌韧带止于胫骨粗隆；另一类通过髌骨内侧支持带止于胫骨内侧髁。

　　VMO是位于**股内侧肌**远端的纤维，起始于大收肌腱。VMO是膝关节能伸展到极限的最重要的肌肉，也是髌股关节的动态稳定机制。

→ 股内侧肌（VM）
vastus medialis

> ①皮肤→②半膜肌腱→③腓肠肌内侧头→④关节囊和关节韧带。

获得伸展活动范围的关键在于有选择性地治疗**膝关节后内侧支持机制**。要对半膜肌、后斜韧带、腘斜韧带、大收肌腱部和腓肠肌内侧头进行适当的治疗，就必须了解其解剖结构。

a. 半膜肌（图16-4）。

起始于坐骨结节。止于胫骨内侧、MCL的浅层和深层、**后斜韧带**（POL）、内侧半月板与**腘斜韧带**（OPL）、后关节囊以及腘肌等广泛区域，止点称为半膜肌角。

→ 后斜韧带（POL）
posterior oblique ligament

→ 腘斜韧带（OPL）
oblique popliteal ligament

首先，应使半膜肌松弛并充分放松。半膜肌穿过腓肠肌内侧头浅层，然后向后改变方向，附着在胫骨内侧。这一走行的变化特别需要灵活性。

b. 腘斜韧带（OPL）。

OPL是一条关节囊韧带，向外侧上方穿过膝关节后侧，走向股骨后侧。在膝关节伸展内旋时紧张。它与半膜肌的止点肌腱紧密相连，可能因半膜肌收缩而绷紧。

c. 后斜韧带（POL）（图16-4）。

Robert等的研究表明，POL分为筋膜样组织组成的**浅层纤维**、最肥厚的**中心纤维**和不附着于骨骼的**关节囊纤维**。

POL表层纤维和关节囊纤维是膜状组织，在活动范围严重受限的情况下，这些纤维的粘连或增厚可能会限制活动范围。

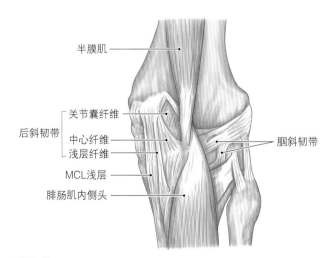

图16-4　后斜韧带
〔Laprade RF, et al：The anatomy of the medial part of the knee. J Bone Joint Surg Am 89（9）：2000-2010, 2007 を参考に作成〕

（1）**浅层纤维**：位于半膜肌腱前纤维的内侧，与MCL浅层纤维平行，并与中心纤维黏合。

（2）**中心纤维**：POL最肥厚的部分。主要从半膜肌腱的远端延伸，与MCL深层紧密相连，并在MCL浅层连续。

（3）**关节囊纤维**：稍微薄的纤维，附着在后内侧关节囊和腘斜韧带的内侧，以及从大收肌腱发展而来的筋膜组织上。

→ 浅层纤维
superficial arm

→ 中心纤维
central arm

→ 关节囊纤维
capsular arm

d. 大收肌腱，腓肠肌内侧头（图16-5）。

大收肌腱附着的收肌结节，是股内侧肌斜行肌纤维（VMO）的起点，另外还与膝关节后内侧组织相连。Robert等的研究表明，大收肌腱的远端呈扇形延伸，与**腓肠肌内侧头**的肌腱和POL关节囊纤维相连。

腓肠肌内侧头起始于股骨内上髁，穿过髁部到达小腿后侧。

在拉伸POL关节囊纤维时，必须考虑到大收肌腱和腓肠肌内侧头的张力。因为是关节囊，所以要在膝关节最终伸展范围内进行拉伸，但这项操作应在腓肠肌内侧头能产生张力的体位进行，如果大收肌或腓肠肌内侧头处于紧张状态，则应在这些肌肉张力降低的体位进行关节囊的拉伸。

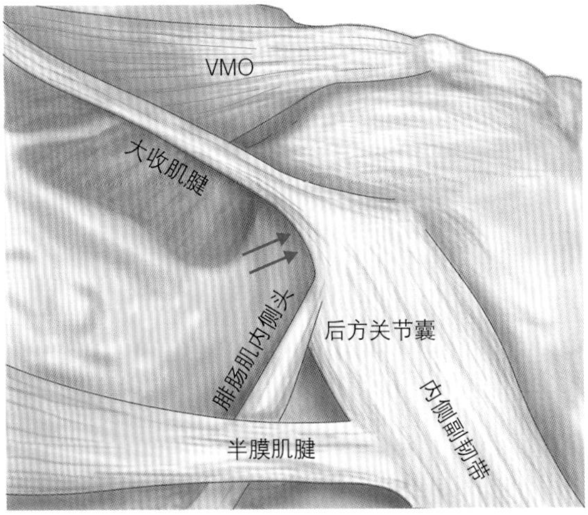

→ 大收肌腱
adductor magnus tendon

→ 腓肠肌内侧头
medial head of gastrocne-mius

图16-5　大收肌腱和腓肠肌内侧头的连结
大收肌腱的远端是呈扇形的腱膜，分布广泛，与后方关节囊、腓肠肌内侧头的肌腱相连。
〔Laprade RF, et al：The anatomy of the medial part of the knee. J Bone Joint Surg Am 89（9）：2000-2010, 2007を参考に作成〕

e. 腓总神经。

坐骨神经在大腿后侧分为腓总神经和胫神经。**胫神经**穿过小腿后侧，而**腓总神经**从小腿外侧到前侧缠绕在腓骨头远端，并分支成浅腓神经和深

→ 坐骨神经
sciatic nerve

→ 胫神经
tibial nerve

→ 腓总神经
common peroneal nerve

腓神经（**图16-6**）。腓总神经会穿过股二头肌和腓肠肌外侧头之间，因为朝向腓骨头的远端，在膝关节伸展时绷紧。然后，向膝关节后面的关节囊发出关节支。后关节囊周围组织的纤维化增加了腓总神经周围稀疏结缔组织的硬度，这与膝关节伸展受限密切相关。因此，腓总神经的神经松动术可能很重要。

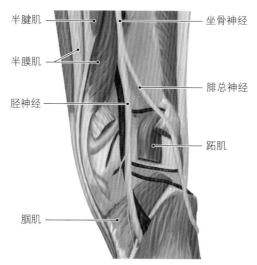

半腱肌 —— 坐骨神经
半膜肌 ——
 —— 腓总神经
胫神经 ——
 —— 跖肌
腘肌 ——

图16-6　腓总神经和胫神经

☑3　为什么训练小腿三头肌能减轻疼痛？

1）小腿三头肌的结构

　　小腿三头肌由腓肠肌内侧头、外侧头和比目鱼肌组成（**图16-7**）。

➜ 小腿三头肌
tricepssurae m.

　　腓肠肌的内侧头和外侧头是双关节肌肉，分别起始于股骨内侧髁和股骨外侧髁，止于跟骨结节的跟腱。肌纤维束从近端浅层到远端深层呈半羽状结构，起始肌腱位于浅层，止点肌腱位于深层。腓肠肌起始于内外侧髁以及后滑囊，这是限制膝关节伸展的一个主要原因。

➜ 腓肠肌
gastrocnemius m.

　　比目鱼肌起始于胫骨比目鱼肌线，从近端深层向远端浅层的止点走行，与腓肠肌腱汇合形成跟腱。比目鱼肌的结构比腓肠肌更为复杂。

➜ 比目鱼肌
soleus m.

2）行走时的小腿三头肌

　　小腿三头肌在支撑中期，单脚站立时为控制小腿的前倾而离心收缩，从支撑末期到前足离开地面进行向心收缩。在脚跟离地之前，小腿三头肌的肌腹拉伸程度变低，一边维持肌纤维束的长度，一边进行小腿前倾。因此，这一时期的拉伸不是由肌肉纤维束完成的，而是由筋膜和跟腱等非收缩组织（被动要素）完成的。换句话说，如果将小腿三头肌视为"肌肉肌腱复合体"，它就会从离心收缩转为向心收缩，但如果将其视为**"肌纤维束"**，它就会从离心收缩通过等长收缩进行向心收缩。

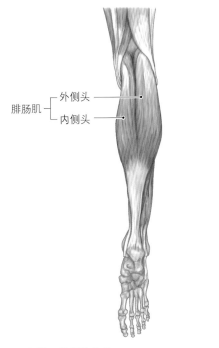
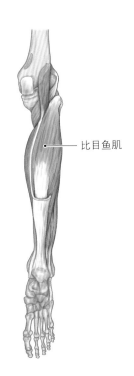

腓肠肌 ── 外侧头
        ── 内侧头

比目鱼肌

图16-7　小腿三头肌的构造

3）退行性膝关节炎患者小腿三头肌的肌肉活动

外侧摇摆是膝关节炎的典型异常步态（**图16-8**）。这是一种在站立期膝关节内翻增加时出现的向**外侧摇摆**现象，因为它增加了胫股关节内侧的压力，从而出现问题。导致外侧摆动最大的原因是最被大家所熟知的内翻对位不良。

不过，作者认为不仅要考虑侧向摆动，还要考虑步行中膝关节的复合运动。在步行过程中，触地时处于伸展位置的膝关节会因负荷而轻微屈曲，然后在单足支撑的支撑中期膝关节再次伸展，并在摆动阶段屈曲。由于侧副韧带或韧带的张力增加，膝关节的侧向稳定性也增强。然而，由于膝关节炎患者的膝关节伸展受到限制，在膝关节侧方稳定性不足的情况下，行走是使外侧摇摆增加的一个主要原因。此外，为了代偿这种不稳定性，膝关节周围的肌肉会同时加强收缩，从而增加膝关节的硬度。而膝关节炎，会增强腓肠肌内侧头、胫骨前肌、股四头肌和腘绳肌的同时收缩。

这意味着，即使伸展受限得到改善，这些肌肉的活动也有必要改变。特别是膝关节炎患者，由于步行中膝关节伸展不足，腓肠肌在伸展位收缩的可能性变小。因此，腓肠肌的训练应在膝关节伸展位踝关节背屈的情况

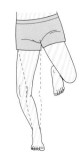

图16-8　外侧摇摆
（lateral thrust）

下进行。特别是，比起通常的提踵练习，作者团队指导从踝关节背屈到跖屈的切换过程中使用反作用力的负重练习。事实证明，这种练习在转换过程中产生的腓肠肌纤维束长度变化较小，更接近腓肠肌在步行中的动态变化，并能产生肌纤维束的拉伸效果。

退行性膝关节炎总结

☑1 为什么在站立时膝关节内侧会疼痛?

在膝关节炎的保守治疗中，需要对存在疼痛部位的组织进行评估。尤其重要的是，要评估疼痛是否来自滑膜或疏松结缔组织，如筋膜或脂肪垫。疼痛不仅可能在行走时出现，也可能在上下楼梯或站立时出现，可能是由于关节外的部分组织如鹅足或隐神经的髌下分支受损所致。

☑2 为什么膝关节不能伸直?

对于伴有内翻畸形和屈曲挛缩的膝关节炎患者来说，改善膝关节的伸展活动范围非常重要。膝关节窝内的韧带结构，如腘斜韧带，是关节囊的增厚区域，会导致伸展时的活动范围受限。因此，必须从浅层开始按照顺序评估后内侧支撑结构，主要是与关节囊连接的半膜肌腱和腓肠肌内侧头，并使其获得柔韧性也是很重要的。由于腓总神经分支至后关节囊，后关节囊的纤维化也会影响腓总神经的滑动。因此，改善腓总神经的滑动也是有必要的。

☑3 为什么训练小腿三头肌能减轻疼痛?

退行性膝关节炎是一种以退行性变化为基础的疾病，经过多年的治疗，膝关节会变形，对位不良的姿势和动作（如屈曲挛缩）会成为习惯。因此，即使伸展时的活动度有所改善，可能也难以发挥其伸展位的张力，或者收缩模式可能已经改变。因此，改善膝伸展受限的同时，在考虑到收缩模式的情况下，提高膝伸展姿势下的小腿三头肌和其他跖屈肌力量非常重要。

【参考文献】

[1] Tsutsumi M, et al: Posteromedial capsular anatomy of the tibia for consideration of the medial meniscal support structure using a multidimensional analysis. Sci Rep 13: 12030, 2023.

[2] Robinson JR, et al: Structural properties of the medial collateral ligament complex of the human knee. J Biomech 38: 1067–1074, 2005.

[3] Maeseneer DM, et al: MR imaging of the medial collateral ligament bursa: Findings in patients and anatomic

data derived from cadavers. AJR 177: 911–917, 2001.

[4] Susan S: Gray's anatomy, fourth edition. pp1351–1376, Elsevier Limited(US), 2008.

[5] Thiranagama R: Nerve supply of the human vastus medialis muscle. J Anat 170: 193–198, 1990.

[6] Günal I, et al: The innervation of vastus medialis obliquus. J Bone Joint Surg Br 74: 624, 1992.

[7] Robert F, et al: The anatomy of the posterior aspect of the knee: An anatomic study. J Bone Joint Surg Am 89 (4): 758–764, 2007.

[8] Laprade RF, et al: The anatomy of the medial part of the knee. J Bone Joint Surg Am 89: 2000–2010, 2007.

[9] Warner M(著), 新名正由(訳): 膝―形態・機能と靱帯再建術. pp59–68, シュプリンガー・フェアラーク東京, 1986.

[10] Fukunaga T, et al: In vivo behavior of human muscle tendon during walking. Proc Biol Sci 268: 229–233, 2001.

[11] Ghazwan A, et al: Knee osteoarthritis alters peri-articular knee muscle strategies during gait. PLoS One 17 (1): e0262798, 2022.

[12] Childs JD, et al: Alterations in lower extremity movement and muscle activation patterns in individuals with knee osteoarthritis. Clin Biomech(Bristol, Avon) 19: 44–49, 2004.

[13] Kudo S, et al: Effect of plyometric training on the fascicle length of the gastrocnemius medialis muscle. J Phys Ther Sci 32: 277–280, 2020.

第17章 距腓前韧带损伤

第 _17_ 章

病例

18岁，男性。患者为一名排球运动员，踝关节频繁扭伤。在一次扣球起跳时，左踝关节被迫内旋而受伤。肿胀和疼痛明显，以至于难以继续比赛，冰敷后转至骨科就诊。

超声波影像诊断为距腓前韧带损伤，☑1并开始物理治疗和为期2周的支具固定。物理治疗开始时，患者外踝周围严重肿胀，☑2距腓前韧带、跟腓韧带和胫腓前韧带有压痛。1周后，通过物理治疗等措施，肿胀和压痛减轻，关节活动度也有所改善，但由于踝关节周围肌力减弱，进行了肌肉的强化训练。

受伤1个月后，肌肉力量有所改善，并重返赛场，但患者主诉在做踏步动作时，☑3外踝前侧和踝关节前内侧部位疼痛，在☑4改变运动方向时出现不稳定感。

在对跗骨窦部进行冲击波治疗和手法治疗后，背屈活动范围得到改善，不稳定感也消失了（▶视频17）。

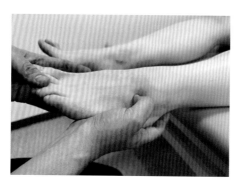

针对跗骨窦的手法治疗

◀专业词汇解说▶

冲击波疗法
该疗法通过将由压缩机制成的压缩空气驱动的活塞与冲击体碰撞时的冲击作用于疼痛部位，促进血流和组织代谢，控制疼痛和治愈组织。

▶ 视频17
（扫描视频目录下方二维码观看）

本病例的解剖学观点

☑1 为什么距腓前韧带容易受伤？

☑2 为什么胫腓前韧带会出现压痛？

☑3 为什么踝关节前侧会出现疼痛？

☑4 哪些肌肉可以代偿这种不稳定性？

疾病说明

距腓前韧带损伤
当外侧副韧带在踝关节跖屈位强制内翻而受伤时，发生的距腓前韧带损伤。在体育活动中，这种损伤通常发生在跳跃落地和转身等动作时。

☑1 为什么距腓前韧带容易受伤?

1）踝关节结构和侧向稳定性

踝关节由以下2个关节组成:

> （1）**距小腿关节**：由内踝、胫骨下端和外踝组成的关节窝以及距骨滑车所构成的关节面。
> （2）**距跟关节**：由距骨下表面的3个关节面和跟骨上表面的3个关节面组成。

→ 踝关节
ankle joint

→ 距小腿关节
talocrural joint

→ 距跟关节
talocalcaneal joint

由于外侧有内踝和外踝，因此距骨关节具有较高的侧向稳定性。外踝比内踝长约**10mm**。因此，踝关节外侧的稳定性更高。

然而，在站立姿势下，重心通过两侧踝关节的内侧，因此内侧的负荷压力更大。因此，在踝关节的内侧，**内侧副韧带**发达，可以限制外翻，增强侧向稳定性。另外，外侧的侧向稳定性依赖于骨质支撑，因此限制内翻的**外侧副韧带**不如内侧发达。

→ 内侧副韧带
medial collateral ligament

→ 外侧副韧带
lateral collateral ligament

2）外侧副韧带的结构

外侧副韧带由3条韧带组成:

> （1）**距腓前韧带**：连接外踝前部和距骨颈的关节囊韧带。
> （2）**跟腓韧带**：从外踝向斜后下方延伸至跟骨外侧。
> （3）**距腓后韧带**：从外踝后方向距骨后外侧延伸。

→ 距腓前韧带
anterior talofibular ligament

→ 跟腓韧带
calcaneofibular ligament

→ 距腓后韧带
posterior talofibular liga-
ment

每部分韧带的厚度是，距腓前韧带约为2mm，跟腓韧带和距腓骨后韧带约为6mm（**图17-1**）。因此，从解剖学角度来看，**距腓前韧带**是外侧副韧带中最脆弱的韧带。此外，距腓前韧带的外踝附着点和距骨附着点相比，软骨下骨的厚度比较薄。因此，对于骨密度较低的老年人，可能会发生**外踝撕脱性骨折**，其损伤机制与距腓前韧带损伤类似。

距腓前韧带通过距小腿关节屈伸运动的轴前方，因此在跖屈时紧张，在背屈时放松。换句话说，它具有在**跖屈位置**时限制距小腿关节**内翻**的功能。构成距小腿关节关节面的**距骨滑车**呈前方比后方宽出5mm左右的扇形，所以踝背屈时的侧向稳定性较高，而跖屈时较低（**图17-2**）。因此，踝关节的外侧副韧带损伤通常是在跖屈时发生的。距腓前韧带可提高跖屈时的侧向稳定性，但因为其在解剖学很脆弱，因此外侧副韧带损伤中绝大多数是距腓前韧带损伤。

→ 距骨滑车
trochlea of talus

距腓前韧带通常由上部和下部两个纤维束组成，而不是一个，这其中也有些由3个纤维束组成。模拟研究还表明，在跖屈、内翻过程中，有3个纤维束的韧带比只有1个或2个纤维束的韧带制动效果更弱。这些韧带虽然在结构上有个体差异，但在功能上有何意义还尚不明确。但有一种观点认为，关节囊韧带的损伤意味着关节囊的损伤，随着损伤程度的加重，可能会降低关节囊的**密封**（Ceiling）作用，从而导致静态稳定机制功能的降低。

▲◀专业词汇解说

密封（Ceiling）
Ceiling的意思是"密封"。它指的是使关节囊产生负压的作用，髋关节唇就是一个很好的例子。

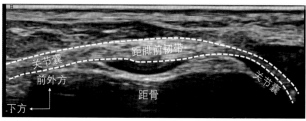

超声波（短轴影像）

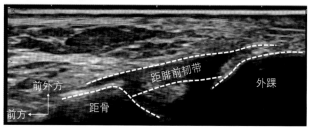

超声波（长轴影像）

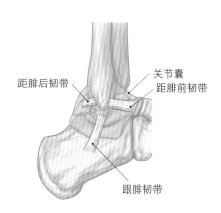

图17-1　踝关节外侧副韧带
距腓前韧带：增厚的关节囊韧带同时是关节囊的一部分。
跟腓韧带：独立于关节囊外的韧带。
距腓后韧带：在关节囊内，但存在于滑膜腔外的韧带。

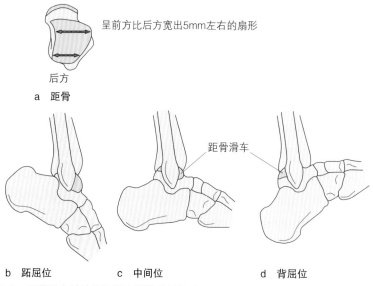

图17-2　距骨滑车的结构和距小腿关节的运动
b：跖屈位：由于距骨滑车的后方部分嵌入关节窝，侧方稳定性降低。
d：背屈位：由于距骨滑车的前方部分嵌入关节窝，提高了侧方稳定性。

距腓前韧带是踝关节关节囊的肥厚部分，而**跟腓韧带**是由从关节囊独立出来的纤维束组成的坚韧的韧带。然而，距腓前韧带、跟腓韧带和距腓后韧带在外踝的内侧是连续的，这3个韧带结构具有相互协调的功能，可防止内翻的不稳定性。故距腓前韧带的损伤可能会导致跟腓韧带的功能下降。

✓2 为什么胫腓前韧带会出现压痛？

在首次物理治疗时通过触诊发现，容易受伤的距腓前韧带通常会出现压痛、发热和肿胀等炎症症状。

然而，类似本病例这种胫腓前韧带出现压痛的情况比较多见。

1）胫腓前韧带的结构和功能

胫骨和腓骨在近端形成**胫腓关节**，远端由**胫腓前韧带**和**胫腓后韧带**形成韧带联合（图17-3）。此外，在干骺端（骨干部），它们由**小腿骨间膜**连接。因此，胫腓骨之间在远端没有明显的可活动性。

然而，在距骨关节背屈时，距骨滑车的前部与胫骨和腓骨组成的关节窝相吻合，导致胫腓骨之间出现轻微的分离。在跖屈运动中，胫腓骨间隙变窄来代偿侧向稳定性的低下。

胫腓前韧带因其走向，从而限制胫腓之间的过度分离，并在踝关节背屈时紧张。

➡ 胫腓关节
tibiofibular joint

➡ 胫腓前韧带
anterior tibiofibular ligament

➡ 胫腓后韧带
posterior tibiofibular ligament

➡ 小腿骨间膜
interosseous membrane of leg

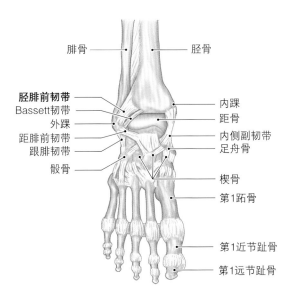

图17-3　胫腓前韧带
胫腓前韧带是由胫骨下端向腓骨下端向外下方走行的韧带。

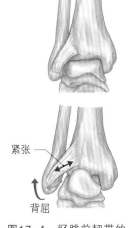

图17-4　胫腓前韧带的功能
胫腓前韧带因踝关节的背屈运动而紧张。因此，当强制进行踝关节背屈位、足部外展时，容易发生胫腓前韧带损伤。

2）胫腓前韧带损伤机制

胫腓前韧带损伤常发生在强制踝关节背曲和足部外展时（**图17-4**）。然而，踝关节扭伤通常发生在跖屈位，本病例也是在跖屈位受伤的。

当踝关节在跖屈位强制内翻时，距骨内旋，从而增加了外侧的距腓前韧带的张力。因此，作用力会使腓骨向内侧移位。如果在**距腓前韧带损伤**后，距骨受应力继续内旋，则距骨的外侧会将腓骨向外推，导致胫腓间分离，从而损伤胫腓前韧带（**图17-5**）。

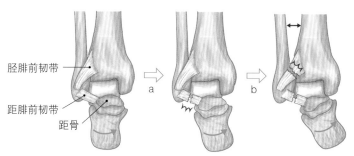

胫腓前韧带
距腓前韧带
距骨

图17-5　踝关节内翻扭伤中距腓前韧带和胫腓前韧带的损伤机制
a：在踝关节跖屈位强制内翻时，距骨内旋，发生距腓前韧带损伤。
b：发生距腓前韧带损伤后，距骨继续内旋，导致胫腓间分离，发生胫腓前韧带损伤。

3）物理治疗过程中的注意要点

距腓前韧带会随着踝关节的背曲而松弛，因此在受伤后早期，就可以开始踝关节背曲的活动度训练。但是，如果合并胫腓前韧带损伤时，胫腓前韧带会随着背屈动作被拉伸，导致外踝周围疼痛。如果未考虑合并胫腓前韧带损伤的情况下，就进行背屈活动度的锻炼，可能会导致**胫腓间不稳定**，进而引发距小腿关节的退行性骨关节炎。

因此，在初次检查时不仅要确认距腓前韧带，还要仔细确认胫腓前韧带有无压痛。

✅3　为什么踝关节前侧会出现疼痛？

1）距腓前韧带损伤导致的前方挤压

距腓前韧带在前额平面约成45°角，在水平面约成25°的内侧倾斜，起到限制内翻的作用。它还在矢状面上向前方倾斜约47°，从而限制距骨的前移。属于内侧副韧带的**胫距前韧带**也能限制距骨的前移。距腓前韧带和胫距前韧带就像骑手控制马的缰绳一样，限制距骨的前移。

➜ 胫距前韧带
anterior talotibial ligament

距腓前韧带的功能障碍会导致距骨只能由胫距前韧带限制，这将导致内旋时的前移（**图17-6**）。在踝关节背屈时，距骨向后滑动。

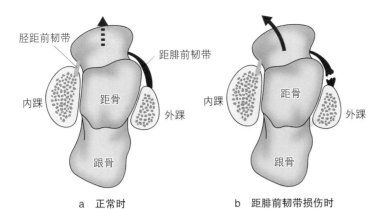

图17-6 距腓前韧带和胫距前韧带对距骨向前移动时的作用
a：距腓前韧带和胫距前韧带就像骑手控制马的缰绳一样，控制着距骨的向前移动。
b：如果距腓前韧带受损，距骨会伴随内旋而向前移动。

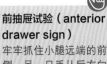

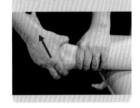

前抽屉试验（anterior drawer sign）

牢牢抓住小腿远端的前侧，另一只手从后方向前方牵引跟骨。在此时，不是单纯地向前方牵引，而是将足部稍微内旋，则更容易看到距骨向前方移动。

在背屈时，距骨向前内侧方向移动，这种后方滑动可能会受到限制，从而限制了踝关节的背屈运动。

胫腓前韧带的远端纤维束也可能存在于距小腿关节的前部（图17-7），在这种情况下，距骨的前内侧移位很容易导致远端纤维束在**踝关节背屈**运动时受到挤压，从而限制踝关节的背屈运动。

2）距下关节不稳定

反复的踝关节扭伤会导致**距跟关节**不稳定。

距跟关节是一个平面关节，由距骨下表面的3个关节面（前、中、后关节面）和跟骨上的3个相应关节面（前、中、后关节面）组成（图17-8）。其中，由后方关节面组成的关节称为**距下关节**，由前-中侧关节面参与组成**距跟舟关节**。

在临床上，这两个关节通常被并称为距下关节，而该关节的不稳定性则被称为**距下关节不稳定**。

→ 距跟关节
talocalcaneal joint

→ 距下关节
subtalar joint

→ 距跟舟关节
talocalcaneonavicular joint

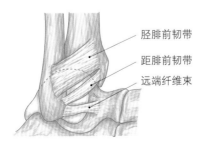

图17-7 胫腓前韧带的远端纤维束

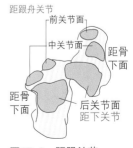

图17-8 距跟关节

3）距跟关节相关的韧带

跟腓韧带对距小腿关节和距下关节都起到稳定作用。在作者的研究中表明，因频繁扭伤而实施手术，以及术中跟腓韧带损伤的病例显示，在踝关节内翻位时距跟关节过度灵活。由于跟腓韧带在踝关节背屈时紧张，因此当患者在急性期主诉背屈时外踝下部疼痛，应考虑到是由跟腓韧带损伤而引起的疼痛。然而，根据Edama等的研究，跟腓韧带的走行存在个体差异，当跟腓韧带附着角度与腓骨长轴成40°角或更大时，在踝关节跖屈时紧张；当附着角度为20°~30°时，在踝关节背屈时紧张。因此，考虑到这一症状的个体差异，开展影像学等评估就变得非常重要。

4）跗骨窦综合征

负责稳定距跟关节的韧带包括距跟外侧韧带和距跟骨间韧带。

距跟外侧韧带从距骨外侧突起的前部向后下方延伸，在靠近跟腓韧带附着处的跟骨外侧面连接。

→ 距跟外侧韧带
lateral talocalcaneal ligament

距跟骨间韧带位于距骨沟和跟骨沟之间的空间——跗骨窦内（**图17-9**），连接跟骨的前、中关节面与后关节面的界面和距骨的前、中关节面与后关节面的界面。这些韧带与跟腓韧带一起，在距下关节内翻时紧张。

→ 距跟骨间韧带
talocalcaneal interosseus ligament

专栏

✏️ **距下关节异常情况**

在很多情况下，跟骨的前、中关节面是连在一起的。在这种情况下，距骨的前、中关节面也是连在一起的。

由于黑猩猩或大猩猩的前、中、后关节面是一体的，因此认为距骨下关节的关节面是先从一体的前、中、后关节面分离出来，然后前、中关节面才分离。

在前、中关节面分离的情况下，前、中关节面更深，跟骨底面与水平面的夹角更大，因此稳定性更强，灵活性更小。这是由于关节囊周围韧带进入前、中关节面之间，限制了距跟关节的运动。

因此，距跟关节的稳定性与关节面的形状有关。

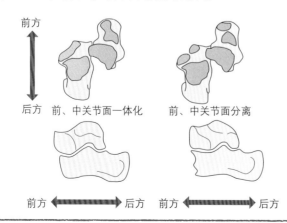

前方　后方　前、中关节面一体化　前、中关节面分离

前方◄──►后方　前方◄──►后方

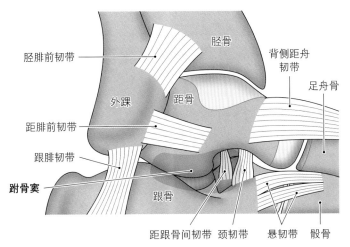

图17-9 跗骨窦及其周围构造

这些韧带所在的距下关节前外侧的凹陷处被称为**跗骨窦**。跗骨窦内除了这些韧带外，还有丰富的滑膜和神经末梢，距跟骨间韧带的过度拉伸会刺激跗骨窦内的滑膜和神经末梢，引起踝关节前外侧的疼痛。根据Yamaguchi等的研究，跗骨窦与跗骨管相连，其内结构分3层：一层为距跟关节的前关节囊（包括关节囊韧带）；另一层为距跟骨间韧带和伸肌下支持带；还有一层为距跟舟关节的后关节囊（包括颈韧带）。

→ 跗骨窦
tarsal sinus

由于距下关节不稳定或距腓前韧带的距骨附着处受伤，在跗骨窦的损伤愈合过程中，由于滑膜发炎或纤维化，可能会出现活动范围受限和疼痛。这种情况被称为**跗骨窦综合征**。跗骨窦综合征的病理机制尚不明确，其诊断和治疗方法也尚未确定。不过，从解剖学上讲，伸肌下支持带从背侧、前方起始于跗骨窦，伸肌下支持带约束趾短伸肌和踇短伸肌。因此，通过收缩趾短伸肌和踇短伸肌来防止跗骨窦滑膜纤维化的治疗方法可作为一种有效的运动疗法。

→ 跗骨窦综合征
tarsal sinus syndrome

如本病例这种经常发生的内侧扭伤，距腓前韧带和跟腓韧带的抑制内翻能力会减弱。在这种情况下，距腓外侧韧带和距跟骨间韧带也可能受损。

☑4 哪些肌肉可以代偿这种不稳定性？

1）习惯性踝关节扭伤的应对

一旦距腓前韧带受损并失去强度，它将永远无法拥有与受伤前相同的强度。因此，当距腓前韧带受损时，内翻不稳定性依然存在，踝关节很容易反复扭伤。这就是所谓的"习惯性扭伤"。如果在这种状态下继续进行体育运动，因为感到不稳定，所以无法充分发挥出应有的表现。

运动疗法很难修复距腓前韧带。因此，有必要加强踝关节动态稳定性的运动疗法。由于距腓前韧带损伤是由踝关节的强制内旋引起的，加强对踝关节外旋时起作用的**腓骨长肌**的肌肉力量变得非常重要（**图17-10**）。

→ 腓骨长肌
peroneus longus m.

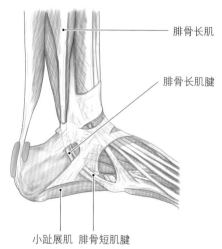

图17-10　保持外侧纵弓的肌肉

腓骨肌腱脱位

踝关节扭伤的并发症之一是腓骨肌腱脱位。

腓骨肌腱向后穿过外踝，并突然改变其角度。因此，外踝的后部像一个滑轮，可以改变腓骨肌腱的作用方向。

在外踝的后部，有一个叫作腓骨肌腱沟的凹槽，由于腓骨肌腱表层上有腓骨肌支持带，所以这个凹槽可以稳定腓骨肌腱。如果该凹槽较浅，或腓骨上支持带薄弱，以及踝关节扭伤等腓骨肌因外伤而过度收缩时，腓骨肌腱则无法保持稳定位置，并向外踝浅层脱位。

→ 腓骨肌腱脱位
dislocation of peroneal tendon

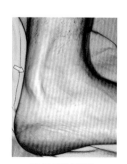

腓骨肌腱脱位
〔田中康仁：外傷後足部障害，井樋栄二，津村弘（監）：標準整形外科学第15版．p732，医学書院，2023より〕

踝关节反复扭伤的患者通常会出现**骰骨和第5跖骨之间的不稳定**。在这种情况下，有必要加强**腓骨短肌**和**小趾展肌**的力量。

2）腓骨长肌的走行和作用

腓骨长肌起源于腓骨头以及腓骨外侧部近端1/2处，沿着腓骨向下延伸至小腿外侧。肌腹一直延伸到小腿近端2/3，肌腱止点从小腿中间开始。肌腱行于**腓骨短肌**的表层和**腓骨上支持带**的深层，止于外踝的后方。然后，穿过跟骨的外侧表面，穿过**腓骨下支持带**的深层，绕过骰骨的外侧表面，到达足底面。在足底面，它斜向前内侧走行，除止于第1跖骨或内侧楔形骨外，也可止于第一骨间背侧肌和胫骨后肌腱。

➔ 腓骨上支持带
superior retinaculum of per-oneus

➔ 腓骨下支持带
inferior retinaculum of pero-neus

腓骨长肌穿过距骨小腿关节的跖、背屈运动轴的后方和距骨下关节运动轴的外侧。因此，它具有踝关节跖屈、足部外展和旋前的作用。它还起到维持**外侧纵弓**的作用，因为它从骰骨的外侧绕过足底面，然后斜向穿过足底表面，从而起到维持**横弓**的作用。此外，止于第1跖骨的纤维束增加了第1跖骨和内侧楔形骨之间的稳定性，也起到了保持**内侧纵弓**的作用。为改善腓骨长肌的功能，应加强腓骨短肌和小趾展肌的肌肉力量。有必要增加外侧纵弓的硬度。

➔ 外侧纵弓
lateral longitudinal arch

➔ 横弓

➔ 内侧纵弓

3）腓骨短肌的走行和作用

腓骨短肌起于腓骨远端2/3的外侧，其肌腹向下延伸到外踝水平，穿过腓骨长肌的深层。腓骨短肌腱到达外踝后方，位于腓骨长肌腱的表层，穿过腓骨上、下支持带的深层，止于第5跖骨粗隆。因此，它对踝关节的跖屈和足部的外展起作用。考虑到腓骨短肌腱在足外侧的走行，可以认为它具有将第5跖骨向近端拉的矢量（**图17-11**）。

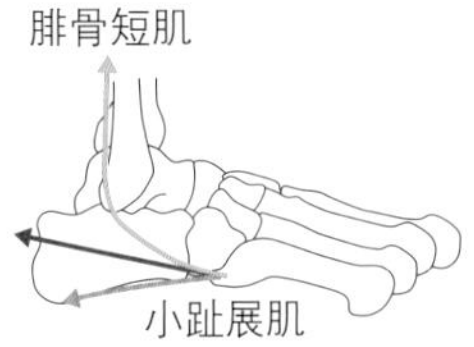

此外，Yoshizuka等指出，跟腓韧带抬起腓骨长肌腱和腓骨短肌腱可能会延长向外运动的杠杆臂，从而有助于动态稳定性。换句话说，跟腓韧带损伤可能会降低腓骨长肌和腓骨短肌的张力。

图17-11　由腓骨短肌和小趾展肌形成的维持外侧纵弓的结构
腓骨短肌对第5跖骨粗隆起到旋前作用（➔），而小趾展肌对其有旋后作用（➔）。因此，这两块肌肉有将第5跖骨共同拉向近端的矢量（➔）。

4）小趾展肌的走向和作用

小趾展肌起于跟骨结节，沿着外侧跖缘走行，并附着于第5近节趾骨的基部。对小趾的屈曲和外展起作用，因其穿过外侧纵弓的足底面，所以还起到保持外侧纵弓的作用。

➔ 腓骨短肌
peroneus brevis m.

➔ 小趾展肌
abductor digiti minimi m.

距腓前韧带损伤总结

☑1 为什么距腓前韧带容易受伤?

外侧副韧带由距腓前韧带、跟腓韧带和距腓后韧带组成。其中，距腓前韧带在解剖学上是外侧副韧带中最脆弱的，它在跖屈时限制距小腿关节的内翻。在跖屈位，距小腿关节的侧向稳定性较差。因此，踝关节外侧副韧带损伤通常发生在跖屈位，其中距腓前韧带损伤最常见。

☑2 为什么胫腓前韧带会出现压痛?

胫腓前韧带在踝关节背屈时紧张。然而，即使在跖屈时，当强制内翻时，距骨也会将腓骨向外推，胫腓间隙分离，导致胫腓前韧带损伤。

☑3 为什么踝关节前侧会出现疼痛?

距跟关节的距跟骨间韧带位于跗骨窦内，即距骨沟和跟骨沟之间的空间，并因距骨下关节的内翻而紧张。由于跗骨窦内有大量滑膜和神经末梢，当距跟骨间韧带受到过度拉伸刺激时，可能会发生跗骨窦综合征。

☑4 哪些肌肉可以代偿这种不稳定性?

距腓前韧带的损伤是由于踝关节强制内翻而造成的，因此必须加强腓骨长肌的肌肉力量。此外，习惯性踝关节扭伤往往会导致骰骨和第5跖骨之间的不稳定，因此加强支撑外侧纵弓的腓骨短肌和小趾展肌也很重要。

【参考文献】

[1] Van den Bekerom MP, et al: The anatomy in relation to injury of the lateral collateral ligaments of the ankle: A current concepts review. Clin Anat 21: 619–626, 2008.

[2] Edama M, et al: Morphological features of the anterior talofibular ligament by the number of fiber bundles. Ann Anat 216: 69–74, 2018.

[3] Edama M, et al: The effect of differences in the number of fiber bundles of the anterior tibial ligament on ankle braking function: a simulation study. Surg Radiol Anat 41: 69–73, 2019.

[4] Kobayashi T, et al: Morphological characteristics of the lateral ankle ligament complex. Surg Radiol Anat 42: 1153–1159, 2020.

[5] 原口直樹: 足関節前外側軟部組織インピンジメントと足関節靱帯のバイオメカニクス. 関節外科29（7）: 774–777, 2010.

[6] 青柳努, 他: 踵腓靱帯損傷が距骨下関節開大量に与える影響の検討. 日本整形外科超音波学会会誌 32: 88–92, 2022.

[7] Edama M, et al: The effects on calcaneofibular ligament function of differences in the angle of the

calcaneofibular ligament with respect to the long axis of the fibula: a simulation study. J Foot Ankle Res 10: 60, 2017.

[8] 田中健太郎, ほか: 踵骨関節面の形態変異についてⅠ—現代日本人資料を用いた基礎形態学的研究. Anthropol Sci 112: 85–100, 2004.

[9] 田中健太郎, ほか: 踵骨関節面の形態変異についてⅡ—日本列島諸集団を対象にした人類学的研究. Anthropol Sci 112: 101–111, 2004.

[10] Yamaguchi R, et al: Anatomy of the Tarsal Canal and Sinus in Relation to the Subtalar Joint Capsule. Foot Ankle Int 39: 1360–1369, 2018.

[11] 工藤慎太郎, ほか: 短腓骨筋と小指外転筋の機能に関する肉眼解剖学的検討. 第24 回東海北陸理学療法学術大会発表, 2008.

[12] Yoshizuka H, et al: Calcaneofibular ligament may act as a tensioner of peroneal tendons as revealed by a contactless three-dimensional scan system on cadavers. Sci Rep 12(1): 16650, 2022.

第*18*章 跖筋膜炎

病例

　　45岁，男性，跑步爱好者。最近，患者由于跑步时右足跟部疼痛，到骨科就诊。医生给他开具康复治疗处方，进行物理治疗和拉伸，但由于疼痛没有减轻，半年后到本院就诊。

　　X线片显示跟骨骨赘形成，☑2**在跖筋膜的跟骨附着处有压痛**，被诊断为☑1**跖筋膜炎**，开始物理治疗。超声成像中显示跖筋膜厚度为6mm，胫神经横截面面积为14mm^2。静态对位时，可见内侧纵弓降低。在跑步动作中，跟骨以内旋位着地，到站立中期跟骨内旋增强，内侧纵弓扁平化。此时再次出现足跟痛，☑3**当内侧纵弓得到支撑时，疼痛会减轻**。

　　因此，对跖筋膜实施体外冲击波治疗，☑4**拉伸胫神经**（▶视频18），**并强化足内在肌的肌力**，结果显示疼痛减轻，肌贴贴扎后，跑步时疼痛消失。

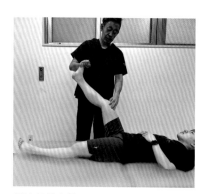

胫神经的牵拉

◀专业词汇解说

体外冲击波疗法

冲击波是一种超过声速传播的压力波，与超声波一样，在与声阻值不同的组织交界处碰撞并反射。与超声波不同的是，冲击波不易衰减，因此可以照射到更深的位置。而且因为不容易产生热量，所以能够增强输出，从而达到消除疼痛的效果。

▶ 视频18

（扫描视频目录
下方二维码观看）

本病例的解剖学观点

☑1 跖筋膜的结构和功能是什么？

☑2 跟骨附着处疼痛的发生机制是什么？

☑3 为什么支撑内侧纵弓能减轻疼痛？

☑4 针对跖筋膜炎的运动疗法是什么？

疾病说明

跖筋膜炎

主要是由于跖筋膜的跟骨附着处发生退化而引起疼痛的运动障碍，通过反复跑步和跳跃等动作，对跖筋膜造成过度的拉力而产生疼痛。

1）足弓结构

足部由7块**跗骨**、5块**跖骨**和14块**趾骨**组成。

对于直立双足行走的人类来说，足部是唯一与地面接触，直接承受负荷的部位。为了让小小的足部承受负荷，足部存在3个足弓结构（**图18-1**）。

→ 跗骨
tarsal bones

→ 跖骨
metatarsal bones

→ 趾骨
phalanges

2）维持足弓结构的肌肉、肌腱

为了维持足弓结构，足底有许多肌肉、肌腱（**表18-1**，**图18-2**）。

3）足底筋膜的结构

足底的这些肌群被**足底筋膜**所覆盖。足底筋膜分为浅层与深层。浅层覆盖着足底的全表面，即最外层的肌肉。深层则覆盖着骨间背侧肌、骨间足底肌的足底侧（**图18-3**）。

→ 足底筋膜
plantar fascia

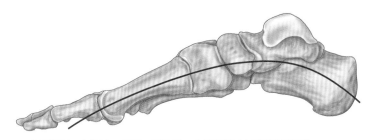

a　内侧纵弓：由跟骨、距骨、足舟骨、内侧楔形骨和第1跖骨组成。

→ 内侧纵弓
medial longitudinal arch

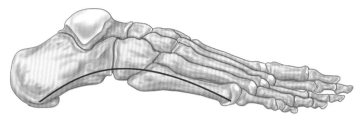

b　外侧纵弓：由跟骨、骰骨和第5跖骨组成。

→ 外侧纵弓
lateral longitudinal arch

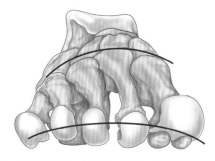

c　横弓：⎡跗骨水平，由内侧、外侧、中间楔形骨和骰骨组成。
　　　　⎣跖骨水平由5块跖骨组成。

→ 横弓
transverse arch

图18-1　足弓的构造

表18-1　维持足弓结构的肌肉

深层 ↓ 浅层	a	骨间背侧肌、骨间足底肌	作用于每个脚趾，维持跖骨水平的横弓
	b	跛短屈肌、小趾短屈肌、跛收肌	跛趾和小趾固有存在 对横弓也有固定作用
	c	跛长屈肌、趾长屈肌、蚓状肌、足底方肌	支配小腿到脚趾的运动 保持内侧纵弓
	d	跛展肌、趾短屈肌、小趾展肌	维持内侧纵弓 保持外侧纵弓

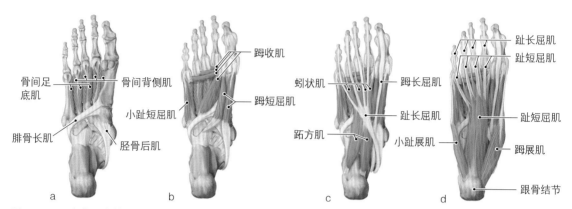

图18-2　足内在肌肉的4层构造
a→d的顺序是由深层到浅层。
（坂井建雄：標準解剖学．p331，332，医学書院，2017 より転載）

一般来说，提到足底筋膜时，指的是**足底筋膜浅层**。在足底筋膜的浅层中，覆盖跛展肌和小趾展肌的部分相对较薄，在跛展肌与趾短屈肌之间，小趾展肌与趾短屈肌之间，分别存在**内侧肌间隔**和**外侧肌间隔**，内侧足底动脉、静脉、神经，外侧足底动脉、静脉、神经都沿着这些间隔走行。

4）跛筋膜的结构和功能

内外侧肌间隔之间的**足底筋膜**由强韧的纵向纤维束组成（**图18-4**）。足底筋膜主要从**跟骨的内侧结节**开始，附着在第1～5趾的近节趾骨上。在跟骨附着处厚约2mm，近跖骨头处厚约1mm。其宽度在跟骨附着部约1cm，向前方扩展时逐渐变宽。

跛筋膜具有维持足弓结构以应对负重负荷的功能，因为站立时约有一半的体重负荷会传递到足跟部，所以跟骨附着部的跛筋膜相较于前足部更厚。

扩张后的跛筋膜在跖骨头附近分为5束，在跖趾关节水平分为两束，止于底侧韧带和近节趾骨（**图18-4**）。此外，它还与底侧的真皮相连，成为**皮肤韧带**，与趾屈肌筋膜和底侧趾间韧带相连，并与跖趾间深横韧带、

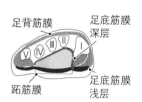

图18-3　足底筋膜
浅层是足底的全表面，深层是覆盖骨间背侧肌、骨间足底肌的足底侧。

➡ 跛筋膜
plantar aponeurosis

➡ 跟骨结节
calcaneal tuberosity

➡ 内侧结节
medial tuberosity

➡ 皮肤韧带
skin ligaments

骨间筋膜相连。

当脚趾伸展时，跖筋膜的前部分会向远端滑动，跖筋膜的张力增加，从而提高前足部的刚性（**弯曲结构**）（图18-5）。在步态的站立末期，为提高前足部的刚性，稳固地蹬离地面，跖筋膜的张力是不可欠缺的。

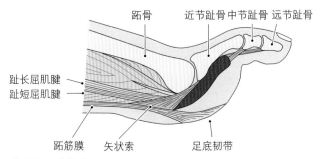

图18-4　跖筋膜的远端构造
跖筋膜在跖骨头附近分为5束。在跖趾关节水平分为两束像夹着趾屈肌的腱鞘一样，止于底侧韧带和近节趾骨。

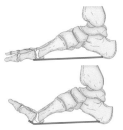

图18-5　水平结构（上）和弯曲结构（下）

☑2 跟骨附着处疼痛的发生机制是什么？

足跟痛的发生机制可大致分为：**跖筋膜源性、胫神经源性、跟骨下脂肪垫源性**。

1）跖筋膜源性

跖筋膜在行走和跑步过程中反复承受负荷，为支撑足弓而紧张。特别是在前足部蹬离时，弯曲结构发挥作用，对跖筋膜施加强大的**牵引力**（图18-6）。

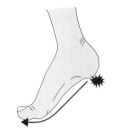

图18-6　蹬地时跖筋膜的伸展

跖筋膜的跟骨附着处，在组织学上属于**纤维软骨性附着部**。纤维软骨性附着处位于韧带、肌腱牵引力较强的部位，具有缓冲附着处拉力的功能。

通过行走和奔跑，强大的牵引力反复作用于跟骨附着处，可能导致纤维软骨附着处（图18-6）损伤，进而引发跟骨附着处疼痛。

2）胫神经源性

胫神经是**坐骨神经**的分支，穿过比目鱼肌腱弓的深层，沿小腿后方下行。它从中央部分进入**深横筋膜**深层，然后向着内踝下行（图18-7）。此后，它在连接内踝中央和足跟尖端的轴线（**踝跟轴**）附近分叉为**足底内侧神经**和**足底外侧神经**以及**跟骨内侧支**（图18-8）。

➔ 坐骨神经
ischial nerve

➔ 深横筋膜
deep transverse fascia

➔ 足底内侧神经
medial plantar nerve

➔ 足底外侧神经
lateral plantar nerve

➔ 跟骨内侧支
medial calcaneus branch

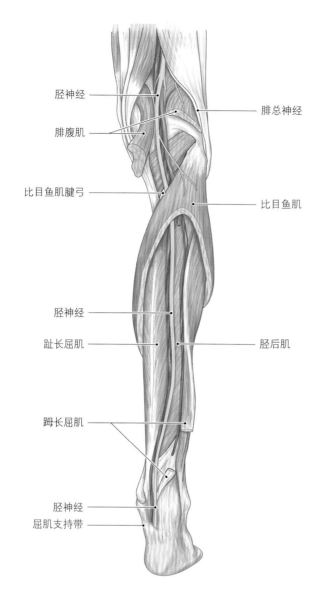

胫神经

腓腹肌

比目鱼肌腱弓

胫神经

趾长屈肌

蹬长屈肌

胫神经

屈肌支持带

腓总神经

比目鱼肌

胫后肌

图18-7　胫神经的走行
胫神经是坐骨神经的分支，穿过比目鱼肌腱弓的深层，沿小腿后方下行。然后，在踝管内分
成足底内侧神经、足底外侧神经、跟骨内侧支。

　　换言之，胫神经在**踝管**内分出3条神经分支，支配足底区域。由于足
底感觉是由这3条神经支配的，因此胫神经在踝管内受压迫时，会导致足
底区域出现疼痛和麻木感（**图18-9**）。这被称为**踝管综合征**。踝管综合
征最常见的症状出现在不包含足跟部的足底内侧区域，其次是整个足底表
面，除足跟部以外的足底表面，包括足跟在内的足内侧区域。

　　这种疼痛部位的差异是由于胫神经的分支情况存在多样性（**图18-**
10）。根据分支情况不同，在踝管处受到压迫时，就会有容易出现症状和
不容易出现症状的神经，这也就很好理解了（**图18-10**）。

➡ 踝管
tarsal tunnel

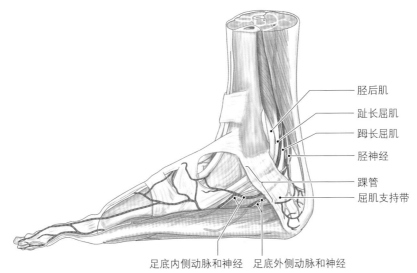

图18-8 踝管
踝管内有胫后肌、趾长屈肌、蹈长屈肌3块肌肉以及胫神经，胫后动、静脉通过。

胫后肌
趾长屈肌
蹈长屈肌
胫神经
踝管
屈肌支持带

足底内侧动脉和神经　　足底外侧动脉和神经

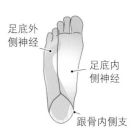

图18-9　足底末梢神经的分布
足底内侧神经：除跟部外的足底内侧。
跟骨内侧支：跟骨内侧。
足底外侧神经：足底外侧。

足底外侧神经
足底内侧神经
跟骨内侧支

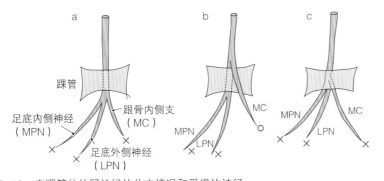

踝管
足底内侧神经（MPN）
跟骨内侧支（MC）
足底外侧神经（LPN）

图18-10　在踝管处的胫神经的分支情况和受损的神经
a：穿过踝管后分为3束的情况：足底内侧/外侧神经，跟骨内侧支全部受损。
b：穿过踝管前，跟骨内侧支先分叉的情况：只有足底内侧/外侧神经受损。
c：在踝管内分支成3束的情况：足底内侧/外侧神经，跟骨内侧支全部受损。

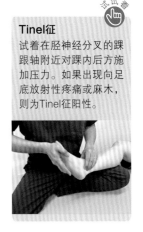

Tinel征
试着在胫神经分叉的踝跟轴附近对踝内后方施加压力。如果出现向足底放射性疼痛或麻木，则为Tinel征阳性。

　　因此，在踝管综合征中，与其确认足底哪个区域受到损害（哪根神经受到压迫）不如确认踝管部位是否存在Tinel征更为重要。

3）跟骨下脂肪垫源性

　　跟骨下脂肪垫是像蜂巢样的胶原纤维，用脂肪填满每一个蜂巢样的小房间（**图18-11**）。因此，即使增加负荷，脂肪不向没有施加负荷的部分移动，能缓冲**负荷应力**。

　　跟骨下脂肪垫随着**年龄的增加**，柔软性降低。并且，不只是跖筋膜炎，只要是主诉足跟部疼痛的病例，都与跟骨下脂肪垫的柔软性降低有关。

　　众所周知，患有慢性跖筋膜炎的年轻人的跟骨下脂肪垫的厚度可能会变薄。在实施运动疗法时，必须考虑跟骨下脂肪垫的厚度与柔韧性。

→ 跟骨下脂肪垫
heel pad

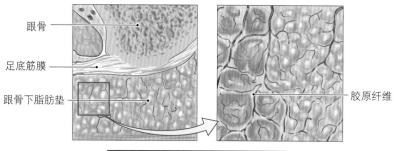

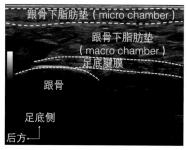

图18-11　跟骨下脂肪垫
上：跟骨下脂肪垫和其他皮下脂肪不同，是像蜂巢样的胶原纤维，用脂肪填满每一个蜂巢样的小房间。
下：超声成像（长轴像）。显示了足底筋膜和跟骨的位置关系。

专栏

✐ **纤维性附着点和纤维软骨附着点**

　　从组织学角度看，肌腱与骨骼的附着部可分为**纤维性附着点**和**纤维软骨附着点**（见下表）。

　　与附着在骨干部的软组织相比，附着在骨骺部位的软组织更靠近关节。因此，随着关节运动，附着部和关节轴的位置发生很大变化，产生张力，但通过纤维软骨的介入，可以缓冲这种张力。

　　由于运动等过度使用，这种张力缓冲功能失效，非钙化纤维软骨层发生变性或碎裂时，会产生跖筋膜炎或外上髁炎等附着部位障碍的发生。

➜ 纤维性附着点
fibrous enthesis

➜ 纤维软骨附着点
fibrocartilage enthesis

纤维性附着点	腱纤维由胶原纤维构成，直接附着于骨骼上	附着于骨干部位（如肱肌起始部）
纤维软骨附着点	在胶原纤维与骨之间存在非钙化纤维软骨层和钙化纤维软骨层	附着于骨骺部位（如肱肌止点）

✅3 为什么支撑内侧纵弓能减轻疼痛？

1）足部内侧纵弓在负重时的动作

　　在静态站立姿势中，重心线经过内踝前方。因此，跟骨位于距骨后方，产生跖屈的力矩，而在足舟骨和骰骨远端部位产生背屈力矩。在额面上，由于重心线通过内踝的内侧，会产生外展力矩。在水平面上，由于重心线穿过距骨的前内侧，因此产生前足外展力矩。因此，足后部的跟骨和距骨在负重情况下会发生跖屈-外展-内侧平移。而在中足和前足发生背屈-内收-外侧平移。

在最近对足部各关节运动的评估研究中，距舟关节和楔舟关节的运动至关重要。因此，连接舟状骨和楔形骨的**胫骨后肌**非常重要。此外，作为制动距舟关节的韧带，**足底跟舟韧带**（弹簧韧带，Spring Ligament：SL）以及与SL连续的内侧副韧带也非常重要。

→ 胫骨后肌
tibialis posterior m.

→ 足底跟舟韧带
calcane onavioular plantar ligament

Tsutsumi等对构成SL的距舟关节到距小腿关节囊、趾长屈肌、胫骨后肌肌腱的走行与连续性进行了研究。结果表明，包裹着趾长屈肌腱及其腱鞘构成了距骨小腿关节的后内侧关节囊，从内侧支撑着距舟突，在距舟关节水平上绕到底部。换言之，**趾长屈肌**可能在限制跟骨向内移动的同时，也在限制距舟关节的背屈。

→ 趾长屈肌
flexor hallucis longus m.

2）应对小趾球负荷（限制前脚掌向外运动）

在负荷位进行背屈运动时，存在距骨过度向前内侧移动，导致距舟关节外展的病例。针对这种情况，为了提升内侧纵弓，将距舟关节内收会导致小趾球负荷增加，从而造成不稳定。在这种情况下，前足部和中足部向外活动降低的病例很多。由于**小趾球负荷**进行体育活动时，可能引起踝关节扭伤，因此还有一种策略是让足部外翻，让拇趾球负荷。如果这种状态持续下去，可能会导致具有跖屈作用的拇短屈肌和拇长屈肌的过度使用和缩短。特别是**拇长屈肌**作为肌腱穿过距小腿关节后内侧，限制了踝关节背屈时小腿向距骨后的滑动（图18-12）。另外，也存在通过提高拇短屈肌的张力来维持足弓的例子。

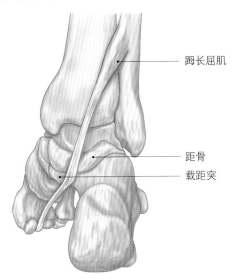

拇长屈肌

距骨

载距突

图18-12　在踝关节后方拇长屈肌的走行
拇长屈肌腱穿过距小腿关节后内侧，故该肌肉短缩时，限制了小腿向距骨后的滑动。

换言之，对于足弓下降的治疗，不仅仅是进行肌力训练，还是在物理治疗评估时评价各部位的活动度，并针对活动度下降的部位进行治疗。为此，不仅需要训练足部固有肌肉和胫骨后肌，还需要获得踇长屈肌和踇短屈肌的延展性。

✅4 针对跖筋膜炎的运动疗法是什么？

对于跖筋膜炎的物理治疗，需要根据产生疼痛的组织来考虑。

1）跖筋膜

过度的拉伸会使跖筋膜产生问题。因此，为了避免过度的牵拉，通过拉伸锻炼来增加跖筋膜的柔韧性被认为是有效的（图18-13）。此外，**跟腱**的张力也会导致跟骨跖屈，从而增加了跖筋膜附着部之间的张力（图18-14）。因此，提高小腿三头肌以及跟腱的柔韧性也是有效的。另外，改善附着于跖筋膜的**踇短屈肌**的柔韧性，可有效减轻对跖筋膜的张力。

➡ 跟腱
Achilles tendon

➡ 踇短屈肌
flexor digitorum brevis m.

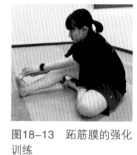

图18-13 跖筋膜的强化训练

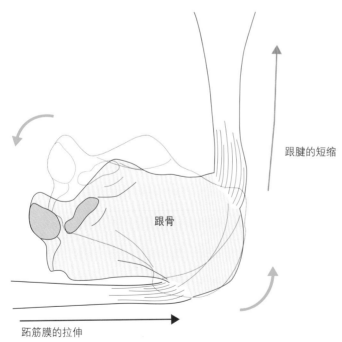

跟腱的短缩

跟骨

跖筋膜的拉伸

图18-14 由于跟腱的短缩导致跖筋膜张力增加
跟腱短缩，跟骨前方下降，后方上升。因此，附着在后方的跖筋膜张力增加。

2）胫神经

在对胫神经进行运动疗法时，有必要改善受压部位神经的活动性以及提高整体胫神经的滑动性。最常见的受压部位是**踝管**，该处的趾长屈肌腱、踇长屈肌腱和胫骨后动静脉之间的滑动性可能较差。此外，足底内侧、外侧神经在进入**踇外展肌**处也可能受到压迫。在许多此类病例中，踇外展肌的过度紧张往往较为常见，通过使用支撑内侧纵弓的鞋垫，减轻作为纵弓支持肌的踇趾外展肌负荷，从而降低肌肉紧张度，有助于缓解压迫。此外，由于可能存在多个受压部位，在评估和进行运动疗法时，考虑这些部位以及可能存在的**比目鱼肌腱弓部**的压迫情况也非常重要。

3）跟骨下脂肪垫

对于跟骨下脂肪垫，采用手法治疗或体外冲击波治疗可有效降低脂肪体的硬度。跟骨下脂肪垫会因负重而向内外侧和前后方扩展，并因此变薄。所以通过绷带将脂肪垫聚集，以防止脂肪垫过度扩展是非常有用的。

专栏

✎ 足底方肌和爪状趾（claw toe）

足底方肌起始于跟骨内侧面，止于趾长屈肌腱，由内侧头和外侧头组成。外侧头也存在于人类以外的其他哺乳动物，但内侧头是人类特有的肌束。

趾长屈肌腱从内踝后方绕到足底，然后向前斜方走行。因此，仅趾长屈肌收缩无法做出单纯的脚趾屈曲运动，而同时会产生内侧屈曲的矢量。然而，足底方肌止在趾长屈肌腱处，并作用于脚趾的屈曲，从而抑制了趾长屈肌腱产生的过度向内的矢量，实现纯粹的屈曲运动。

足底方肌是位于足跟部最深层的肌群，因此易受跟骨骨折等影响而发生挛缩。如果足底方肌产生挛缩，由于趾长屈肌腱被过度牵引，会引起足趾的屈曲，出现**爪状趾**。

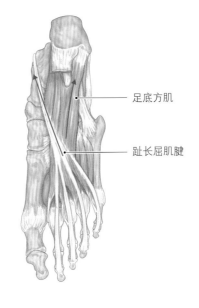

→ 足底方肌
quadratus plantae m.

足底方肌

趾长屈肌腱

→ 爪状趾
claw toe

☑1 跖筋膜的结构和功能是什么?

足底肌肉组织由跖筋膜覆盖。内侧和外侧肌间隔之间的足底筋膜由强韧的纵向纤维组成,被称为跖筋膜。跖筋膜与足底肌肉组织共同支撑足弓。当脚趾伸展时,跖筋膜的张力会增强,前脚掌的刚性也会增加。

☑2 跟骨附着处疼痛的发生机制是什么?

造成跟骨附着处疼痛的发生机制大致分为以下3种:①跖筋膜的张力增加,导致跟骨附着处反复受到强大的牵引力。②胫神经在踝管中被压迫。③跟骨下脂肪垫的柔韧性降低,导致足跟部受到集中的负荷压力。

☑3 为什么支撑内侧纵弓能减轻疼痛?

关于足弓的降低,不仅要测量足舟骨的高度,还要考虑足部内部的运动,并验证对跖筋膜和胫神经施加的压力。维持内侧纵弓,可减轻对跖筋膜的拉伸。因此,内侧纵弓的支撑常常对跖筋膜炎具有显著疗效。

☑4 针对跖筋膜炎的运动疗法是什么?

跖筋膜炎的疼痛大致可分为跖筋膜源性、胫神经源性和跟骨下脂肪垫源性。对于每种疼痛类型需要实施物理治疗。跖筋膜和跟腱的拉伸可降低跖筋膜的张力。此外,由于跖筋膜为趾短屈肌的起点,因此通过趾短屈肌的力量训练,可以增加足底筋膜的紧张度,减少施加在跟骨附着处的负重应力。关于胫神经的滑动性,可通过神经松动术来增加胫神经的滑动,并增加屈肌支持带和姆趾外展肌的柔韧性,以限制跟骨的过度外移。此外,通过对跟骨下脂肪垫的治疗来分散负重的压力。

【参考文献】

[1] 平本嘉助:脛側足底腱膜の形態計量化. 産業医科大学雑誌5: 55-60, 1983.

[2] Gray H, et al: Gray's anatomy. pp652-654, Churchill Livingstone, Edinburgh, 1989.

[3] Kumai T, et al: Heel spur formation and the subcalcaneal enthesis of the plantar fascia. J Rheumatol 29: 1957-1964, 2002.

[4] Benjamin M, Ralphs JR: Fibrocartilage in tendons and Ligaments: an adaptation to compressive load. J Anat 193: 481-491, 1998.

[5] 長岡正宏:足関節および足指周囲の絞扼性末梢神経障害. Orthop 16: 61-65, 2003.

[6] Davis TJ, Schon LC: Branches of the tibial nerve: anatomic variations. Foot & ankle Int 16: 21–29, 1995.

[7] Kido M: Load response of the medial longitudinal arch in patients with flatfoot deformity: in vivo 3D study. Clin Biomech 28: 568–573, 2013.

[8] Yi–Jun Zhang, et al: Correlation between three–dimensional medial longitudinal arch joint complex mobility and medial arch angle in stage Ⅱ posterior tibial tendon dysfunction. Foot Ankle Surg 25: 721–726, 2019.

[9] Tsutsumi M, et al: Significance of the anatomical relationship between the flexor digitorum longus and sustentaculum tali for reconsideration of the talocalcaneonavicular joint stability mechanism. Sci Rep 12: 15218, 2022.

第 *19* 章 　踇外翻

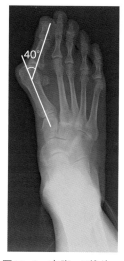

图19-1　右脚，X线片
踇外翻角为40°。

病例

　　30岁，女性。工作中，患者常穿高跟鞋行走。一直以来，穿着高跟鞋长时间行走，右脚大踇趾根部就会疼痛（**图19-1**）。最近，肿胀、疼痛明显，即使不穿高跟鞋也会疼痛，于是到骨科就诊。

　　患者被诊断为 ☑1 **踇外翻**，并开始接受物理治疗。☑2 **踇趾的MTP关节处出现明显疼痛**，并有红肿。在静态对位中，前足部的外展、旋前和横弓降低。踇趾外翻角度为40°。足内在肌的屈曲肌力也明显减弱。

　　制作维持足弓的支持物，并指导患者在疼痛剧烈时避免穿高跟鞋。同时，在使用绷带来辅助踇长屈肌收缩的基础上（▶视频19-1），☑3 **通过运动疗法**，进行趾屈肌群和胫骨后肌的肌力增强训练（▶视频19-2）。1个月后，患者即使穿高跟鞋上班也不再感到疼痛。

▶　视频19-1
（扫描视频目录
下方二维码观看）

▶　视频19-2
（扫描视频目录
下方二维码观看）

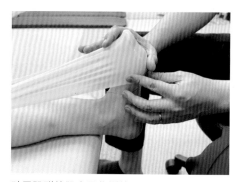

趾屈肌群的肌肉强化训练

本病例的解剖学观点

☑1　为什么会患上踇外翻？

☑2　为什么前足部会产生疼痛？

☑3　踇外翻的运动疗法是什么？

疾病说明

踇外翻
踇趾的外翻是伴随第一跖骨内翻的一种形变。这种情况多见于女性，也可不造成疼痛。外部因素是受到高跟鞋等这类鞋子影响较大，而内部因素则包括扁平足等。治疗以保守疗法为主，如穿鞋指导和脚趾伸展等训练。

✅1 为什么会患上跚外翻?

跚外翻是女性常见的前足畸形，女性与男性比例为10：1。当畸形变得严重时，会产生疼痛，大多需要治疗。因为疼痛发生与足部畸形有关，所以需要对畸形进行治疗。

尽管乍一看似乎只是跚趾向小趾弯曲，但这种畸形并非如此简单。要了解这种畸形，就必须了解前足部的详细解剖结构。

1）两块籽骨

出现疼痛的**第1跖趾关节（MTP关节）**是一个球窝关节，由跖骨头和近节趾骨根部组成。第1跖骨与跚趾之间的夹角（**外翻跚指角度**）通常在 10°～15°。20° 以上的情况可判断为重度跚外翻（图19-2）。

第1MTP关节的特征是，在跖骨头基底面有两块**籽骨**。虽然其他MTP关节也可能有一些籽骨，但是一定存在的只有第1 MTP关节。在这两块籽骨中，内侧的称为**内侧籽骨**，外侧的称为**外侧籽骨**。**跚长屈肌腱**在这两块籽骨之间走行，使得在负重时不会被跖骨头挤压（图19-3）。

内、外侧籽骨呈半球形，背侧具有凸状关节面，构成了跖骨头的基底面和关节（图19-3）。附着在跚趾近节趾骨上的肌肉从跖骨头伸出杠杆臂，通过籽骨停止，从而增强了屈肌力量（图19-4）。

→ 跖趾关节（MTP关节）
metatarsal phalangeal joint

→ 籽骨
sesamoid bone

→ 内侧籽骨
medial sesamoid bone

→ 外侧籽骨
lateral sesamoid bone

→ 跚长屈肌腱
flexor hallucis longus m.

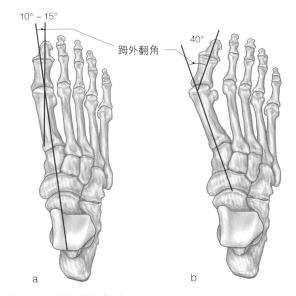

图19-2 正常足（a）和跚外翻（b）

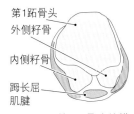

第1跖骨头
外侧籽骨
内侧籽骨
跚长屈肌腱

图19-3 第1跖骨头的横断面
第1跖骨头的下面有内侧籽骨和外侧籽骨，跚长屈肌腱通过两骨之间。

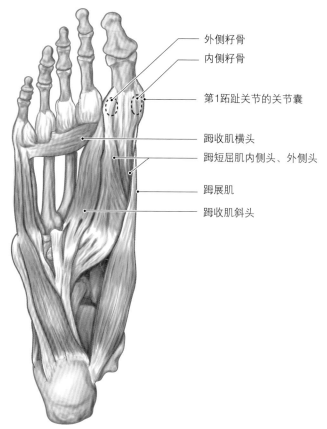

图19-4　附着籽骨的肌群
内侧籽骨：跗展肌和跗短屈肌内侧头相结合止于跗趾近节趾骨。
外侧籽骨：跗收肌和跗短屈肌外侧头相结合附着于跗趾近节趾骨。

2）跗跖关节的稳定性

　　第1跖骨的远端构成MTP关节，近端与内侧楔形骨构成**跗跖关节**。该关节通过背侧/底侧的跗间韧带以及胫骨前肌和腓骨长肌的肌腱获得稳定性（图19-5）。

→跗跖关节
tarsometatarsal joints, Lis-franc joints

　　跗外翻常见于女性的关节松弛等内源性问题，其结缔组织薄弱，该关节的稳定性会降低。在这种情况下，由于关节面从外侧向内侧倾斜，第1跖骨容易**内翻**（图19-6）。X线片显示，第1跖骨和第2跖骨之间的夹角（第1、第2跖骨成角；M1M2角）会增大，可能达到10°以上。

　　跗外翻的形成过程如下图所示。

第1跖骨内翻	→	（1）附着于内侧籽骨上的跗展肌处于收缩位 （2）附着于外侧籽骨的跗收肌处于伸展位	→	伸展的跗收肌会增加静态张力，使外侧籽骨向外拉的力更大	→	跗趾被拉向外翻方向，导致畸形

3）机械失衡引起的恶性循环

一旦发生拇外翻，籽骨周围就会产生机械失衡，会发生恶性循环，拇外翻也会随之恶化（图19-7）。

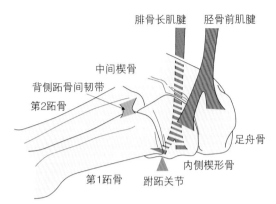

图19-5　关于稳定跗跖关节的组织
通过背侧/底侧的跗骨间韧带、胫骨前肌腱、腓骨长肌腱来获得稳定性。

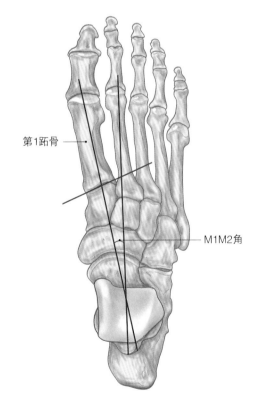

图19-6　跗跖关节的关节面向内倾斜
由于跗跖关节面从外侧向内侧倾斜，第1跖骨容易内翻。

| 籽骨周围产生机械失衡 | ➡ | 将外侧籽骨向外拉的力量增强 | ➡ | 第1跖骨旋前，内侧籽骨侧向下移位 | ➡ | 拇展肌的止点向底部移动，不能发挥拇趾外展的力量 |

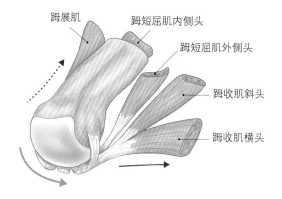

图19-7　籽骨周围的机械失衡

第1跖骨内翻时，附着于内侧籽骨的踇展肌短缩，附着于外侧籽骨的踇收肌伸展，外侧籽骨向外拉的力变大。结果，踇趾向外翻方向拉伸，由此产生踇外翻变形。另外，第1跖骨旋前，内侧籽骨向外侧移位。

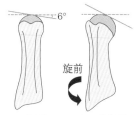

图19-8　伴随着第1跖骨的旋前跖趾关节面发生倾斜

a：正常情况下是向外倾斜6°左右。
b：跖骨旋前时，关节面相对变大，踇趾容易取外翻位。

4）第1跖骨畸形

第1跖骨的关节面通常向外倾斜约6°。随着**跖骨远端关节面角度**（DMAA）的生长，踇趾更容易外翻，这个角度是先天决定的，不会改变。然而，由于第1跖骨的关节面在基底侧有较大的曲率，当第1跖骨旋前时，DMAA会变得相对较大，**踇趾**更容易变成**外翻位**（图19-8）。

→ 跖骨远端关节面角度
distal metatarsal articular
angle

换言之，踇外翻畸形不仅仅是踇趾外翻，还伴有**第1跖骨的内翻和旋前的畸形**。

☑2 为什么前足部会产生疼痛？

1）鞋子的影响

MTP关节在负重位置抬起脚跟时起着支撑体重的作用。特别是踇趾的MTP关节比其他4个脚趾大，所以贡献更大。但是，由于它的关节不够大，不足以支撑身体重量，因此如果机械负荷过强，则很可能会发生变形。特别是由于高跟鞋的鞋跟面积较小，MTP关节在支撑体重方面发挥着更大的作用。

此外，由于高跟鞋的鞋头一般较窄，这会迫使踇趾外翻。当踇趾被迫外翻时，MTP关节内侧的关节囊受到拉伸刺激。此外，由于受到硬鞋的压力刺激，MTP关节内侧部分可能会出现**踇囊炎（腱膜增生）**，因此，穿高跟鞋等窄趾鞋时很可能会产生疼痛。

→ 踇囊炎
bunion

2）对固有底侧趾神经的压迫

当畸形变得严重时，即使是不穿鞋的状态，踇趾也会疼痛。随着畸形的恶化，第1跖骨旋前，内侧籽骨向外移位。

足底内侧神经从胫神经分支后，在姆展肌和跖筋膜之间穿过，成为固有底侧趾神经，通过内侧籽骨的内侧、外侧籽骨的外侧。如果籽骨向外侧移位，内侧的固有底侧趾神经位于内侧籽骨的正下方，姆趾受力时，可能会因**固有底侧趾神经**受压而产生疼痛（图19-9）。

→ 固有底侧趾神经
proper plantar digital nerves

→ 足底内侧神经
medial plantar nerve

3）"外八字脚"和胼胝形成

姆外翻时，第1跖骨与内侧楔形骨之间的间隙变得不稳定，第1跖骨因负荷而背屈，使第2、3跖骨变为相对跖屈位。

相邻的跖骨通过跖骨深横韧带相互连接，通过以下机制形成**"外八字脚"**。

→ 外八字脚
spray foot

第1跖骨的内翻、旋前移位会导致跖骨深横韧带紧张	→	对第2跖骨也施加内翻、旋前方向的力	→	第2跖骨陷入由3块楔形骨组成的"榫孔"中，故会跖屈	→	横弓降低，足部呈"外八字"	→	负荷集中在第2、3跖骨

→ 榫孔
mortise

横弓与内侧和外侧纵向足弓共同起到分散负重的作用。**第1、5跖骨角（M1M5角）**通常为25°左右，当达到30°以上就属于"外八字脚"，前足部的负荷无法分散，就会在第2、3跖骨积聚过大的压力。这就导致第2、3跖骨形成**胼胝**，从而引起**跖骨头疼痛**。

→ 胼胝
callosity

→ 跖骨头疼痛
metatarsalgia

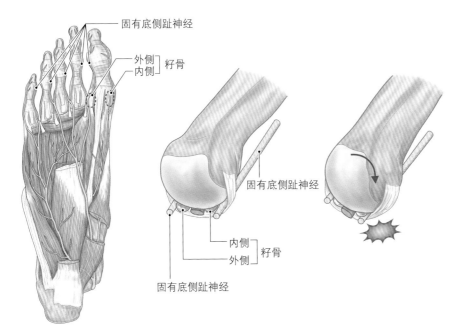

图19-9　固有底侧趾神经的压迫
固有底侧趾神经通过内侧籽骨的内侧、外侧籽骨的外侧。内侧籽骨向外侧移位时，内侧的固有底侧趾神经位于内侧籽骨的正下方，从而压迫神经。

4）槌状趾畸形与胼胝形成

当踇外翻明显时，踇趾可能会压在第2趾或第3趾的底部。由于第2趾和第3趾的MTP关节处于背屈位，趾屈肌腱伸展，因此趾关节弯曲，有时可能伴有**槌状趾畸形**。

➡ 槌状趾畸形
hammer toe

由于槌状趾畸形，第2趾和第3趾的趾间关节背侧面更容易与鞋子接触，从而形成胼胝。因此，疼痛可能产生于第2趾和第3趾的趾间关节背侧。

✅3 踇外翻的运动疗法是什么？

由于一些踇外翻本身可能没有症状，所以治疗的目的不是矫正畸形。必须考虑针对踇外翻引起的疼痛进行运动疗法。选择合适的鞋子、足底支持物疗法和贴扎都很有效，但本章介绍针对肌肉的运动疗法。

踇外翻的疼痛，特别是随着第1跖骨的内翻和旋前而增强。

第1跖骨分为**头部**、**体部**和**基底部**，并由各自附着其上的肌肉施加张力（图19-10）。各部分肌肉与踇外翻的病理关系如下所述。腓骨长肌在第17章"距腓前韧带损伤"（➡ 第197页）中有描述，胫骨后肌在第18章"跖筋膜炎"（➡ 第207页）中有描述。

1）踇收肌

踇收肌有2个肌头，即**斜头**和**横头**，位于足底深部，由足底内侧神经支配（图19-4）。

➡ 踇收肌
adductor hallucis m.

➡ 斜头
oblique head

➡ 横头
transverse head

专栏

✏ 莫顿氏（Morton）病

足底内侧神经穿过足底内侧肌肉间隔膜，成为固有底侧趾神经，支配从踇趾到中趾的皮肤。

固有底侧趾神经穿过跖趾深横韧带的深层，分布到每个脚趾。在通过跖趾深横韧带的部位，神经的滑动性较差，但由于趾的跖屈、背屈运动，其远端部分会大幅移动，导致滑动能力较差的部位出现卡压。这就是所谓的莫顿氏病。

疼痛和麻木经常发生在第3趾和第4趾相对的平面。这是因为，足底内侧神经和足底外侧神经在第3趾和第4趾之间汇合成固有底侧趾神经而增粗，这属于解剖学上的因素。

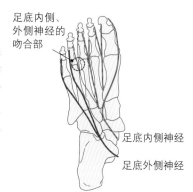

足底内侧、外侧神经的吻合部

足底内侧神经

足底外侧神经

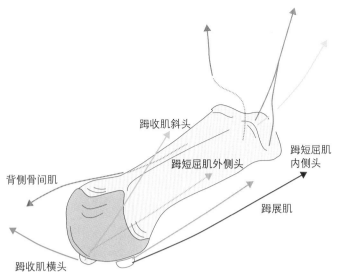

図19-10 附着于第1跖骨的肌肉

头部：通过内、外侧籽骨，增加蹈展肌、蹈收肌、蹈短屈肌的张力。

体部：由于背侧骨间肌起始于体部，增加了背侧骨间肌的张力。

基底部：由于胫骨前肌、胫骨后肌、腓骨长肌止于基底部，增加了这些肌肉的张力。

> **斜头：**起于于第2~4跖骨基底部和第2~4趾之间的跖间韧带、足底长韧带、骰骨和腓骨肌腱鞘，朝向外侧籽骨，非常发达。
>
> **横头：**起于第3~4跖骨头内侧、跖趾关节的关节囊和跖骨深横韧带，朝向外侧籽骨，较不发达。

附着在籽骨外侧的两个肌头，都止于第1近节趾骨的基底部。斜头和横头的止点稳定在第1近节趾骨的基底部，但经常可以在起始部分观察到异常情况。在一些病例中，斜头延伸至第5跖骨基底部或足舟骨，而横头则多延伸至第5跖骨。

也就是说，蹈收肌以外侧籽骨为顶点呈扇形展开，具有将外侧籽骨向内拉的向量（图19-7，➡第216页）。因此，它是限制第1跖骨内翻和形成横弓的重要肌肉。此外，蹈收肌斜头的横截面积和体积对趾屈肌肌力影响最大。

2）蹈展肌

蹈展肌起于跟骨结节、足舟骨粗隆和足底内侧肌间中隔。

该肌的止点起于第1跖骨近端1~2横指处，与距该肌远端约1横指的趾短屈肌内侧头肌腱融合。在某些情况下，该部位的止点肌腱深处会有一个滑囊。

在止点肌腱中，深层纤维束附着在内侧籽骨上。浅层纤维束朝向近节趾骨，附着于内侧籽骨和内侧籽骨韧带（连接内侧籽骨和跖骨头），止于

➡ 蹈展肌
abductor hallucis m.

近节趾骨基底部。不过，在很多情况下，止点在近节趾骨基底部，而不经过内侧籽骨。

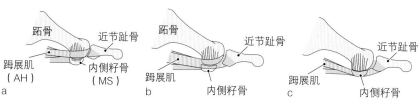

图19-11　踇展肌的走行
a：不附着在内侧籽骨上而附着在近节趾骨上的例子。
b：部分附着在内侧籽骨上，也附着在近节趾骨上的例子。
c：全部附着于内侧籽骨后，再附着于近节趾骨的例子。
〔Brenner E：Insertion of the abductor hallucis muscle in feet with and without hallux valgus. Anat Rec 254（3）：429-434, 1999 を参考に作成〕

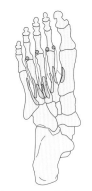

图19-12　背侧骨间肌的走行

表19-1　背侧骨间肌的附着部位

肌肉	起点	止点
第1背侧骨间肌	第1和第2跖骨体相对的平面	第2近节趾骨基底部内侧。亦多止于趾骨背侧腱膜或跖趾关节连接处
第2背侧骨间肌	第2和第3跖骨体相对的平面	第2近节趾骨的外侧面
第3背侧骨间肌	第3和第4跖骨体相对的平面	第3近节趾骨的基底外侧面
第4背侧骨间肌	第4和第5跖骨体相对的平面	第4近节趾骨的基底外侧面

在少数情况下，肌腱止于内侧籽骨，该止点经过踇趾的跖趾关节屈伸轴的下方（图19-11），从而作用于踇趾的外展和屈曲。此外，在涉及内侧籽骨的个例中，它还对跖骨的外展起作用，当这块肌肉的延展性降低时，第1跖骨就会处于旋前、外翻位。

因此，在踇外翻的运动疗法中，有必要增强踇展肌的延展性。

3）背侧骨间肌

共有4块背侧骨间肌（表19-1，图19-12）。

由于背侧骨间肌止于第2近节趾骨的内侧与外侧，因此背侧骨间肌的收缩会抵消第2趾的内收、外展运动，从而使第3、4趾外展。也就是说，第1背侧骨间肌不参与踇趾的运动。

然而，由于背侧骨间肌不仅起始于跖骨体部，还起始于跖骨间韧带，因此背侧骨间肌的收缩在行走和跑步等情况下起到稳定跗跖关节的作用。

为了加强跗跖关节的稳定性，加强背侧骨间肌的肌肉力量是很重要的。在进行如趾抓毛巾等趾屈肌的强化训练时，不仅要简单地屈伸脚趾，还要注意脚趾伸展时让**脚趾外展**也是很重要的。

→ 背侧骨间肌
dorsal interossei m.

◀专业词汇解说
趾抓毛巾
通过脚趾的屈伸运动，抓住铺在地板上的毛巾并将其拉到一起。

4）胫骨前肌

胫骨前肌起于胫骨外侧面和小腿骨间膜，下行至胫骨前缘外侧。

从小腿中部开始，扁平的止肌腱下行至表面，穿过小腿远端**伸肌上支持带**的深层，到达足背。

然后穿过**伸肌下支持带**的深层，并止于第1跖骨底部的内侧楔形骨处（图19-13）。

强化胫骨前肌对限制内侧楔形骨和**第1跖骨旋前**非常重要。止于第1跖骨基底部的肌肉是胫骨前肌、**胫骨后肌**和**腓骨长肌**（表19-2）。

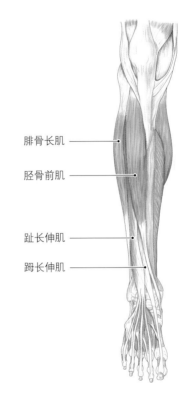

→ 胫骨前肌
tibialis anterior m.

→ 伸肌上支持带
superior extensor retinaculum

→ 伸肌下支持带
inferior extensor retinaculum

→ 胫骨后肌
tibialis posterior m.

→ 腓骨长肌
peroneus longus m.

图19-13 胫骨前肌的走行
胫骨前肌起于胫骨外侧面和小腿骨间膜，穿过足背，止于内侧楔形骨的内侧和第1跖骨基底部。

表19-2 止于第1跖骨基底部肌肉的走行与功能

肌肉	走行	功能
胫骨前肌	从足背外侧绕向足底内侧	对内侧楔形骨和第1跖骨起旋后作用
胫骨后肌	从后内侧延伸到前外侧	对第1跖骨起旋后作用，但跖屈作用更强
腓骨长肌	从足底到达内侧楔形骨和第1跖骨底	对第1跖骨起跖屈和旋前作用

5）跨短屈肌

跨短屈肌分为内侧头和外侧头。起源于骰骨与楔形骨，在胫骨后肌腱处跨短屈肌内侧头与跨展肌在内侧籽骨汇合，外侧头通过外侧籽骨，止于

→ 跨短屈肌
flexor hallucis brevis m.

近节趾骨的基底部外侧。Okamura等的研究表明，跨展肌和跨短屈肌的厚度与行走时足旋前及足舟骨的退化程度相关，Fukumoto等的研究表明，社区老年人的足舟骨高度和跨短屈肌的厚度相关。根据这些研究，跨短屈肌具有抑制足内侧纵弓过度降低的作用。

专栏

✏ 籽骨疾病

籽骨骨折和疲劳性骨折统称为**籽骨疾病**。

参与跨趾运动的足部内在肌肉的肌腱和韧带附着在籽骨上。比较内侧和外侧籽骨，由于跨展肌的发育，内侧籽骨承受的压力更大。由于内侧籽骨容易受到负重而产生压力，因此籽骨疾病在内侧籽骨更为常见。

在籽骨疾病的运动疗法中，加强附着于籽骨上的肌肉群的灵活性和力量并形成横弓以分散负重的训练非常重要。

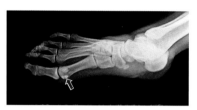

内侧籽骨骨折

跨外翻总结

☑1 为什么会患上跨外翻？

如果女性存在较多的关节松弛等内因性问题，则跗跖关节的稳定性降低。跗跖关节的关节面从外侧向内侧倾斜，第1跖骨容易内翻。第1跖骨内翻时，附着于内侧籽骨上的跨展肌处于收缩位，附着于外侧籽骨的跨收肌处于伸展位。籽骨周围的这种机械失衡导致第1跖骨旋前，DMAA会变得相对较大，跨趾更容易变成外翻位。

☑2 为什么前足部会产生疼痛？

穿高跟鞋等窄趾鞋时，MTP关节内侧的关节受到过度的机械刺激，可能会出现跨囊炎（腱膜增生）。当畸形严重时，由于压迫位于内侧籽骨正下方的固有底侧趾神经而出现疼痛。如果伴有"外八字脚"，第2、3跖骨部会形成胼胝，从而引起跖骨头部疼痛。此外，伴有槌状趾畸形时，第2、3趾的趾骨关节背侧也可能形成胼胝。

☑3 跚外翻的运动疗法是什么？

跚收肌具有将外侧籽骨向内拉的向量，因此可作为加强第1跖骨内翻的肌肉进行训练。跚展肌的延展性降低，第1跖骨就会处于旋前、外翻位。因此，增加内收肌的延展性也很重要。背侧骨间肌和胫骨前肌有助于跖趾关节的稳定，因此肌力强化训练也很重要。

【参考文献】

[1] 奥田龍三：外反母趾の病態と治療. 整形・災害外科53：1417–1425, 2010.

[2] 加藤正：LS Practice シリーズⅡ　外反母趾. 改訂第3 版, pp21–55、ライフ・サイエンス、1999.

[3] 荒川高光、ほか：ヒト足底の深層筋における起始の変異を力学的・機能的に再考する. 理学療法23（2）：424–427, 2006.

[4] Kusagawa Y, et al：Associations between the size of individual plantar intrinsic and extrinsic foot muscles and toe flexor strength. J Foot Ankle Res 15（1）：22, 2022.

[5] Brenner E：Insertion of the abductor hallucis muscle in feet with and without hallux valgus. Anat Rec 254（3）：429–434, 1999.

[6] Okamura K：Relationship between foot muscle morphology and severity of pronated foot deformity and foot kinematics during gait：A preliminary study. Gait Posture 86：273–277, 2021.

[7] Fukumoto Y, et al：Navicular drop is negatively associated with flexor hallucis brevis thickness in community-dwelling older adults. Gait Posture 78：30–34, 2020.